병원구매관리

Purchasing Management of Hospital Supplies

남상요 · 윤기섭 공저

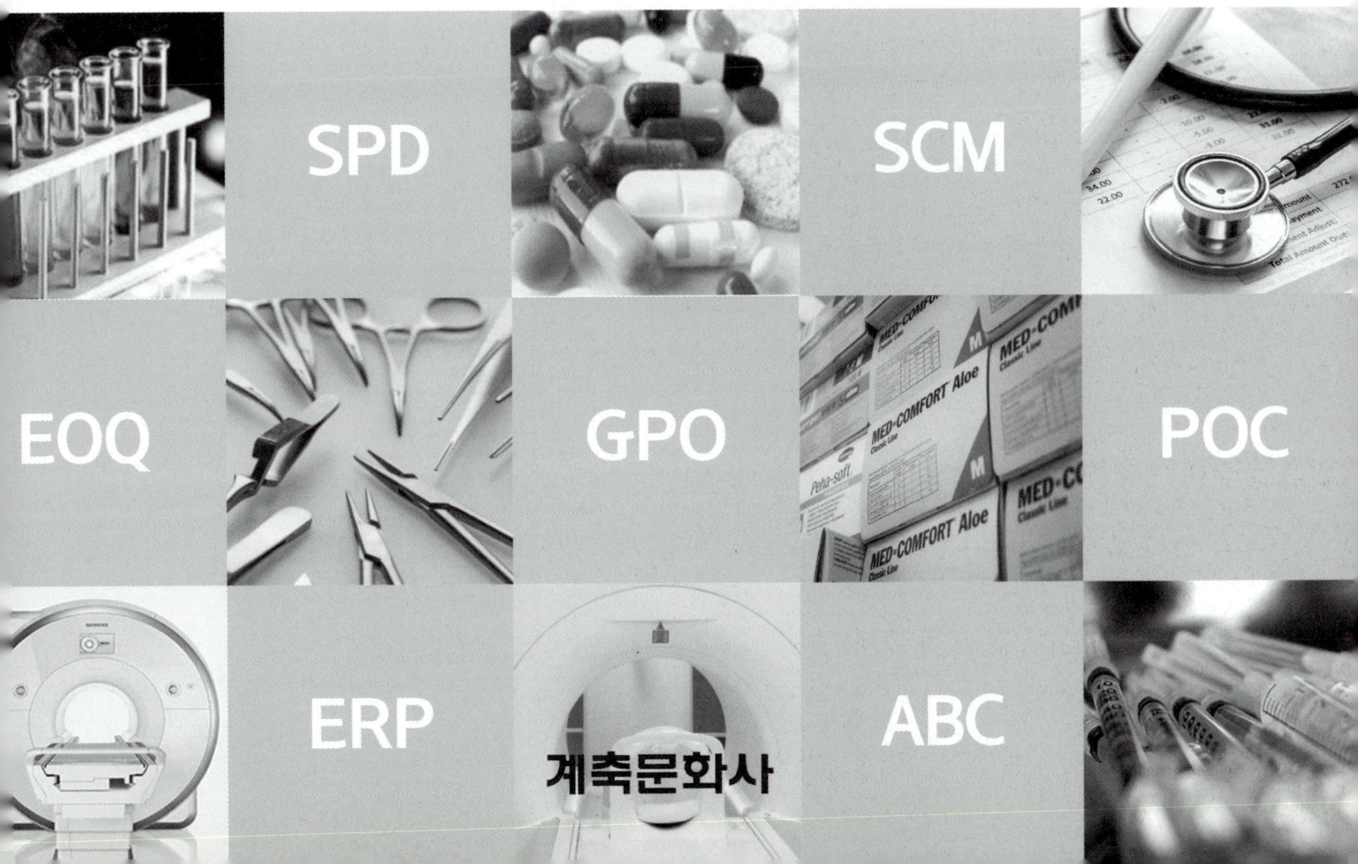

계축문화사

PREFACE

머리말

2014년 한국직업능력개발원의 위촉으로 개발한 NCS 병원구매관리 학습모듈은 산업현장에서 필요로 하는 수행준거를 기준으로 작성되었는데 병원구매업무가 4개 분야별로 각각 5개 항목에 걸쳐 전개된다. 이들 4개 분야는 약품구매, 소모품구매, 의료장비 구매, 재고관리의 4 분야이며 분야별로 적정재고 현황 파악, 구매요구, 가격조사, 계약수행, 납품확인 검수에 관한 수행순서가 기술되어 있다.

그런데 NCS 학습모듈은 약품, 소모품, 의료장비 등 물품별로 나뉘어 구매업무 절차가 반복되고 있어 내용이 중복되고 병원물자관리 전반에 대해 알려 주기보다 구매업무, 그 중에서도 약품, 소모품, 의료장비의 구매와 재고관리 실무에 대한 내용으로만 수행준거가 작성되어 있어 물자관리 전반에 대해 기술할 여지가 없었다.

이러한 점을 해소하기 위해 물품대상별이 아닌 업무절차별로 구매과정을 설명하는 방식으로 교재를 개편하고 전체 구매과정을 NCS에서 제시한 5단계가 아닌 9단계로 세분화하여 물품분류와 마스터의 등록, 신규물품의 심의, 매입확정과 월별마감 등을 추가하여 6년만에 새로이 책자를 발간하게 되었다.

새로이 개편된 책은 총 12장으로 구성되어 한학기 동안 강의를 진행하는데 지장이 없도록 하였다. 1장은 물자관리의 개론을 요약해서 다루었으며 2장은 병원에서 사용되는 물품의 분류와 용도에 대해 설명하였음으로 병원물품에 대한 이해가 부족한 학생들이 본문에 들어가기 전에 병원 물품에 대한 기본 지식을 쌓은 후에 수업을 진행하면 도움이 될 것이다. 그냥 눈으로만 보지말고 2장의 물품분류에 의한 물품의 명칭과 규격, 단위, 용도에 대해 충분히 익히고 본문에 임하기 바란다.

3장은 정보화의 진전에 따라 물류정보 시스템을 도입하는 병원이 증가함에 따라 병원 물류정보 시스템에 대해 소개하였으며 4장부터 12장까지가 실질적인 구매관리 절차에 관한 내용이다. 따라서 3장까지가 서론에 해당하는 개론적인 부분이고 4장부터가 현장에서의 구매업무 절차를 익히기 위한 실무를 위한 내용이다.

실무중심의 학습에 있어 가장 효과가 큰 방법은 학교에서 병원에서 사용하는 물류정보 시스템을 도입하고 물품마스터를 실제로 만들어 시뮬레이션에 의한 실습위주의 수업을 하는 것이다. 이를 위해 처음에는 병원물류 정보시스템을 기반으로 업무 매뉴얼 형태로 실습교재를 제작하였으나 물류정보 시스템의 구입이 필요하고 현장의 복잡한 구매업무를 그대로 따라하는 데에도 무리가 있을 것으로 생각하여 이 계획을 보류하였다. 그러나 여건이 되면 학생실습용 구매정보 시스템을 도입하고 별도의 실습용 매뉴얼을 제공받아 실습수업을 진행할 수 있을 것이다.

이 책의 특징은 NCS의 기본철학인 실무중심의 학습을 전재로 구매관리의 이론적인 부분뿐 아니라 현장에서의 실무를 기본으로 실제 업무절차에 대해 설명하였다는 점에 있다. 이를 위해 오랜기간 병원물류 업무에 종사하면서 직접 병원물류 정보시스템 제작에도 참여한 경험이 있는 전문가와 공저로 현장실무를 보다 구체적으로 재현하는 개편작업을 진행하였다. 병원구매관리 수업은 실무를 겸한 학습을 마치고 병원구매현장에 투입되어 바로 업무에 임할 수 있게 되는 것을 목표로 하여야 할 것이다.

이 책의 또 하나의 특징은 각 장마다 학습목표에 따른 학습문제를 추가하였다는 점이다. 각 장이 끝날때마다 학습문제를 해결함으로 학습목표 달성여부를 점검할 수 있을 것이다.

구매업무수행에 있어 중소병원과 대형병원의 업무가 다르고 수작업에 의한 업무와 첨단 정보시스템에 의한 업무가 다름으로 이 책에서는 중소병원을 중심으로 하되 수작업과 정보시스템에 의한 업무절차를 병행하여 소개함으로 차후에 학생들이 어떠한 형태의 병원에 취업이 되더라도 현장에서의 적응력을 높일 수 있도록 배려하였다. 본 교재는 대학에서 병원구매관리를 배우는 학생들을 위해 쓰여졌으나 새로이 병원구매업무를 맡게 되는 병원직원과 병원의 구매관리 업무 개선을 꾀하는 관리자에게도 도움이 될 것이다.

의료서비스 수행에 있어 물자에 대한 의존도는 나날이 높아가고 있다. 고가의 신약, 값비싼 진료재료, 첨단 의료장비가 속속 개발되어 의료현장에 도입되고 있으며 이들에 대한 투자규모와 의존도도 나날이 늘어나고 있다. 오늘날 병원의 물자구매와 유통은 세계적 규모로 진행되고 있으며 이러한 물류업무를 개선하고 관리하기 위한 제3자 물류, 공동구매, 물류의 자동화, 정보화, 대형화, 표준화 등 물류혁명이 일어나고 있다.

이러한 시대적 조류에 뒤처지지 않기 위해서는 무엇보다도 정보화, 자동화, 국제화 되어가고 있는 첨단의 병원물류업무를 담당할 훈련된 전문인력의 양성이 시급하다. 그렇지 않으면 병원물류 업무 개선과 성공적인 병원경영의 실현이 불가능 할 것이다. 아무쪼록 본 교재가 이러한 병원 물자관리 분야의 전문인력 양성에 조금이라도 보탬이 되었으면 한다.

끝으로 본 교재가 나오기까지 촉박한 일정가운데 협조를 아끼지 않으신 계축문화사 최승규 부장과 출간을 맡아주신 계축문화사의 주영일 대표 그리고 본 교재의 물류정보시스템 설명을 위해 자료를 제공해주신 (주)소프트넷의 박진용 대표에게 깊은 감사를 드린다.

2021년 8월
까치울에서
저자 대표 남상요

CONTENTS

차례

학습지침

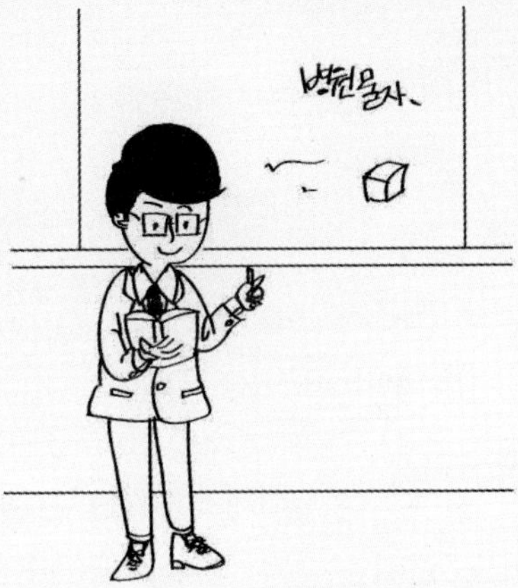

교수 방법

- 각 학습단위별로 전체업무의 흐름을 설명하고 다른 학습단위와의 관계를 파악한 위에 업무절차에 따라 학습하도록 지도한다.
- 업무를 기계적으로 수행하기 위한 매뉴얼이 아닌 해당업무를 처리하기 위한 기본능력과 지식, 태도, 기술을 익히도록 훈련한다.
- 병원의 규모나 성격에 따라 달라지는 업무내용에 관하여 사례별로 지도하여 현장에서의 적응능력을 키우도록 한다.
- 정보화의 진전과 함께 도입되고 있는 최신정보시스템에 대한 관심을 불러일으키고 정보시스템에 의한 업무처리절차에 대해서도 지도한다.
- 병원물품 구매업무의 전문성과 중요성에 대해 자부심을 가질 수 있도록 지도한다.
- 업무처리에 필요한 각종 서식류, 관련규정에 대한 지식과 문서처리 능력에 대해 지도한다.
- 물품종류와 형태, 관리방법에 대한 이해를 위하여 시청각자료를 활용한다(사진, 동영상, PPT의 활용).
- 병원에서 실제로 물품을 구입하는 절차에 대해 서식류, 전산처리과정 등 현장의 자료를 적극 활용한다.
- 물품관리에 관련된 정책과 제도 등을 매스컴을 활용하여 학습한다.
- 롤플레잉 기법을 활용하여 부서간의 협업에 대해 실습한다.

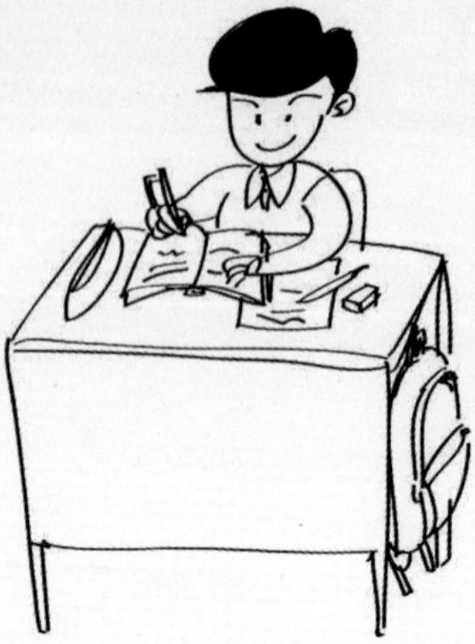

학습 방법

- 각 학습단위별로 제시된 단계별 업무범위와 해당업무의 흐름에 관한 플로우 챠트를 숙지한다.
- 매뉴얼에 의한 단순 업무의 반복이 아닌 해당 업무에 관한 지식과 기술, 태도를 익힌다.
- 해당업무를 수행하기 위한 경력과 자격, 필요한 능력에 대해 학습한다.
- 업무처리를 위하여 필요한 서식류와 규정집, 기타 관련 자료를 풍부하게 수집하여 학습한다.
- 대학병원급, 중소병원급 등 상호 다른 환경에서 수행되는 업무내용에 대해 사례별로 예시에 의해 학습한다.
- 수작업에 의한 업무처리와 최신정보시스템 도입에 의한 업무처리를 병행하여 학습한다.
- 시청각 자료를 통해 병원물품에 대한 이해와 지식을 넓힌다.
- 수집된 서식류를 활용하여 현장에서 일어나는 업무처리 절차를 실습한다.
- 신문, 잡지, 서적 및 인터넷을 통해 다양한 자료를 찾아 필요한 자료를 스크랩하는 습관을 기른다.
- 현장학습을 위한 롤플레잉을 한다.

활용서식 학습자별 체크리스트

☐ **평가 일시** : 20 년 월 일 학년 반 번 성명 :

☐ **과목명** : 단원 :

☐ **수업준비 및 수행 체크리스트**

	낮음		중간		높음
1. 나의 전체적 학습 계획에 적정한 수준으로 본 수업의 준비를 했다.	1	2	3	4	5
2. 나는 본 수업과 관련하여 해야 할 일들을 잘 수행했다.	1	2	3	4	5
3. 본 수업의 종합적인 상황	1	2	3	4	5

- 전체 얻는 점수(3개의 점수를 모두 합한다) 점
- 평균(전체를 3으로 나눈다) 점

〈정성평가〉

※ 해당 칸에 해당 번호를 표시를 해주세요.

☐ **자기평가를 위한 기술 영역**

1 = 매우 노력 2 = 보통 3 = 노력을 요함

1. 긍정적인 태도 보이기(수업 진행에 적합한 행동을 하였습니까?) ( )
2. 개인의 장단점 알기(자기 자신의 특성과 장점을 알고 있으며 또 그것을 향상시키려고 했습니까? ( )
3. 자기통제 나타내기(수업상황에 따른 적합한 행동을 하였습니까?) ( )
4. 긍정적인 개인적 행동 보이기(수업을 성실하게 참여하였습니까?) ( )
5. 동료들과 협동하기(수업진행시 동료와 교수자에게 협력적으로 대하였습니까?) ( )

PART 1

1 병원 물자관리 개론

제 1 장

병원 물자관리의 개요

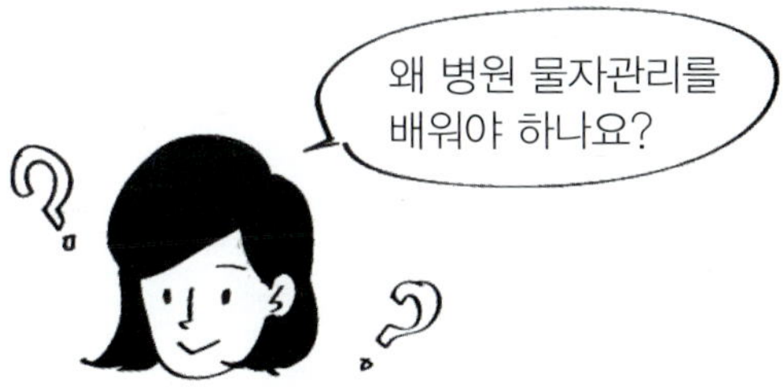

학습목표

1. 병원 물자관리의 개념을 파악하고 병원 물자관리의 중요성을 이해한다.
2. 병원물류 선진화 방안에 대해 이해한다.
3. 병원구매관리의 원칙과 특성을 익힌다.
4. 병원구매관리 업무의 전체 흐름을 이해하고 설명할 수 있다.

1. 병원 물자관리

1) 병원 물자관리의 정의

- 병원경영에 필요한 물자의 선정, 소요판단, 구매, 저장, 분배, 처분 등의 기능을 합리적으로 수행할 수 있는 과학적인 관리기술
- 사용하는 "물품의 구매과정에서부터 검수 및 입고, 재고관리에서 최종사용자에게 불출하고 최종적으로 정산하는 모든 과정"을 말한다.

2) 물자관리의 목표

- 물자관련 비용의 최소화, 적시, 적소, 적재, 적량의 물자공급

3) 물자관리의 기능

- 물자의 정확한 분류
- 정확한 기록계정
- 구매단가의 절감
- 적정재고의 유지
- 합리적인 저장
- 효율적인 분배공급
- 경제적인 수리
- 적기의 처리
- 물자관리요원의 양성

물류란 Physical Distribution을 번역한 것으로 물자의 흐름을 뜻하는데 유통의 범주에 속하며 제품을 물리적으로 생산자로부터 최종 소비자에게 이전하는데 필요한 수송, 포장, 하역, 보관, 정보 등에 관한 행위를 말한다.
로지스틱스(Logistics)는 광의의 물류활동과 동일한 용어로서 단순한 물류의 개념이 아닌 총체적인 기업경영전략으로 고객서비스, 수송, 창고, 보관, 공장, 창고위치 선정, 재고관리, 주문처리, 유통정보, 조달, 원료취급, 포장, 폐품처리, 반품처리 및 수요예측까지 포함한다.

4) 물자관리의 중요성

[표 1-1] 병원경영의 3요소

병원경영의 3대 요소	사람(Man)	물자(Material),	돈(Money)
병원경영분야	인사관리	물자관리	회계관리
병원비용	인건비	재료비	경비

병원의 비용은 인건비, 재료비, 경비의 3요소로 이루어져 있는데 이중 가장 많은 비중을 차지하는 것은 인건비로 병원에 따라 40~60%의 비중을 점하고 있다. 재료비와 경비는 약 20~30%의 비중을 차지하고 있다.

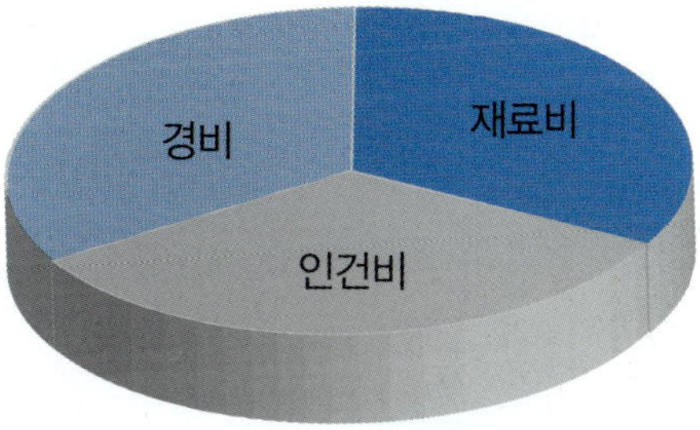

[그림 1-1] 병원 운영비용의 3요소

- 인건비 중에 병원직원들이 물자관리로 인해 소모되는 비용을 포함하면 실제 병원의 물자관리로 인해 발생하는 비용은 46%에 이른다(Housley, 1978).
- 병원관리에 있어서 물자관리의 비중이 큼에도 불구하고 물자관리는 그 손실이 물자의 형태로 인식되는 경향이 있어 현금의 형태로 인식되어 수입에 즉각 영향을 미치는 타 분야에 비해 상대적으로 중요성에 대한 인식이 부족하다.
- 국민 의료비의 증가로 인한 의료비 억제정책, 의료기술의 고도화 등으로 인해서 병원경영이 갈수록 어려움을 겪고 있다. 시장의 여건이나 계획에 따라 생산량을 조절할 수 있는 일반 영리기업과 달리 비영리인 의료기관에서 의료수입을 늘리는 데에는 많은 한계와 제약이 있다. 수익성 향상이 한계에 다다른 상황에서 병원물자관리를 통한 병원경영 효율화를 위해 투입비용을 절감하지 않으면 안된다.
- 물품관리와 관련된 각종 관리지표데이터의 정비와 분석, 구매코스트의 조정, 보험청구 누락 물품의 실태에 대한 추적과 이의 해결, 사장 재고물품의 삭감 등을 통해서 물자관리 방법을 개선하지 않으면 효율적인 병원관리가 불가능하다.
- 물자관리는 혁신운동이다. 물자관리는 일반적으로 생각하는 업무개선 정도가 아니라 필요한 모든 물품을 조달하고 원활하게 공급하는 물류업무로서 혁신이 필요한 업무이다. 최근의 경영혁신 기법에 상당 부분 물류관리가 포함되어 있다는 것이 그것을 증명한다.
- 미국에서 물자관리가 시작되었을 때는 로지스틱스(Logistics)라 하여 군의 보급과 수송부분을 개선한다는 방향에서 시도되었지만, 70여 년이 지난 지금 로지스틱스는

확실한 혁신으로 기업에 적용되어야 한다고 강조되고 있다.

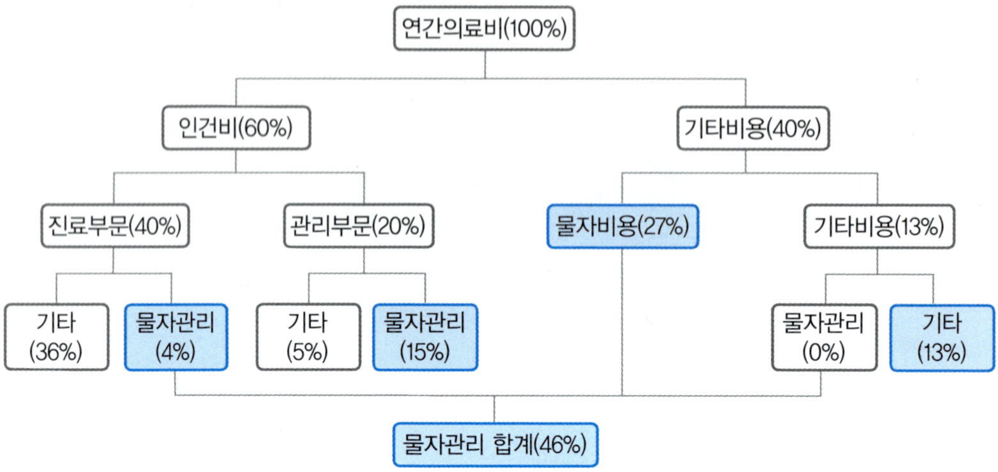

※ 자료 : Charles E. Housley, "Hospital material management", Aspen, 1978.

[그림 1-2] 물자관리 관련 비용

- 최근의 경영혁신에서는 대부분이 톱 다운 방식을 강조하고 있는데 물자관리에 있어서도 마찬가지라고 할 수 있다. 새로운 업무를 받아들이겠다는 의지가 우선 관리자에게 있어야 한다. 그리고 이것을 추진함에 있어서도 적극적으로 지원하고 조직구성원들이 이해할 수 있도록 설득하는 것도 게을리 해서는 안된다. 그러나 물자관리를 도입하는 병원들이 물자관리를 혁신이 아닌 업무개선 정도로 인식하는 경향이 있어서 쉽게 결과를 얻으려 물자관리관련 세미나나 교육 프로그램 등에 직원들을 참여시키는 것만으로 만족하는 경향이 있다.
  갓 입사한 직원이 어떻게 물자관리를 배우고 익혀서 혁신적 업무로 진행시킬 수 있을까? 부서의 책임자가 또 다른 혁신의 필요를 얼마나 느낄 수 있을까? 혁신보다는 안주하려는 것은 아닌지 스스로를 되돌아보아야 할 것이다.
- 경영자(Top)의 마인드가 우선 열려 있어야 한다. 물자관리를 비용절감을 통한 경영호전이라는 인식만으로 추진하려고 해서는 안 된다. 물자관리 혁신은 병원 전체의 일로서 경영의 효율화와 체계화를 위해 명확한 목표의식을 가지고 솔선수범하여 병원의 전 직원들이 모두 동참하도록 설득하며 추진해야만 한다.
- 물자관리는 재고, 구매, 시장조사, 계약, 발주, 하역, 유통, 조직, 설비, 정보관리의 활동을 종합적으로 묶어 내야만 효과를 볼 수 있는 총체적인 것이어서 관리자가 상

호 상반되는 업무들을 조정할 수 있어야 한다.

- 또 물자관리부서는 조직 내에서 상부에 두어야 한다. 물자관리 선진국의 예를 보면 경영자가 물자관리도입 초기에 직접 관여하고 점차로 부원장, 이사가 관장하도록 하는 조직을 갖추고 있다. 미국의 병원에서도 물자관리 담당 부원장제도를 설치하고 있는 곳이 많다.
- 물자관리란 물자관리 부서만의 일이 아니라 병원장을 비롯한 병원의 전 직원이 참여하여야 하는 병원전체의 일이다. 병원의 전 직원이 참여하여야 만이 효율적인 물자관리 업무를 성공시킬 수 있다.

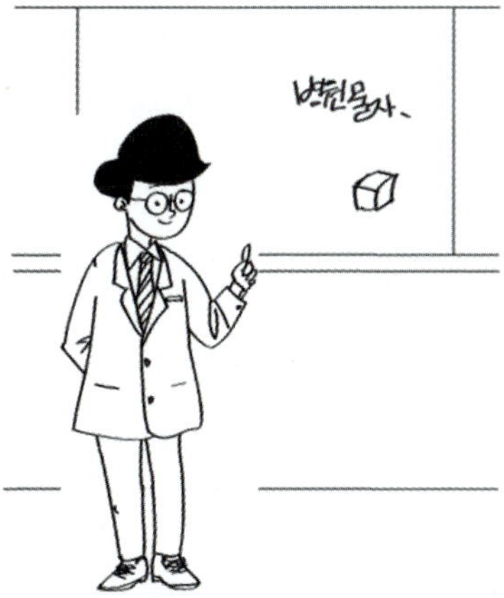

2. 병원물류 선진화 방안

1) 우리나라 물류관리 현황

병원의 물류비용은 물품 구입비(재료비)와 물품을 관리하기 위한 비용(물자 관리비)으로 구분해 볼 수 있다. 한국의 병원 물류비용 중 재료비는 어떤 규모의 병원에서도 평균적으로 연간 의료비(병원이 한 해 동안 의료를 제공하기 위해 필요한 경비)의 약 30% 정도의 비율을 차지하고 있다. 또한 물자관리 비용에는 인건비 중에서 물자관리에 종사하는 사람의 인건비도 포함되어 있기 때문에 실제 물류비는 총 의료비의 50%에 육박하고 있어 효율적인 물자관리의 개선을 통한 병원경영 효율화가 요망된다.

기존의 물품 관리 시스템에서 필요한 물품을 청구한 후 물품을 받을 때까지의 사이에 여러 가지 문제가 발생되고 있다. 이것을 원외시스템과 원내시스템으로 나누어 볼 때 원외에서는 생산자 · 도매업 등으로부터 물품을 구입하는 번거로움과 추가 비용이 발생한다. 원내에서는 창고가 병원에 분산되어 있어, 납품에 많은 시간이 걸리는 문제가 있다. 또한 원내에서 물품 관리부서와 물품 구입의 회계 처리를 맡는 회계 부서가 나뉘어져 있기 때문에 청구누락이 발생하는 문제도 있다.

이러한 문제를 해결하기 위해서는 원내에서 물품을 관리하는 SPD(Supply Processing Distribution)[1] 방식의 도입이 필수적이며, 원외에서는 물품 구매를 전자 상거래를 통해 하는 것이 효율적이다. 병원물품관리의 발전과정을 단계별로 정리해보면 첫째 단계는 인력부족으로 인한 자동화로부터 시작된다. 그리고 이어서 청구 및 공급방식으로부터 정량공급방식이 도입되며 물품관리 기능의 부문별 통합화가 시작된다. 다음 단계로는 모든 물품관련 기능의 일원화를 말하는 소위 SPD화가 실현되고 마지막으로 물품의 표준화를 통한 정보화가 완성되게 된다.

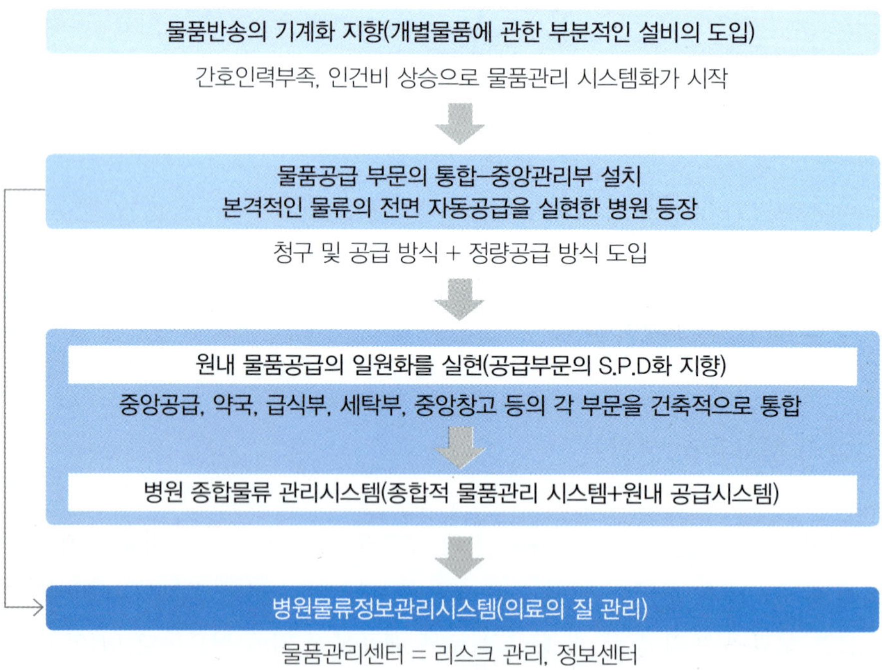

[그림 1-3] 병원물품관리의 발전단계

1 SPD(Supply Processing Distribution)란 중앙화된 물품공급센터를 구축하고 구매관리, 재고관리, 재생관리, 공급관리를 업무적, 조직적, 공간적으로 일원화하여 종합적으로 관리하는 것

이러한 시스템의 도입에는 필연적으로 표준화와 보다 정교하고 전문적인 물품관리 기법의 필요성이 대두되고 이 과정에서 전문적인 시스템을 갖춘 병원물품 위탁관리 업체의 개입이 시작되기도 한다. 이렇게 정보화까지 완성되고 나면 이제 물품 수납고는 단순한 창고가 아닌 정보센터로서의 기능을 발휘하게 된다. 즉 어떤 물품이 언제 반입되어 어디로 이동하였으며 언제 누가 누구에게 무엇을 어느 정도 사용하였는지 그리고 진료비 정산은 제대로 되었는지 온라인, 리얼타임으로 파악되고 그 물품의 이력과 문제점도 확인할 수 있게 된다. 그리고 그 정보는 모두 병원의 의료정보 시스템과도 연동되고 분석되어 환자의 치료와 경영에 피드백 되어야 한다.

이렇게 물품관리의 패러다임이 변화하고 있지만 아직도 구태의연한 재래식 물품관리에 머무르고 있는 병원들이 의외로 많다. 겉보기에는 현대식 첨단병원으로 보이나 막상 안을 들여다보면 창고가 분산되어 있고 조직이 분산되어 있고 물품공급방식과 물품분류체계가 20~30년 전의 물품관리 방식을 그대로 답습하고 있는 데다가 어떠한 방향으로 물품관리 업무를 개선해 나갈지에 대한 컨센서스도 부족한 경우가 많다. 아니면 너무 정보화를 서두른 나머지 꼭 거쳐 가야 할 물품의 표준화와 기능통합을 거른 채 첨단 시스템만을 강조하여 기회비용을 낭비하는 경우도 많다.

(1) SPD 시스템의 도입

SPD 시스템은 병원 내에서 조직으로 통합되어 공간적으로 일원화된 장소에서 정량보충 방식에 의해 의료 재료 등의 물품을 공급하는 것을 말한다. 병원이 SPD 시스템을 도입하기 위해서는 병원의 조직, 병원의 설계에의 반영, 물품 표준화, 공급 방식의 변경 등 여러 가지 사항을 검토하지 않으면 안 된다.

우리나라 병원에는 SPD 시스템의 개념이 충분히 반영되어 있다고는 말하기 어려운 상황으로, 배송 설비 및 운영 노하우도 부족한 상황이다. 또한 SPD 시스템을 이해하고 운영할 수 있는 외부 위탁 업체도 아직 성장하지 못해 병원 직원이 모든 걸 직접 운영하지 않으면 안 되는 상황이다.

우리나라 병원 중에서 일부 병원이 SPD 시스템을 도입하여 재고 감축에 성공하는 등 어느 정도의 효과를 올리고 있다. 그러나 이 병원들도 초기 투자비의 부담이나 물류관련 업무의 통합 등에 많은 어려움을 겪고 있는 실정이다.

■ SPD 시스템의 도입과 정착이 늦어지고 있는 이유

우리나라에서 SPD 시스템의 도입과 정착이 진행되지 않는 이유는 병원에서 물품을 전담하는 직원의 SPD 시스템에 대한 지식이 부족한 점, 직원 간의 합의가 부족한 점, SPD 시스템을 관리운영할 수 있는 외부 위탁 업체가 부족한 점 등을 들 수 있다. 또한 SPD 시스템에 관한 연구도 부족하며 오프라인에서의 물류시스템 개선이 전에 온라인 정보 관리 시스템이 선행해 버려, 실무적으로 새로운 시스템을 따라가지 못한다는 점을 들 수 있다.

(2) 물품분류체계의 표준화와 물품관리 정보 시스템의 도입

병원의 물품관리는 정보관리와도 밀접한 관련이 있다. 자동화에 대한 요구와 정보화의 진전으로 바코드의 도입과 함께 RFID[2]태그의 도입도 시작되고 있으며 전자상거래에 의한 물품구입도 증가하고 있다. 국제적 스탠다드에 입각하여 표준화된 물품인식 체계와 잘 디자인된 분류체계가 도입되고 이러한 기반위에 바코드나 RFID 등이 도입되어 자동화된 시스템을 구축하면 다음과 같은 병원경영 선진화를 이룰 수 있게 된다.

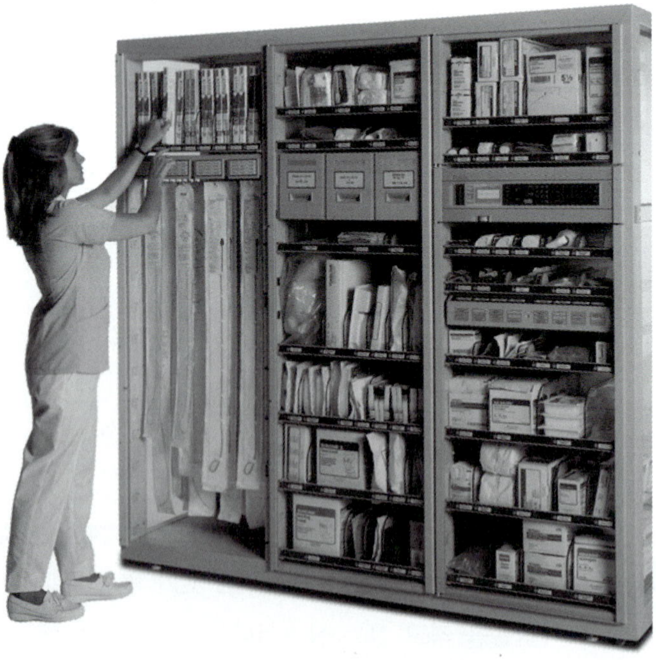

[그림 1-4] 자동화된 물품수납 캐비넷

2 RFID(Radio Frequency Identification) : 제품을 인식하고 관리하기 위한 소형반도체 칩

① 병원물품관리의 합리화와 비용절감

물품관리관련 비용을 대폭 줄일 수 있으며 병원경영의 속도와 질이 향상되어 보다 신속하고 합리적인 경영이 가능해진다. 취급품목수가 비약적으로 줄어들고 이에 의한 발주비용과 공급 및 재고관리비용이 절감된다. 누가 언제 어디서 어느 정도의 물품이 쓰이고 있는지 그리고 진료비 정산은 되었는지에 관한 정보를 리얼타임 온라인으로 확인이 가능해져 낭비와 오류를 줄일 수 있다.

물품표준화와 분류체계 정비로 바람직한 SCM[3]체계를 확립하게 되면 병원뿐만 아니라 제조업자와 수입업자 도매상 등 물품관리를 둘러싼 여러 가지 네트워크 전체의 효율을 향상시킨다. 국가전체로는 의료기관과 각 기업의 물류효율화를 촉진하여 정보의 공유화와 전달의 신속화를 가져오고 행정기관에게는 통계 등의 사무처리의 간소화·합리화를 가져오고 장래의 안전정보 발신을 위한 기반 만들기가 가능해진다.

② 의료안전관리와 양질의 의료관리

환자인식과 물품의 추적과 관리가 가능해져 미연에 의료사고를 방지하고 의료의 질 향상에도 기여하게 된다. RFID태그의 경우 환자의 취침 시에도 깨우지 않고 비접촉 방식으로 확인이 가능하고 리스트 밴드가 혈액 등으로 오염되어도 비접촉방식으로 확인가능하며 의식이 없는 환자의 ID확인도 가능해져 인식의 오류로 인한 사고를 방지할 수 있다. 또한 투약 시에 환자, 간호사, 약품의 3종류의 라벨을 체크하여 환자투약 미스방지가 가능하다.

검사물, 수혈용 혈액 등의 추적에 적용할 수 있으며 의약품의 발주, 제약회사로부터의 출하, 병원에의 입하, 병원 내에 있어서의 약제 사용에 이를 때까지의 병원 내외 모든 흐름을 추적하는 것이 가능해진다. 약제의 오염이나 변질이 발견되었을 경우, 병원이나 제약회사는 재빠르게 검색을 행해, 해당하는 의약품이나 그 재고 상황 정보를 확인·공유해, 투약의 중지나 약제의 회수 및 약제가 투여된 환자들에 대한 대응을 신속히 실시할 수 있어 피해를 최소한에 그치게 할 수 있다.

③ 자료 분석에 의한 정보 활용

물품과 관련된 정보는 적절히 수집되고 분석되어 진료와 경영에 피드백 되어야 한다. 잘 디자인된 분류체계는 각종 분석에 유용하게 쓰여진다. 각 부서별 담당의사별 질환

---

3 SCM(Supply Chain Management) : 기업내외부에 걸쳐 물품의 유통과 공급을 통합하여 관리하는 시스템

별 재료별 분석자료 등은 사전에 이를 반영한 적절한 분류체계에 의해서 분석이 가능해진다. 향후 도입이 예상되는 포괄수가제하에서 질병별 원가계산도 물품표준화와 분류체계정비의 선행 없이는 불가능할 것이다. 물품관리센터는 자료를 수집하고 분석하여 다양하고 유용한 정보를 제공하는 정보센터가 되어야 할 것이다.

[그림 1-5]는 물품관련 분석자료의 예이다. 이 자료를 통해 술식별, 환자별로 사용된 물품관련 비용과 여러 건의 위 절제술에 대해 각각의 재료비와 재원일수에 대한 분석이 가능하다.

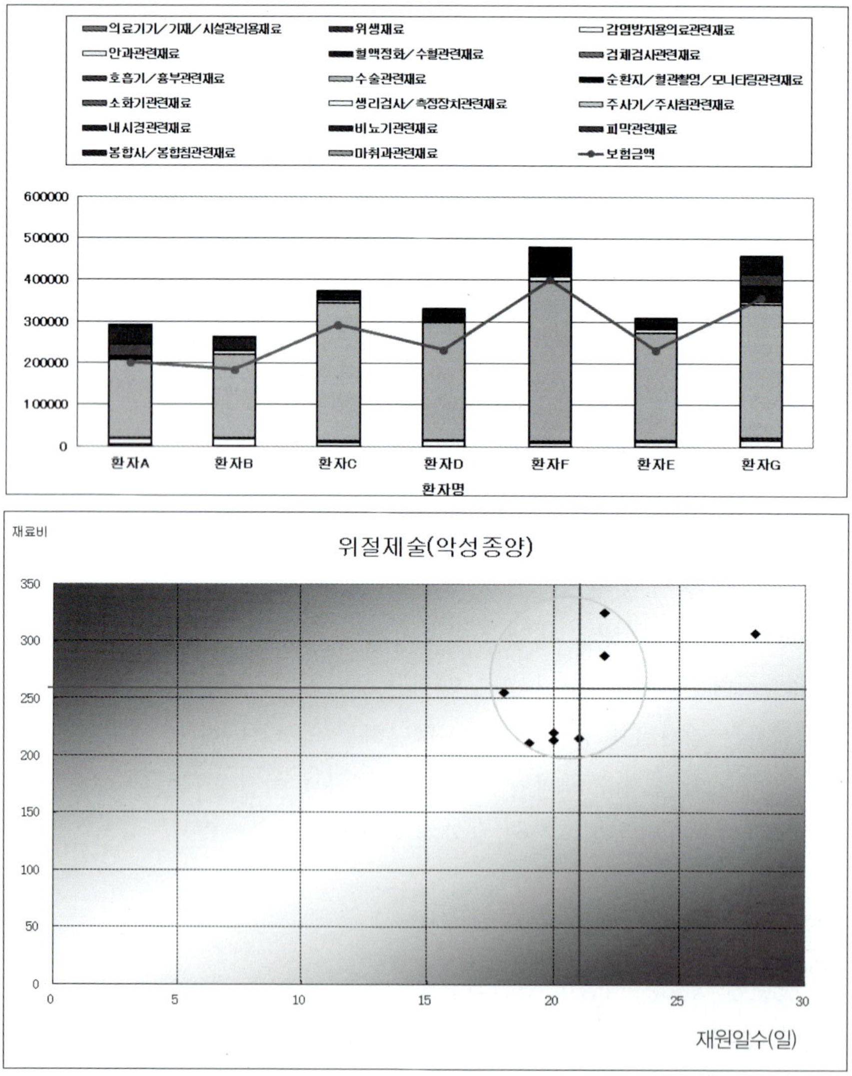

[그림 1-5] 물품관련 분석자료의 예(술식별 환자별 물품사용데이터)

3. 병원구매관리

1) 병원구매관리의 원칙과 특성

중소병원의 구매관리와 대형병원의 구매관리, 전산화가 진행된 상태에서의 구매관리와 전산화가 진행되지 않는 상태에서의 구매관리는 다르다. 첨단 물류관리를 하고 있는 병원이 있는가 하면 아직도 재래식의 수작업에 의존하고 있는 병원도 많다. 계약에 관해서도 국공립 병원에서는 엄격한 관련규정의 적용을 받으며 반드시 경쟁입찰에 의한 계약을 하고 있으나 민간 중소병원의 경우 계약 자체를 하지 않고 물품을 구입하는 경우도 있다. 전자상거래에 의한 공동구매를 하는 병원도 있고 원외창고를 두고 물품을 납품받고 있는 병원 제3자 물류 위탁업자에 의한 위탁관리를 하는 병원도 있다.

(1) 구매관리의 기본원칙

① 최대한 낮은 가격으로 물품을 구입하고,
② 구입 물품의 품질이 보장되어야 하며,
③ 약속된 기일 내에 납품이 이루어져야 한다.

(2) 구매기능의 영역

① **물자의 조달계획 기능** : 병원의 의료장비구입 계획이나 의약품 및 진료재료의 연간 소요계획 등이 해당된다.

② **구매요구 기능** : 재고관리를 전문적으로 담당하는 부서에서 수행하며, 구매부문의 책임과 권한의 내용과 범위를 구체적으로 제시하여 구매활동을 개시하는 기능이다.

③ **구매조사 및 구매계획 기능** : 구매를 위한 시장조사, 새로운 구매기법, 거래처 조사 및 평가, 가격 선정 등의 기능을 말한다.

④ **구매 절충 및 계약 기능** : 구매 절충(Negotiation)은 구매 기능의 중심과제로서 구매부서가 물자조달 계획의 수립 또는 관련 위원회에 참여가 필요하다.

⑤ **독촉기능** : 계약된 물품과 용역의 납기를 확실히 지키도록 납기를 관리하는 기능이다.

⑥ **입고 검수 기능** : 입고기능은 물자와 용역을 공급자들로부터 받아들이는 기능이다. 입고기능은 구매부서의 검수 담당자가 수행하고, 품질에 대한 점검은 현업부서에서 수행하는 이중적 검수가 실시되어야 한다.

⑦ **구매대금 지급 기능** : 구매대금의 지급은 본질적으로는 재무부서의 기능이지만 구매활동의 효과를 결정함에 있어 지대한 영향을 미치므로 부서간의 협력이 주요한 요건이 된다.

(3) 병원구매관리의 특징

① 물품의 대체성이 높다(약품 혹은 진료재료).

② 구매의사 결정과정에서 의료진의 의사결정권이 크다(진료의사에게 권한이 있던 것이 점차로 병원 경영자 혹은 구매부서로 그 권한이 넘어오고 있는 추세에 있음).

③ 제품의 질을 우선으로 한다(생명존중, 의약품 안정성 시험관리 기준, 우수 의약품 유통관리 기준, KGSP제도[4] 등).

④ 거래가격을 통제받고 있다.

⑤ 구매물품의 다품종 소량 소비 형태이다.

4. 병원구매관리 업무의 흐름

병원물품관리업무는 외부로부터 물품이 납품된 후 검수를 거쳐 입고된 후에 시작되는 병원내부의 창고관리, 재고관리, 물품청구와 공급관리, 소모실적 관리 등 원내 물품관리 시스템과 필요한 물품을 외부로부터 조달하기 위해 공급업자, 생산업자 등을 대상으로 시장조사를 하고 가격을 협상하고 구매계약을 맺는 원외관리 시스템으로 나눌 수 있다. 원외관리 시스템으로는 생산자에서 소비자인 병원에 이르기까지의 전체 공급망을 관리하는 SCM(Supply Chain Management)과 공급업체를 대상으로 입찰을 진행하거나 물품을 주문하는데 필요한 전자상거래 시스템(e-commerce) 등이 있다.

---

4 KGSP(Korean Good Supplying Practice) : 우수의약품 유통관리기준-의약품유통과정에서 변질이나 파손 등을 방지해 안전하게 소비자에게 전달하기 위한 기준으로 의약품도매업체허가시 반드시 필요

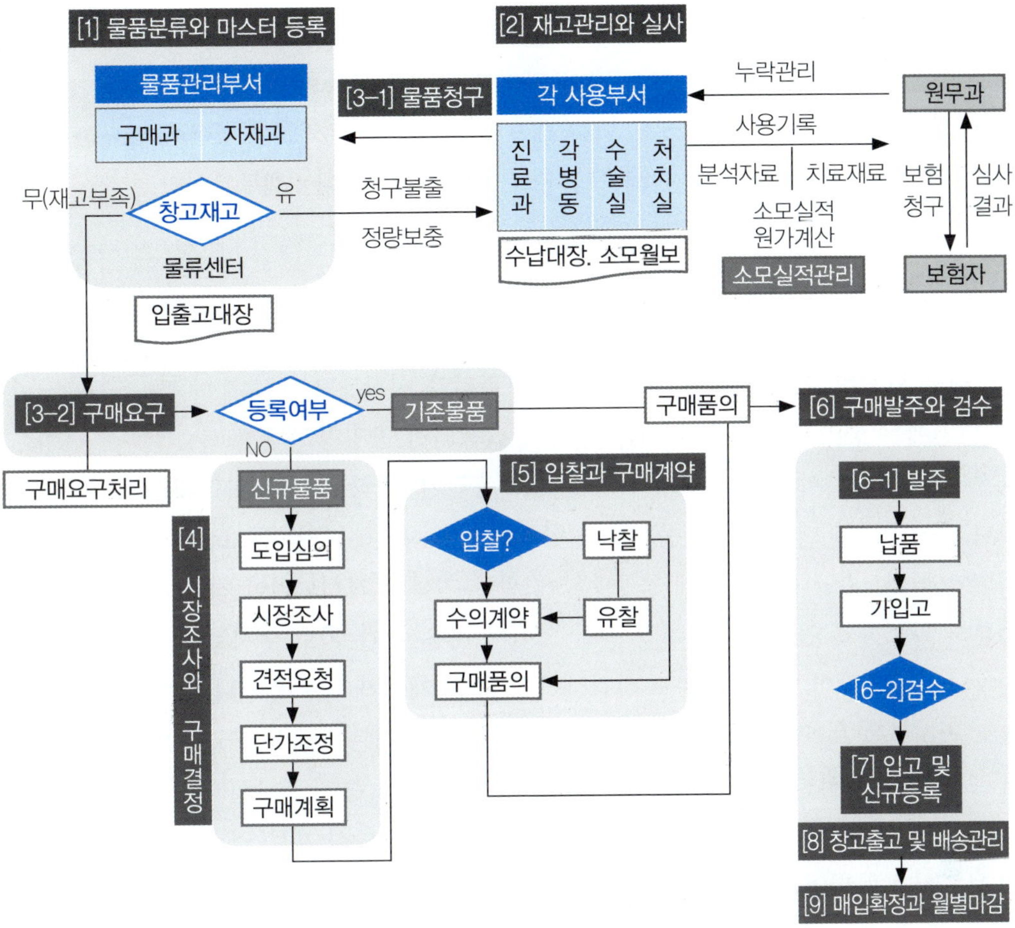

[그림 1-6] 병원구매관리의 전체 흐름

중소병원에서의 물자관리와 대형병원에서의 물자관리는 취급물품의 수나 규모, 업무 프로세스, 전산화, 자동화의 정도가 다른 만큼 업무처리 방식도 서로 다른 형태를 띠고 있다. 병원에 따라 자동화된 첨단 물류관리를 하고 있는 병원이 있는가 하면 아직도 재래식의 수작업에 의존하고 있는 병원도 많다. 일반적으로 병원내에서 이루어지는 전체 물류 업무의 흐름은 다음과 같다.

1) 물품의 분류와 마스터 등록

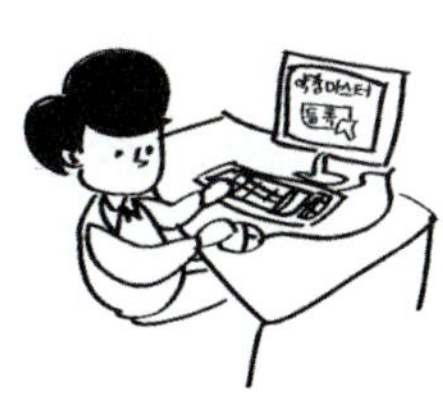

병원에서 사용되는 모든 물품은 병원의 물품 분류체계에 따라 코드번호가 부여된 후 해당 장부나 전산시스템에 등록되어 있어야 관

리를 할 수 있다. 이렇게 물품에 관한 모든 정보가 등록되어 있는 것을 마스터라 하는데 이는 사람의 호적과 같은 것으로 등록이 됨으로 비로소 물품의 실체가 인정되는 것이다. 아울러 관련된 부서와 거래업체에 관한 내용도 마스터에 등록되어 있어야 필요할 때 관련서류의 작성이나 재고관리, 구매관리 등의 업무처리가 가능하다.

2) 재고관리와 실사

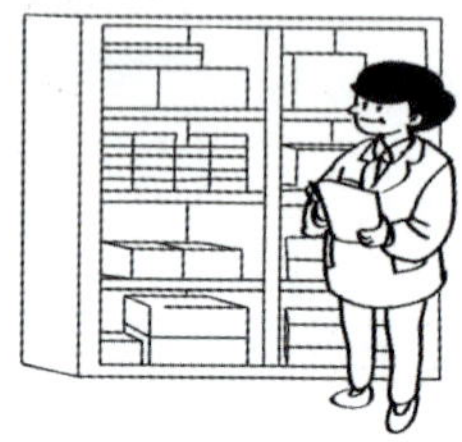

구매가 완료된 후 창고에 입고되면서 재고관리가 시작된다. 대개 병원에는 중앙창고가 있어 처음 물품이 납품되면 중앙창고에 저장된 후 사용부서의 필요에 따라 각 부서로 공급된다. 각 부서에서도 나름대로 작은 창고나 수납공간이 마련되어 있음으로 일상적으로 사용되는 물품을 보관하여 재고관리를 하여야 한다. 수납대장에 의해 물품수불에 관한 기록이 작성되어야 하며 필요한 물품은 충분히 확보하고 있는지 일정기간 동안 얼마나 사용하였는지도 수시로 확인하고 장부상 숫자와 실재고량이 일치하는지도 점검하여야 한다. 재고가 너무 많거나 적어도 문제가 됨으로 적정량을 보관하는 것이 중요하다. 각 사용부서에서는 물품을 공급받은 후 수납공간에 보관한 후 부서별 입출고 대장을 기록하고 소모월보를 통해 소모실적을 집계하여 보고해야 한다. 각 부서에 물품이 공급되고 소모된 다음에 처방성 재료[5]인 경우에는 해당물품이 보험청구가 되었는지 확인하고 누락된 물품이 있을 경우 조처를 취하도록 해야 한다.

3) 물품청구와 구매요구

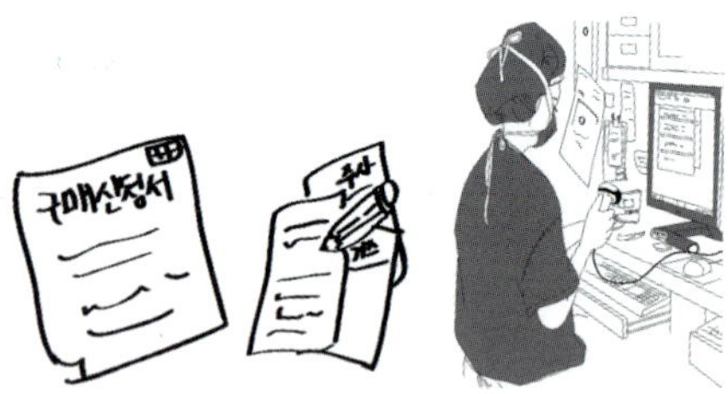

(1) 각 사용부서에서는 일상적으로 사용되는 물품의 양을 확인하여 필요한 물품은 물품청구서를 작성하여 물품관리 부서에 그 때 그 때 청구한다.

(2) 물품관리부서에서는 창고에 보관중인 저장품인 경우는 바로 공급해주지만 창고에 저장해두지 않는 비저장품이거나 재고가 부족한 물품은 구매요구서를 작성하여 내부결제를 거친 후 도매업자나 공급사에 물품발주를 진행한다. 수술실, 중환자실 등 일부 허용된 부서에서는 필요한 물품의 조달을 위해 직접 구매요구서를 제출할 수도 있다.

---

5 처방성 재료는 의사 처방에 의해 사용된 재료로 보험청구가 가능한 물품이며 비처방성 재료는 사용되었어도 행위료에 포함되어 보험청구가 불가능한 재료를 말한다.

4) 시장조사와 구매결정

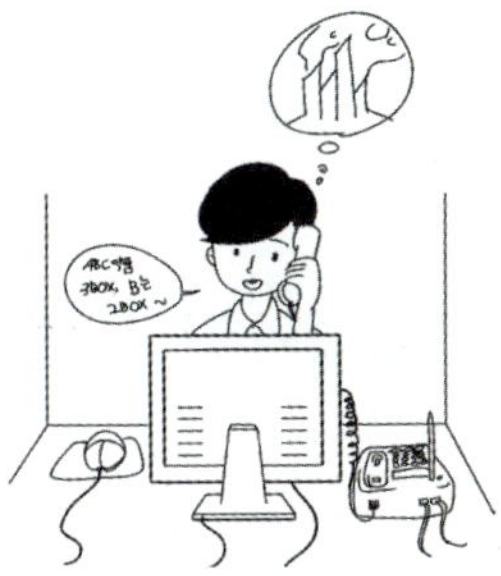

구매요구에 의해 물품을 구매하고자 할 경우에는 먼저 시장에서 가격을 조사한 후에 구매여부를 결정해야 한다. 시장조사를 통해 복수의 공급업자로부터 가격정보를 입수한 후 가격조정을 하고 구매여부를 결정한다. 구매조건과 구매방식에 따라 구매가격이 달라짐으로 이를 고려해서 구매여부를 결정한다.

5) 입찰과 구매계약

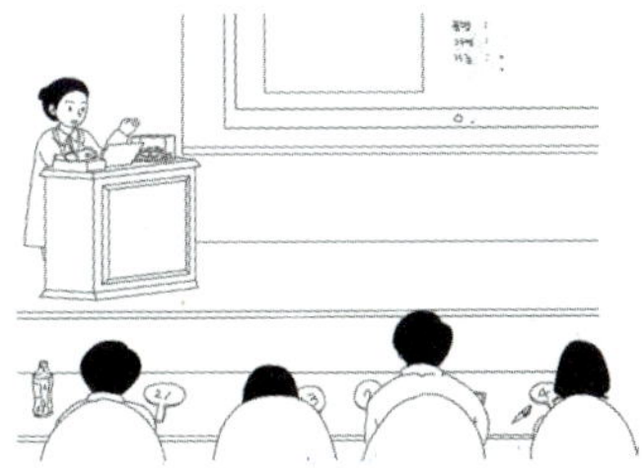

물품 구입시 입찰을 통해 계약을 할 것인지 수의계약을 할 것인지 정하여 계약을 진행한다. 계약이 끝나면 구매품의서를 작성하여 구매발주를 진행한다. 계약에 관해 국공립 병원에서는 엄격한 관련규정의 적용을 받으며 반드시 경쟁입찰에 의한 계약을 하고 있으나 민간 중소병원의 경우 계약 자체를 하지 않고 물품을 구입하는 경우도 있다. 전자상거래에 의한 공동구매를 하는 병원도 있고 원외창고를 두고 물품을 납품받고 있는 병원, 3자 물류 위탁업자에 의한 위탁관리를 하는 병원도 있다.

6) 구매발주와 납품검수

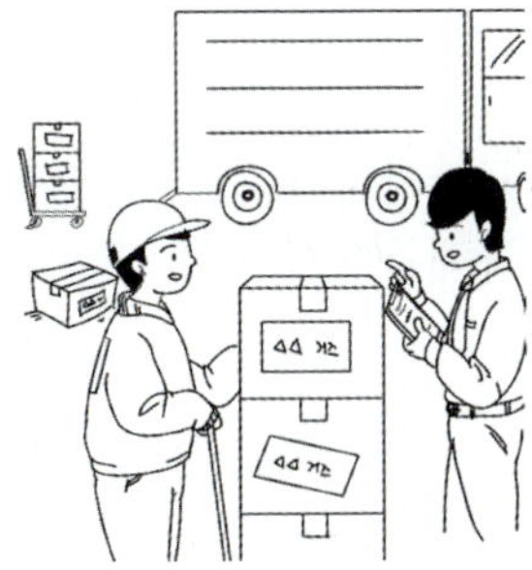

(1) 발주는 계약이 완료된 후 해당업체에 필요한 물품을 주문하는 과정으로 팩스 혹은 메일로 주문서를 발송한다, 물류정보 시스템이 공급업자와 연동되거나 전자상거래 시스템을 이용하는 경우 간편하게 주문을 진행할 수 있다.

(2) 물품이 납품되면 거래명세를 확인하고 검수를 진행한 후 이상이 없으면 입고절차를 진행하고 검수과정에서 이상이 발견된 경우 반품처리한다.

(3) 물품 구매를 진행하는데 있어 병원의 분류체계에 따라 이미 등록이 완료되어 납품이 되고 있는 물품인지 아니면 신규로 구입하는 물건인지에 따라 구매과정이 달라진다. 해당물품이 물품코드를 부여받아 물품 마스터에 기 등록된 물품의 경우에는

바로 구매발주를 한다. 신규물품인 경우에는 구매를 위한 사전승인을 받아야 하며 가격조사와 계약단계를 거쳐 발주를 하게 된다.

7) 입고와 창고관리

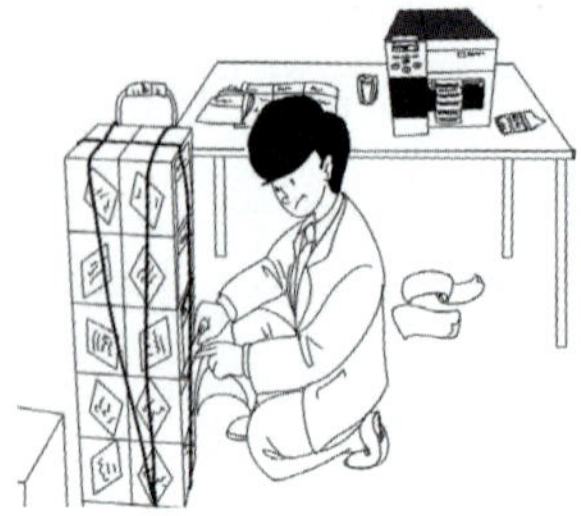

물품이 입고된 후에는 창고관리 요령에 따라 물품을 배치하고 재고자산 수불부를 작성한다.

물품코드를 부여받지 못한 신규물품의 경우에는 내부 심의절차를 거쳐 구입물품의 가격을 조사한 후 적합한 업체를 선별하여 구매계약을 하고 납품을 받은 후 검수하여 신규물품코드 번호를 부여한 다음에 입고절차를 진행한다. 정보시스템이 도입된 경우 전산코드가 없으면 발주서를 전산으로 작성하지 못함으로 신규물품의 경우 전산코드와 거래처를 등록한 후에라야 입고를 할 수 있다.

8) 출고와 배송관리

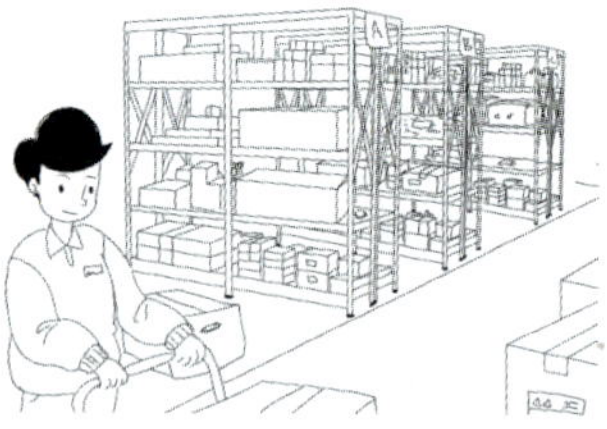

각 사용부서에 물품을 공급하는 방법에는 2가지가 있는데 하나는 청구 및 공급방식이며 다른 하나는 정량공급방식이다. 청구 및 공급방식에서는 각 부서에서 재고관리를 해야 하며 필요한 물품은 그때그때 청구하여 재고를 확보해두어야 함으로 물품관리와 관련된 업무에 많은 시간을 소모하게 된다. 반면에 정량공급방식에서는 각 사용부서에서는 재고확인과 물품청구를 할 필요없이 물품관리부서에서 재고파악과 소모실적 파악을 통해 사전에 정해진 정량을 공급해줌으로 공급 프로세스가 보다 간편하고 단순해지며 사용부서에서는 물품관리 업무로부터 해방되어 고유업무에 집중할 수 있게 된다.

현재 대부분의 병원에서는 청구 및 공급방식에 의해 물품을 사용하고 있으나 해당물품에 따라 정기적으로 다량 소모되는 물품은 정량공급방식이 적당하고 소량으로 비정기적으로 사용되는 물품은 청구 및 공급방식이 적당하다.

(1) 청구 및 공급방식

청구 및 공급방식에 의존하고 있는 병원은 그때 그때 진료에 필요한 물품을 확보하기 위해 진료과, 병동 등 각 사용부서에서 항상 재고를 파악해야 하며 필요한 물품은 미리 물품관리 부서에 청구하고 부서장의 승인이 나면 창고에 가서 물품을 수령하여 자기부서로 돌아와 입고처리를 한 후 사용한다.

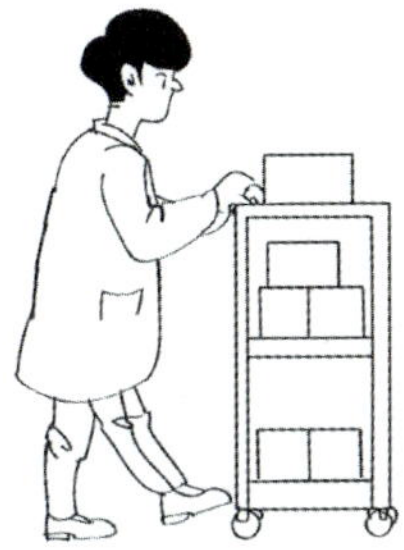

(2) 정량공급방식

정량공급방식에 의한 병원은 물품창고에서 미리 사전에 정해진 정량을 카트에 실어 보충해주거나 정해진 수량만큼 적재한 카트를 맞교환해주는 식으로 물품을 공급함으로 사용부서에서는 물품을 청구하거나 수령하기 위해 창고로 갈 필요가 없다.

9) 매입확정 및 월별마감

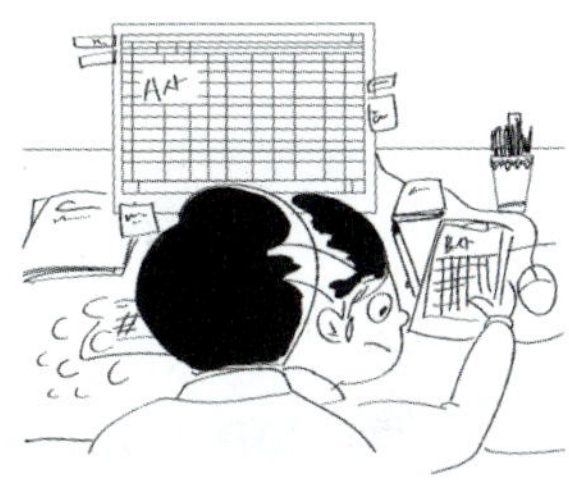

입고처리를 마친 물품은 구매대금을 결재하기 위해 재무부서(재무팀)로 자료를 넘겨서 전표관리를 마친 후에 비용이 거래처로 지급된다. 재무부서에서는 물품이 이상 없이 입고된 후에 전자세금계산서가 도착하면 매입확정을 하여 대금을 지불하고 월간 구입액과 각 부서에 공급한 물품에 대한 마감처리를 한다.

5. 병원구매관리 업무절차

국가직무능력표준(NCS : National Competency Standards)에서는 병원구매관리를 4개의 분야로 나누어 설정하였는데 물품별로는 약품, 소모품, 장비 등 3개로 대상을 구분하였고 이에 재고관리 하기가 첨가되었다. 수행준거를 살펴보면 5개의 영역으로 나누어져 있는데 각 물품별로 (1) 적정재고 현황의 파악, (2) 구매요구서의 작성, (3) 구입가격조사, (4) 적절한 가격에 의한 계약수행, (5) 납품시 계약사항 확인과 검수 등이다.

[표 1-2] 「병원구매관리」 NCS 학습모듈 명세서

학습명	학습내용
1. 약품 구매하기 (LM0601020104_13v1.1)	1-1. 약품 적정재고 현황 파악
	1-2. 약품 구입물량 파악과 구매요구서 작성
	1-3. 약품 구입가격 및 시장 조사
	1-4. 약품 구매계약
	1-5. 약품 납품시 계약사항의 확인과 접수
2. 소모품 구매하기 (LM0601020104_13v1.2)	2-1. 소모품의 적정재고 현황 파악
	2-2. 소모품 구입물량 파악과 구매요구서 작성
	2-3. 소모품 구입가격 및 시장가격 조사
	2-4. 소모품 구매계약
	2-5. 소모품 납품시 계약사항의 확인 및 검수
3. 장비구매하기 (LM0601020104_13v1.3)	3-1. 의료장비에 대한 구매 타당성 분석
	3-2. 의료장비 구입물량 파악과 구매요구서 작성
	3-3. 의료장비 구입가격 및 시장가격 조사
	3-4. 의료장비 구매계약
	3-5. 의료장비 납품시 계약사항의 확인과 검수
4. 재고관리 하기 (LM0601020104_13v1.4)	4-1. 재고물품에 대한 입출고관리
	4-2. 재고물품에 대한 재고조사
	4-3. 재고물품에 대한 적정재고 현황 파악
	4-4. 필요물품 구매신청
	4-5. 입고예정 물품에 대한 검수

그런데 국가직무능력표준(NCS : National Competency Standards) 수행준거에 의거한 병원구매관리 학습내용은 구매의 대상을 약품, 소모품, 의료장비의 3가지로 나누고 재고관리를 추가하여 전체 구매업무의 흐름을 5가지 단계로 나누어 각각 장을 달리하여 설명하고 있으나 구매의 대상만 다를 뿐이지 실제로는 똑같은 내용이 반복되고 있다. 또한 병원물품 구매업무를 5단계로 정형화, 단순화시키다보니 현장에서 이루어지는 실제 업무를 제대로 반영하지 못하고 있어 본 교재에서는 구매대상별로 장을 나누지 않고 형식을 달리하여 별도의 장에서 물품의 분류를 먼저 설명한 다음 본론에서는 구매대상에 관계없이 다음과 같이 9단계로 물품구매 절차를 나누어 설명하고자 한다.

순번		절차	내용
1	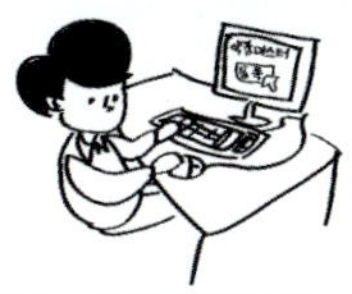	물품분류와 마스터 등록	물품의 분류체계에 따른 코드 작성과 마스터 등록
2	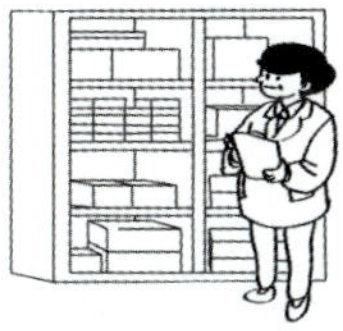	재고관리와 실사	해당 부서의 창고에 보유하고 있는 물품의 재고파악과 재고실사
3	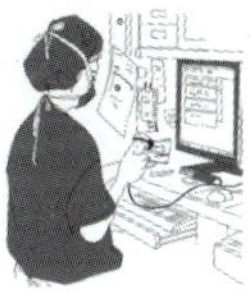	물품청구와 구매요구	사용부서에서 필요한 물품을 청구하거나 구매요구서를 제출
4	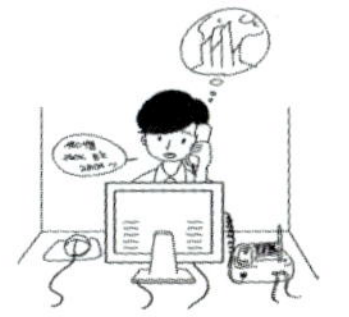	시장조사와 구매결정	시장조사를 통한 가격협상과 신규물품도입위원회의 자료 준비
5	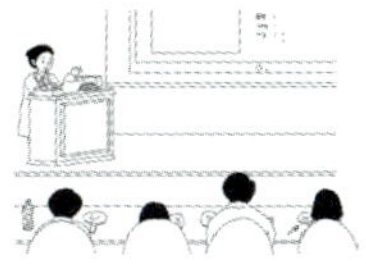	입찰과 구매계약	경쟁입찰을 하거나 수의계약을 통한 구매계약
6	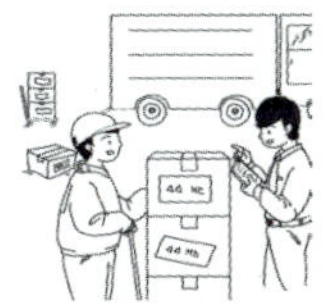	구매발주 및 납품검수	구매 요구된 물품의 구매발주와 납품된 물품의 검수
7	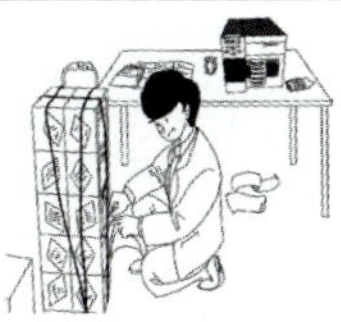	입고와 창고관리	구매한 물품의 창고입고와 신규물품의 등록
8	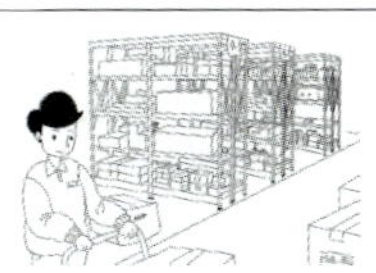	출고와 배송관리	청구된 물품의 출고처리 및 배송
9	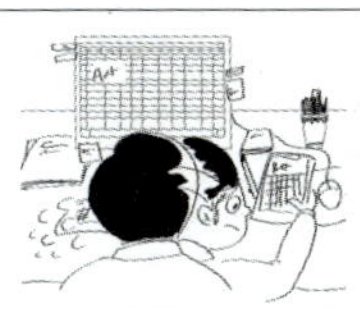	매입확정과 월별마감	구매물품에 대한 매입확정과 입출고에 대한 월별마감

[그림 1-7] 병원물품 구매관리 절차

학습문제

학습목표	1. 병원 물자관리의 개념을 파악하고 병원 물자관리의 중요성을 이해한다.

1. 물자관리를 정의하고 주요기능을 나열하시오.

2. 병원경영의 3 대요소와 병원비용을 짝지어 설명하시오.

3. 인건비 중에 병원직원들이 물자관리로 인해 소모되는 비용을 포함하면 실제 병원의 물자관리로 인해 발생하는 비용은 몇 %에 이르는 것으로 조사되었는가(Housley, 1978)?

① 35% ② 46% ③ 55% ④ 62%

4. 병원경영에 있어 왜 물자관리가 중요한지 이를 설명하시오.

학습목표	2. 병원물류 선진화 방안에 대해 이해한다.

5. 병원물자관리 선진화 방안에는 어떠한 것들이 있는가?

6. 청구 및 공급방식과 정량공급방식의 차이에 대해 쓰시오.

7. 다음에서 SPD를 설명한 것 중 옳은 것은?

① 물품관리를 업무적, 조직적, 공간적으로 한 곳에 통합하여 종합적으로 관리하는 것
② 전자상거래에 의해 물품을 공동구매하기 위한 방법이다.
③ 물품의 관리를 분산화하여 각각의 부서에서 독립적으로 관리하는 것
④ 병원에서 사용하는 모든 물품을 특정업자에게 위탁하여 관리하는 것

8. SPD의 정의와 관계없는 것은?

① 공간의 중앙화 ② 업무 일원화 ③ 창고의 분산 ④ 조직의 통합

학습문제

9. 다음 용어의 full term을 쓰고 이를 설명하시오.

1) SCM : ____________ 2) RFID : ____________

10. 병원물류 선진화와 관련하여 물품표준화와 분류체계 정비로 인한 이점을 설명하시오.

11. 병원물류 정보시스템의 도입으로 인한 장점을 열거하시오.

학습목표	3. 병원구매관리의 원칙과 특성을 익힌다

12. 구매관리의 원칙과 특징에는 어떠한 것들이 있는가?

13. 의약품 유통관리와 관련하여 KGSP를 설명하시오.

학습목표	4. 병원구매관리 업무의 전체 흐름을 이해하고 설명할 수 있다.

14. 다음 그림을 참고하여 병원구매관리 업무절차에 관해 9가지로 나누어 순서대로 설명하시오.

순번	그림	절차	내용
1	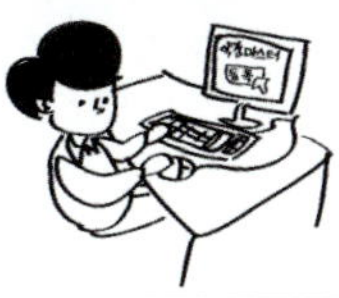		
2	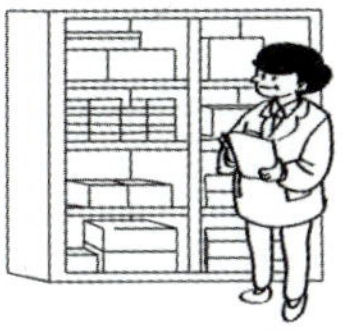		

학습문제

3	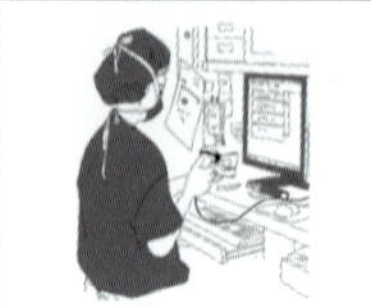		
4	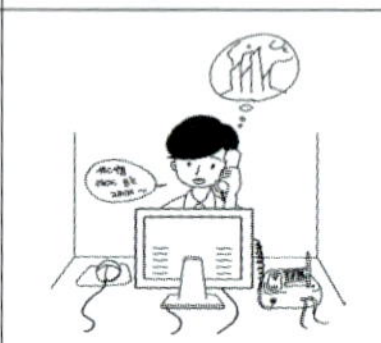		
5	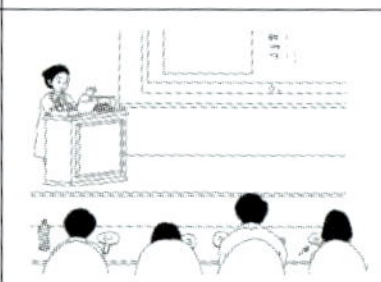		
6	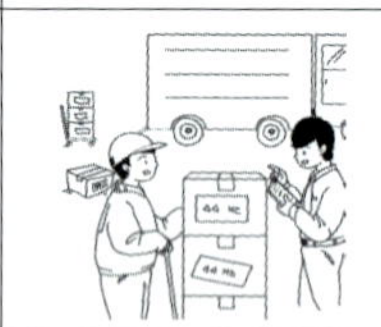		
7	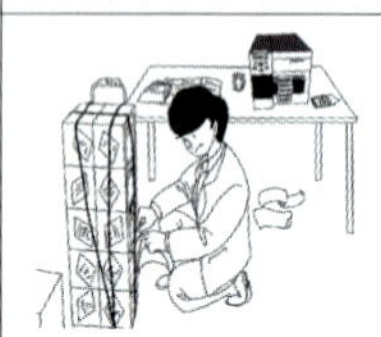		
8	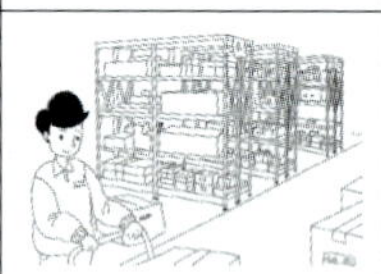		
9	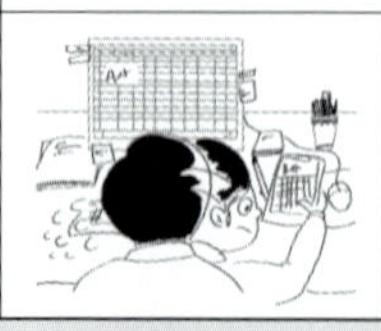		

객관식 문제 정답 2. 사람－인건비／물자－재료비／돈－경비 3. ② 7. ① 8. ③

제 2 장

병원 물품의 종류와 용도

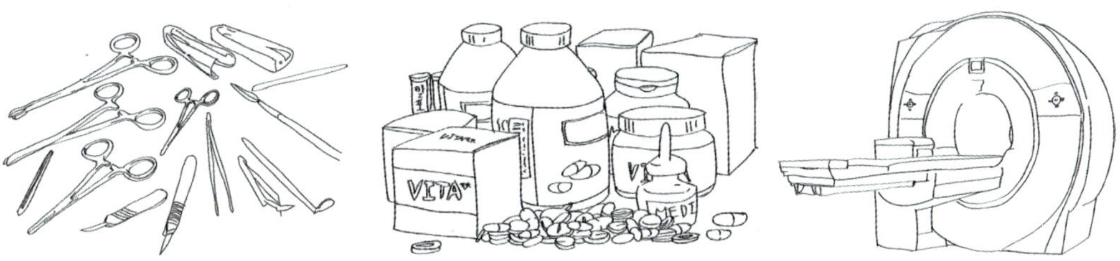

학습목표

1. 병원자산의 종류를 구분하고 해당하는 물품의 종류를 이해한다.
2. 기본적인 병원 의약품의 종류에 따른 품명과 규격, 용도에 대해 이해한다.
3. 기본적인 의료소모품과 MRO의 종류와 품명, 규격, 용도에 대해 이해한다.
4. 진료재료와 부외자산의 품명을 알고 용도에 대해 이해한다.
5. 기본적인 병원 의료장비의 종류와 품명, 용도에 대해 이해한다.

1. 물자의 분류

물자(material)란 병원 내에서 소비되고 있는 모든 유형의 자산을 의미한다. 병원물류의 대상은 크게 나누어 유동자산, 고정자산, 부외자산으로 나눌 수 있다.

- **유동자산(재고자산)**
  진료재료, 의료소모품, 약품, 급식재료와 사무용품 유류 등의 일반저장품(재료비에 해당)
- **고정자산**
  - 공기구 비품, 기계설비, 의료기기, 차량운반구 등의 유형고정자산
  - 영업권, 특허권, 실용신안권, 기타 무형고정자산
- **부외자산**
  수술용 기구, 치료용 기구 등 비용으로 처리되어 장부상에는 자산으로 계상되지 않으나 내용년수는 길어서 오래 사용하는 자산으로 수술용 칼, 청진기, 포셉 등이 이에 속한다.

토지, 건물, 차량, 의료장비, 일반비품 등은 고정자산에 속하며 의료소모품, 일반소모품, 약품 등은 유동자산 중 재고자산에 해당한다.

① **고정자산** : 기업이 보유하고 있는 자산 중 토지나 기계, 설비, 건물처럼 상대적으로 장기간 보유하고 있는 자산을 말한다.

② **유동자산** : 단기간 내에 자금으로 회수 또는 전환할 수 있는 자산. 현금, 미수금, 예금, 외상 매출금, 유가증권 따위의 당좌자산과 상품, 제품, 원재료, 저장품 따위의 재고자산을 말한다. 병원 주요 의료소모품 목록

이들 자산에 대한 이해를 돕기 위해 좀 더 자세히 설명해 보면 다음과 같다.

1) 유동자산

현금과 1년 이내에 현금화될 것으로 예상되는 자산 및 1년 내에 판매 또는 사용될 것으로 기대되는 자산

(1) **당좌자산** : 단시일 내에 현금전환이 가능한 자산
예) 기업어음, 사채, 국공채, 주식

(2) **재고자산** : 1년 안에 판매하거나 제품생산 과정 등에 사용할 목적으로 보유하고 있는 상품과 제품, 재료로 병원에서 사용되는 재고자산은 다음과 같이 분류할 수 있다.

[표 2-1] 재고자산의 분류

약품	진료재료	급식재료
주사약품 마약 마취약 일반약품 약국재료	검사재료 방사선 재료 동위원소재료 치과재료 수술재료 혈액 기타 진료재료	환자급식 재료 급식용구 직원급식 재료
일반저장품	**의료소모품**	**미착재료**
사무용품 수선용품 유류 기타 저장품	의료 소모비품 의료 소모품 피복 침구	미착 약품 미착 진료재료 기타 미착품

2. 의약품의 종류

1) 의약품의 종류와 특성에 대한 이해

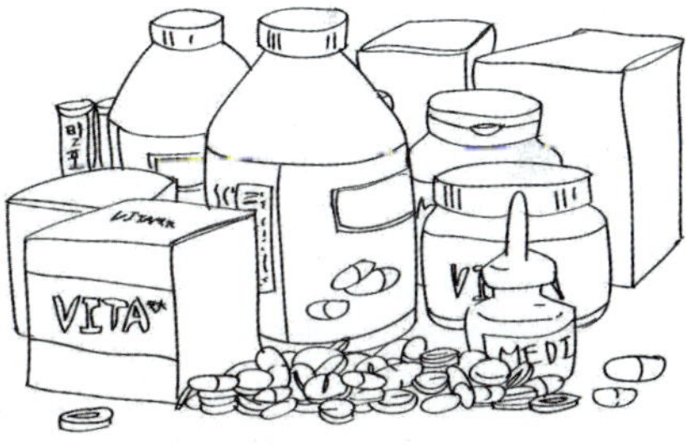

의약품은 주사약, 미약, 마취약, 일반약품, 기타 약품 등으로 분류된다. 우리나라에서 매년 생산되는 약품은 약 3만여 가지에 달하며 전국의 의료기관 및 약국에서 구매한다.

약품은 건강보험제도와 연계된 정부의 가격 통제하에 공급되는데 유통기한, 냉장보관 등 의약품 취급의 전문성이 요구되며 약사법, 마약법, KGSP(Korean Good Supplying Practice)[1] 기준 등 특수한 법령 등에 따른 규제가 강하다는 특성을 갖는다.

1 KGSP : Korean Good Supplying Practice(우수의약품유통관리기준) 의약품 유통과정에서 변질이나 파손 등을 방지해 안전하게 최종 소비자에게 전달하고자 하기 위한 기준으로 의약품도매업체의 허가시 반드시 필요하며 이 기준을 지켜야지만 영업이 가능하다.

2) 의약품의 종류

의약품은 원료약품(약원료) 및 완제의약품(완성된 약품)으로 구분되는데 완제의약품은 전문의약품과 일반의약품으로 나눌 수 있다. 전문의약품과 일반의약품의 특성은 아래 표와 같다.

(1) 전문의약품(ETC)

의사의 처방을 통해서만 구입 가능한 약품으로 ETC는 Ethical the Counter Drug의 약자이다.

(2) 일반의약품(OTC)

의사의 처방 없이 약국에서 직접 구입이 가능한 약품으로 OTC는 Over the Counter Drug의 약자이다.

[표 2-2] 약품의 종류

Analgesics 진통제	Contraceptives 피임약
Anesthetics 마취제	Digestive 소화제
Antacid 제산제(위산분비억제)	Diuretics 이뇨제
Antibiotics 항생제	Expectorant 거담제(가래제거)
Anticonvulsant 항경련제	Hypnotics 수면제
Antidepressant 항우울제	Laxatives 하제(설사약)
Antihypertensive drug 항고혈압 약물	Narcotics 마약
Antineoplastic drug 항암제	Sedatives 진정제
Antitussive 진해제(기침 억제제)	Tranquilizer 신경안정제

3) 의약품의 분류

(1) **제재에 따른 분류**(형상에 따라 29종 분류) : 산제, 시럽, 연고, 정제, 주사, 캡슐 등

(2) **투여방법에 의한 분류** : 내용제, 외용제, 주사제

(3) **효능별 분류**(효능에 따라 107종 분류) : 치료제, 예방약, 진단약 등

(4) **생리작용에 의한 분류**(사용상 안전확보를 위한 분류) : 독약, 보통약

4) 약품의 형태에 따른 분류

[표 2-3] 약품의 형태

Tablet, Tab, T 정제, 정	Bottle, Bot 병
Capsule, Cap, C 캡슐	Gargle, Garg 가글제
Powder, Pow 가루약, 산제	Lotion, Lot 로션
Syrup, Syr 시럽	Package, Pkg 한포 포장
Suppository, Supp 좌제	Solution, Soln 용액제
Vaginal Suppository 질좌제	Injection, Inj 주사제, 주사
Suspension, Susp 현탁액	Vial, V 바이알
Oint 연고제	Fluid 수액
Cream, Cr 크림	D5W(5% dextrose in water) 5%포도당 증류수
Inhaler 흡입제	D/S(5% dextrose in normal saline) 5%포도당 생리식염수
Aerosol 액체로 되어 코나 입으로 분무하는 제제	N/S(normal saline) 생리식염수
Ampule, Amp 앰플	H/S(hartmann solution) 하트만 용액
Aq. dest(Aqua destilla) 증류수	

[표 2-4] 분류별 주요의약품 목록

분류 제형	사진	품명 성분	제조사	규격	구분
전신마취제 (주사제)	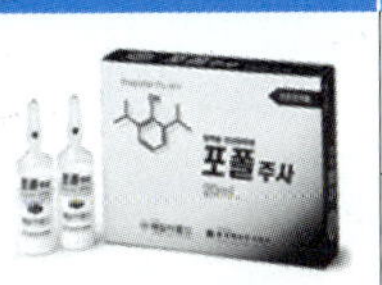	포폴주사 POFOLINJ(Amp) propofol	동국제약	12ml/A 20ml/A 50ml/V	전문의약품 (향정)
최면진정제 (경구)	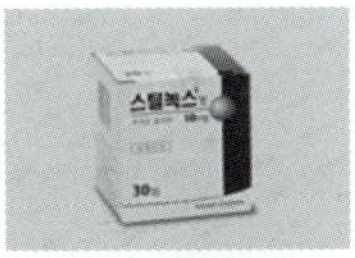	스틸녹스정 STILNOXTAB zolpidem tartrate	한독	10mg/30정	전문의약품 (향정)
정신신경용제 (정제)	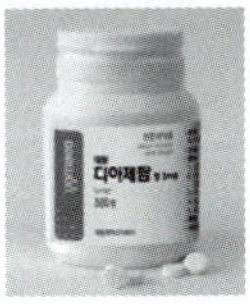	디아제팜정 DIAZEPAMDA EWONTAB diazepam	대원제약	30's/500's	향정
국소마취제 (주사제)	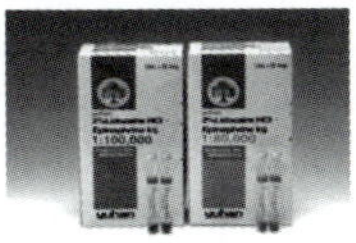	염산리도카인에피네프린 주사 LIDOCAIN EEPINEPHRINE YUHANINJ epinephrine lidocainehydrochloride	유한양행	1.8㎖×50A	전문의약품

항히스타민제 (주사제)	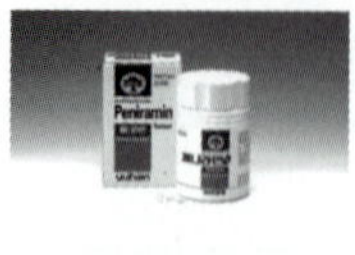	페니라민주 PENIRAMINTAB chlorpheniramine maleate	유한양행	1's / 100's	전문의약품
기타의 신경계 및 감각기관용 의약품(경구)	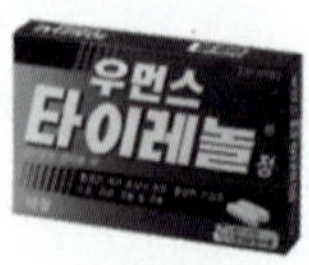	우먼스타이레놀 COUGHSYR acetaminophen pamabrom	한국얀센	10's	일반의약품
이뇨제 (경구)	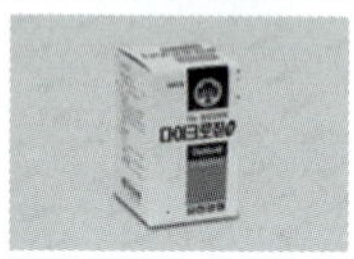	다이크로진정 DICHLOZIDTAB hydrochlorothiazide	유한양행	1000's	전문의약품
진해거담제 (경구)	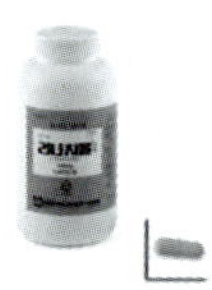	리나치올캡슐 RHINATHIOLCAP L-carbocysteine	현대약품	150mg 375mg 500mg	일반의약품
남성호르몬제 (주사)	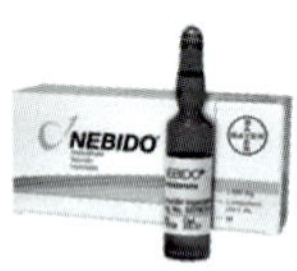	네비도주사 NEBIDOINJVIAL testosterone undecanoate	바이엘코리아	4mℓ×1's	전문의약품
진통, 진양, 수렴, 소염제(피부연고)	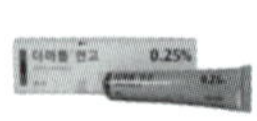	더마톱연고 DERMATOPOINT prednicarbate	한독	10g×1's	전문의약품
비타민B1제 (주사제)	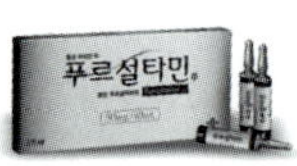	푸르설타민주 FURSULTAMININJ fursultiamine hydrochloride 5.46mg/mℓ	녹십자웰빙	1mℓ 2mℓ 5mℓ 10mℓ 20mℓ	전문의약품
용해제 (주사제)	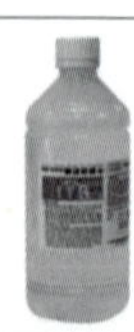	멸균증류수 STERILEWA TERFORIRRI GATIONDAI HAN sterile water for inj 1000mℓ	대한약품공업	1000mL / 1's	전문의약품
마약 (주사제)	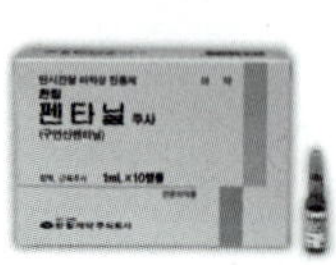	펜타닐주사 FENTANYLHANLIMINJ fentanyl citrate 785μg/10mℓ (500μg as fentanyl)	한림제약	1's / 5's	전문의약품

3. 의료소모품의 종류

1) 의료소모품의 구분

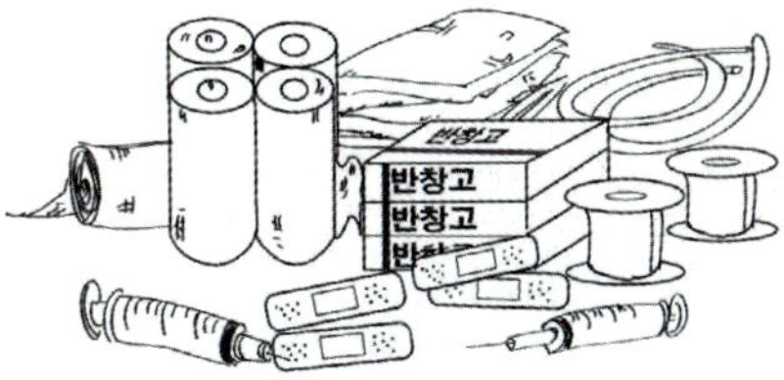

(1) **진료재료** : 보험급여가 가능한 처방성 물품과 보험청구가 불가능한 비처방성 물품
(2) **수술재료** : 정형외과, 성형외과 등 진료과별로 분류
(3) 방사선 재료와 동위원소 재료
(4) 진단시약 등 검사재료
(5) 의료용 가스류

2) 일반 소모품의 구분

(1) 사무용 소모품
(2) 인쇄물류
(3) 급식재료
(4) 기타

[표 2-5] 의료소모품의 종류

구 분	품 명	사 진	규 격	단 위
1. 주사기	일회용 주사기 Disposable Syringe	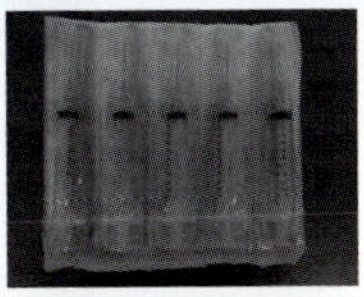	1cc~500cc 19G~26G	BOX
2. 주사침	나비침 Scalp Needle	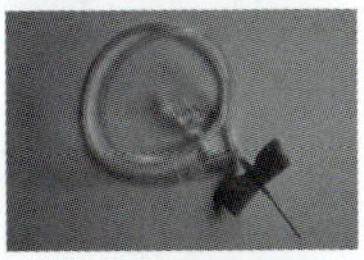	19G~26G	BOX
3. 수액세트	수액세트 IV Set	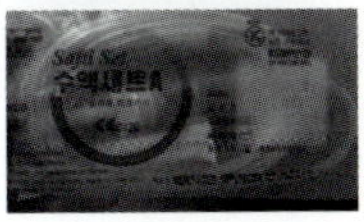	유침(23G) 무침(WO)	BOX

4. 위생재료	접은 거즈 Gauze	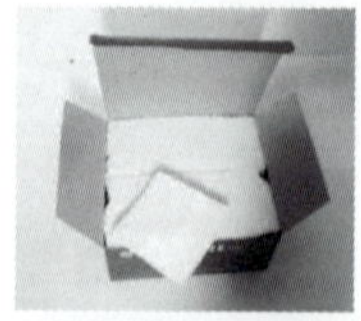	2×2×8P 5cm×5cm×8겹	매
	탄력 붕대 Elastic Bandage	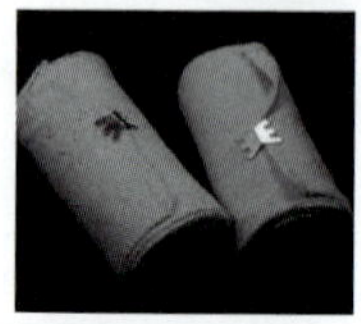	2inch~6inch	DOZEN
	코튼 볼 Cotton Ball	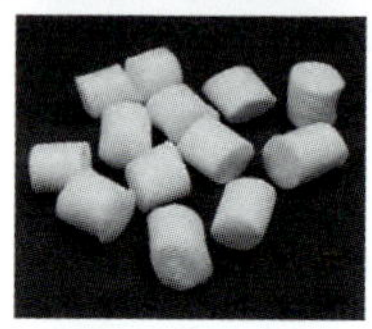	1호(필터형)~5호, 대 · 중 · 소(볼형)	BOX
5. 카테터	정맥 카테터 I.V Catheter	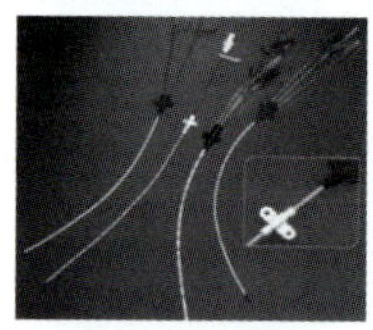	16G~24G	BOX
	폴리 카테터 Poly Catheter	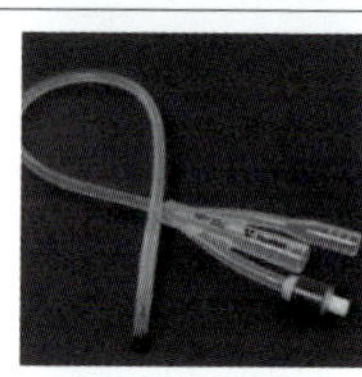	8FR(2way) ~26FR	BOX
6. 처치/튜브류	체스트 튜브 Thoracic Catheter	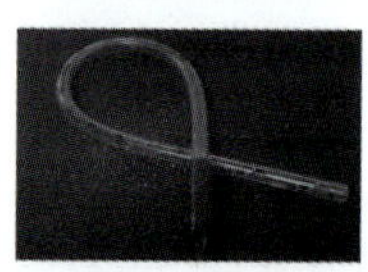	16FR~40FR	BOX
	에어 웨이 Air Way	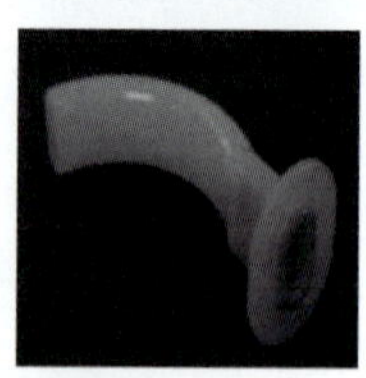	#0(Pink) #1(Black) #2(White) #3(Green) #4(White) #5(Red)	BOX
	마취백 Anesthesia Bag	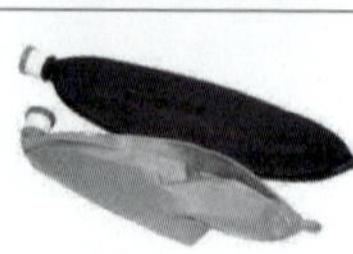	1L(신생아용) 2L(소아용) 3L~5L(성인용)	BOX

<table>
<tr><td rowspan="2">7. 반창고/밴드
/글러브류</td><td>반창고
Plaster</td><td>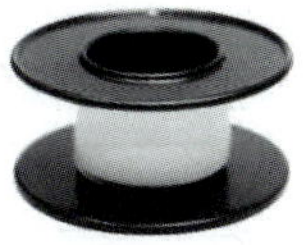</td><td>플라스틱(PVC)</td><td>BOX</td></tr>
<tr><td>폴리 글러브
Poly Glove</td><td>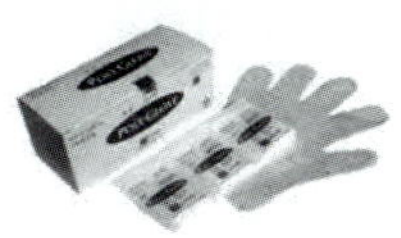</td><td>M</td><td>BOX</td></tr>
<tr><td rowspan="2">8. 봉합사/봉합침</td><td>화이트 실크
White Silk</td><td>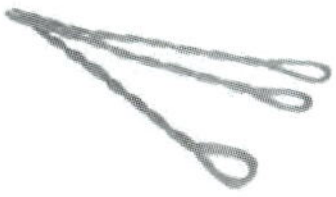</td><td>#1 ~#8</td><td>BOX</td></tr>
<tr><td>스킨 스테이플러
Skin Stapler</td><td>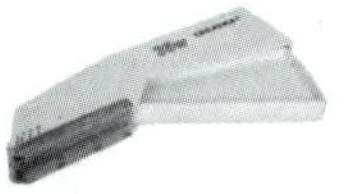</td><td>35W</td><td>BOX</td></tr>
<tr><td>9. 스프린트/
캐스트류/보호대류</td><td>석고 붕대
Cast Bandage</td><td>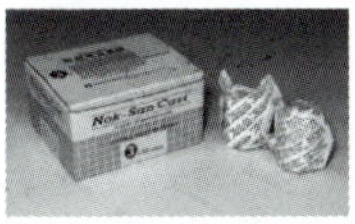</td><td>3inch~6inch</td><td>BOX</td></tr>
<tr><td rowspan="2">10. 의료 소모품</td><td>환자복
Patient Cloth</td><td>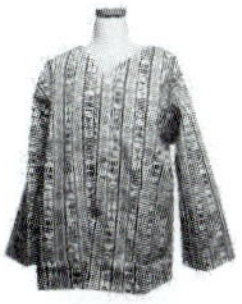</td><td>대 · 중 · 소, 특대</td><td>BOX</td></tr>
<tr><td>수술 겉 가운
Surgical gown</td><td>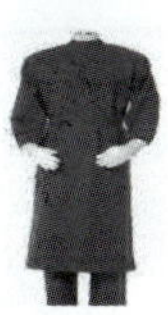</td><td>S, M, L(초록)</td><td>BOX</td></tr>
</table>

3) MRO(Maintenance Repair and Operation)

병원에서는 의료장비, 의약품, 진료재료 이외에 소모성 자재도 사용된다. 이는 병원에서 뿐만 아니라 일반 기업이나 사무실에서 쓰이는 물품으로 볼펜, A4 용지와 같은 오피스 용품, 책상이나 책장 같은 용품, 기타 여러 가지 용품이 있는데 그림으로 살펴보면 아래와 같다.

IT용품	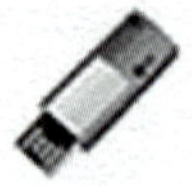	가전제품	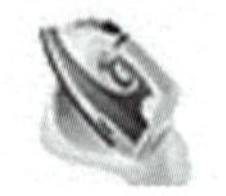	공기구	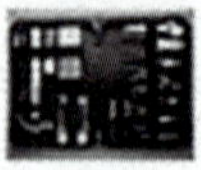
레저/건강	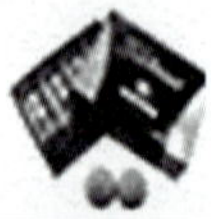	뷰티 & 화장품	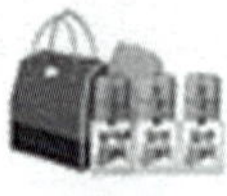	사무용품	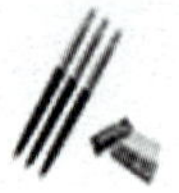
생활용품	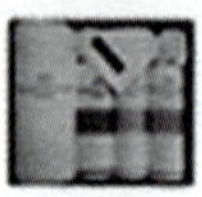	오피스용품	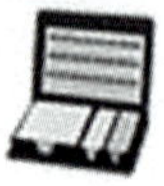	잡화용품	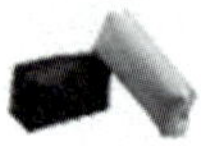
주방용품	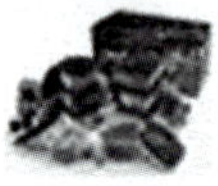	기타	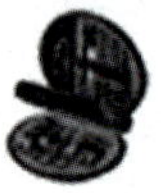		

[그림 2-1] 기업소모성자재(MRO)의 품목 예

병원에서의 MRO에 해당하는 품목으로는 병원마다 차이가 있을 수 있으나 보편적으로 전산용품, 인쇄물, 판촉물, 포장재 등이 있으며 지방 K대학교 병원에서는 급식재료를 서울 K대학교 병원에서는 소모품, 사무용품과 함께 린넨류 까지 MRO품목으로 구분하여 구매하기도 한다.

4. 진료재료의 종류

병원에서 쓰이는 진료재료는 검사실에서 사용되는 시약과 혈액재료, 방사선재료, 동위원소재료, 치과재료, 수술재료 등이다. 다음은 검사실에서 사용되는 시약과 영상의학과의 진료재로 종류이다.

[표 2-6] 시약의 종류

EDI코드	품목명	용도	규격	단위
	Aution Sticks 10종	소변검사용 스틱	100ea	BOX
	AST BROTH	간기능검사	246003	BOX
	AST S Broth	간기능검사	246007	BOX
B2010	Affirmagen (혈액형검사) A1 cell + B cell	혈액형검사	10ml(2개)/1 kit	KIT

B2011	BIOVUE AHG (B2011)(ABO 아형 혈액형검사) 1box-5줄	ABO 아형 혈액형검사	20CST	BOX
B2011	Bliss (B2011)(ABO 아형 혈액형검사)	ABO 아형 혈액형검사	50ml*4	SET
B2011	SELECTOGEN (B2011)(ABO 아형 혈액형검사) 시약	ABO 아형 혈액형검사	2*10ML	KIT
	엘리어 HCG	임신반응검사	20Test	KIT
650100141	디아솔에스액 50g (100ml*20원) (진단검사의학과 납품)	임신당뇨검사	100ml	EA
B1034	Test Card (ESR 검사용 시약)	ESR 검사용 시약	4000T	BOT
	Anti HBs Multi Card (100T-1Box) B형간염표면항체-일반(C4811)	B형간염표면항체	100T	BOX
	HBsAg Multi Card (100T-1 Box) B형간염표면항원-일반(C4801)	B형간염표면항원	100T	BOX
	Syphilis	매독검사	30T	KIT
	Anti-A	ABO 혈액형검사	10ML	KIT
	Anti-B	ABO 혈액형검사	10ML	KIT
	ANTI-D	Rh 혈액형 검사	10ML	KIT
B4051	MAP (일반검사용 배지) (B4051)(미생물배양 및 동정검사)	미생물배양 및 동정검사	50EA/1box	BOX
	Muller-Hinton 100mm (항생제 검사용 일반배지)	항생제 검사용 일빈배지	50s=box	BOX
	PEA 혈액한천배지	혈액한천배지	50s	BOX
B4051	SS Agar Plate (살모넬라-시겔라 선택배지)	살모넬라-시겔라 선택배지	50ea/1 box	BOX
B4040	TCBS Agar (비브리오균 일반배지)(간이배양검사용)	비브리오균 일반배지	50Test=1Box	BOX
	AFB STAIN	항산균도말검사	3*500ML	KIT
	GRAM STAIN	그람염색(세균분류)	4*500ML	KIT
	MacConkey Sorbitol Agar (O157 대장균 선택배지)	O157 대장균 선택배지	20s=box	BOX
B4090	Phadebact CSF Test (4종) 시약 (1Kit=20Test)	단종되어 막아놓음		KIT
B1612	Throbo-welco test(FDP Plasma)(반정량검사)(B1612)	섬유소분해산물반정량검사	60T	BOT
	VTM 코로나 수송배지 50개/BOX (개별형)	VTM 코로나 수송배지	BOX	BOX
	VTM 코로나 수송배지 50개/BOX (벌크형)	VTM 코로나 수송배지	BOX	BOX

[표 2-7] 영상의학과 진료재료 종류

EDI코드	품목명	용도	규격	단위
K2011003	Mammo 필름(내자) 18 × 24cm (100매)	방사선필름	SYG00885	BOX
	Dry Laser Film:TM1 B/C 내자 14*17 DRY 3000	방사선필름	SYG02398	BOX
K2056003	방사선필름(내자) 10" × 12"(100매)	방사선필름	SYG00886	BOX
K2081001	슬라이드필름(1매)-칼라-전규격, 24EA	방사선필름	SYG01778	EA
K2091001	흑백필름(24매)-전규격 (1매), 36EA	방사선필름	SYG01779	EA
646300031	비지파크 주 320mg 50ml	조영제	신성약품	BOT
650100332	마크롤액 250ML(태준제약) (신성)	조영제	신성약품	BOT
650100666	아이오브릭스주350-500미리 (이오헥솔)_ (377.5G/500ML)(주)아큐젠	조영제		BOT
654900041	도타렘주 10mL/관(메글루민가도테레이트, 3.769g/10mL/관)(이연제약)	조영제	개	개
656900761	DMSA. 테크네-디엠에스에이-키트주사 1V (새한)	동위원소재료	x	BOT
656900510	TC-99MGenerator. 울트라테크네카우제너레이터 (새한)(1mci)	동위원소재료	300mci	VIA
685100010	Generator. 유니텍과테크네튬산나트륨(99mTc)주사액제너레이터 500mCi (새한)	동위원소재료	500mci	개
656900020	TL201. 다이이치염화탈륨 주 1mci (새한)	동위원소재료	x	BOT
656900491	MDP. 아이스캔메드로네이트 II주 1V (새한)	동위원소재료	x	BOT
656900051	MYOVIEW. 마이오뷰주사 1V (새한)	동위원소재료	x	BOT
656900430	SR-89. 메타스트론주 4mci (새한)	동위원소재료	x	BOT
656900823	HDP. 테크네캔-에치디피-주 1V (새한)	동위원소재료	x	BOT

5. 고정자산(의료장비)의 종류

1) 고정자산

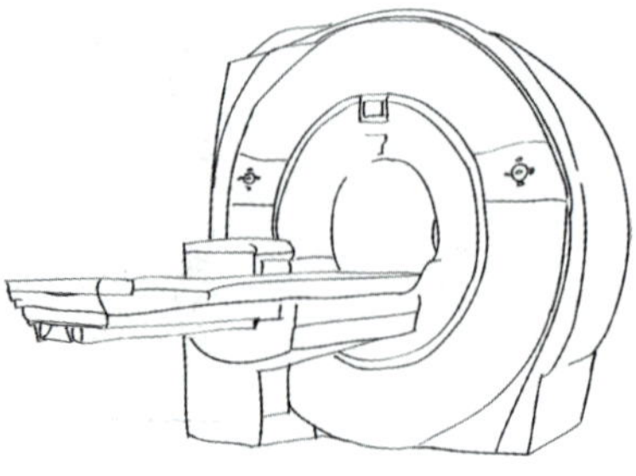

정상적인 영업활동에서 판매나 처분을 목적으로 하지 않고 여러 기간에 걸쳐서 사용할 목적으로 취득한 자산

(1) **투자자산** : 다른 기업을 지배하거나 장기적인 투자이익을 얻을 목적으로 보유하는 자산

(2) **유형자산** : 영업활동에 사용되는 자산이며 판매를 목적으로 하지 아니하는 점에서 재고자산과는 다름

(3) **무형자산** : 영업에 비교적 장기간 사용되는 자산이지만 물리적 형태가 없는 단순한 권리로 존재하는 자산

(4) **이연자산** : 화폐적 지출을 행하여도 구체적인 자산이 기업내에 들어오지는 않았지만 그 지출이 장래의 장기적인 수익을 기대하고 행해진 경우에는 이들 지출을 계상하여 이연시키는 자산

이중 의료장비는 유형자산으로 분류된다. 국내 Y의료원의 경우 자산을 다음과 같이 분류하고 있다.

① **유형자산** : 내용연수가 2년 이상, 취득금액이 100만 원 이상의 자산, 대차대조표, 자산의 부에 계상되는 자산

② **관리자산** : 내용연수가 2년 이상, 취득금액이 100만 원~30만 원 이상의 의료장비 및 기계기구(장치) 자산으로 장부상 비용처리

③ **부외자산** : 내용연수가 2년 이상, 유형자산 및 관리자산, 재고자산에 포함되지 않는 자산

우리나라 병원의 재고자산은 총자산의 5% 내외, 유형고정자산은 50~60%를 차지하고 있다. 그러나 유형고정자산은 고정되어 있는데 비해 재고자산은 계속 매입되고 소비됨으로 의료비용에서 차지하는 비중은 재료비가 훨씬 크다.

그런데 병원의 물품관리에 있어 물품이 구입되기까지의 구매과정에는 어느 정도 관심을 두고 있으나 물품이 구입된 후에는 별로 신경을 안 쓰는 형편이다. 효율적인 물자관리를 위해서는 구매관리와 함께 구입된 후의 창고관리, 재고관리, 공급관리, 소모실적의 관리가 제대로 행해져야만 한다.

[표 2-8] 병원에서 사용되는 주요 의료장비와 기능

자기공명전산화단층촬영장치(Magnetic Resonance Imaging System)	
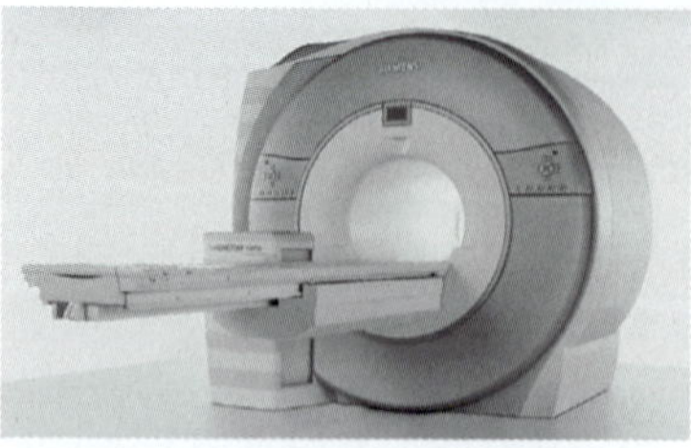	• 진단용 방사선과 의료장비로서 종래의 X-선 진단기기가 전리 방사선(X-선, 감마선)을 이용하여 인체의 2차원적인, 혹은 횡단면의 촬영을 하는 것과는 달리 방사선을 사용하지 않으면서 인체의 횡단면, 종단면, 측단면 등의 동시촬영으로 3차원적인 영상관찰을 통한 각종 병변의 조기진단 및 치료계획을 수립하는데 결정적인 역할을 하는 최첨단 진단 장비
혈관 조영촬영 장치(Angio Graphy system)	
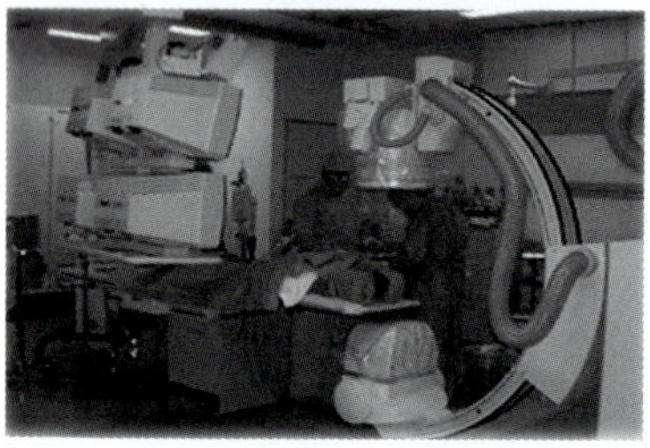	• 두부, 흉부, 복부, 사지 혈관 등 인체 내의 모든 혈관의 이상 유무를 조영 진단하는 디지털 혈관 조영 진단 장치
체외 충격파 쇄석기(Extracorporeal Shock Wave Lithotripsy)	
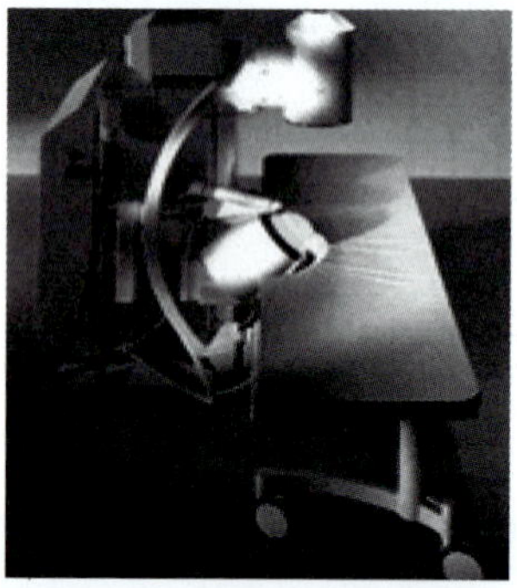	• 인체 내에 자연적으로 발생한 요로결석에 대해 충격파를 가하여 분쇄하는 장치
엑스레이 영상장치(DR : Digital Radiography)	
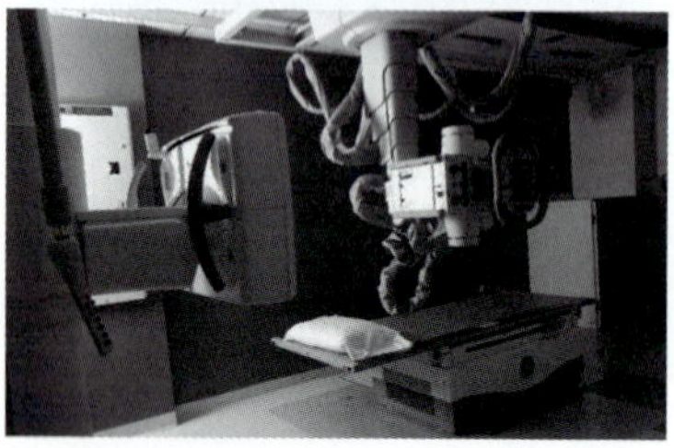	• 종래의 Film Scanner 또는 CR의 Imaging Plate 등의 중간매체를 거치지 않고 검출기에서 직접 디지털화하여 모니터로 영상을 받아 진단하는 장비이다. 영상의 질이 이전 방식보다 훨씬 뛰어나고, 촬영 후 즉시 PACS로 전송할 수 있으며, 동선이 짧아 많은 환자를 처리할 수 있다. 또한 카세트를 들고 다닐 필요가 없으며, 촬영 후 바로 Operator Console에 디스플레이 되므로, 재촬영 여부를 즉시 판단 가능하여 환자 대기가 필요 없다.

C-ARM

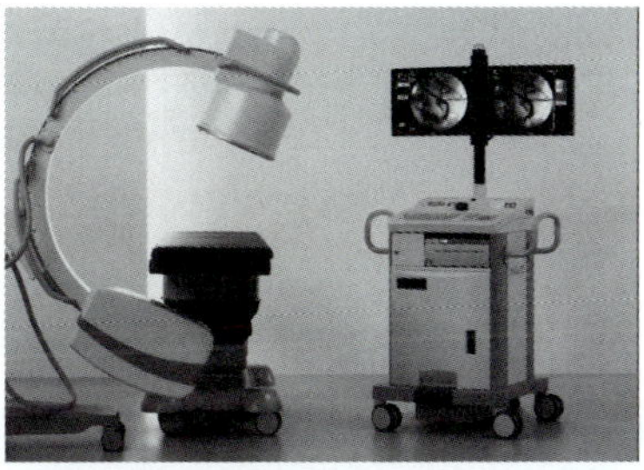

- 수술실에서 사용되는 첨단 의료장비로서 시술 시에 환자의 시술 부위를 Monitor를 이용하여 시술자가 직접 관찰하면서 수술을 할 수 있도록 된 장비. 환부에 X-ray를 투시함으로 수술 부위 및 체내 기타 조건을 육안으로 확인하며, 필요에 따라서는 엑스선 필름에 환부의 영상을 담아 판독하거나 또는 기기 내에 내장되어 있는 디지털 기억장치에 영상을 기억시켰다가 시술 시 혹은 시술 후 필요할 때마다 재현시킴으로써 섬세하고 정밀한 수술 시에 정확하고 신속한 수술을 할 수 있도록 고안된 장비. 시술에 필수 불가결한 첨단 의료장비

초음파 진단기(Ultrasound system)

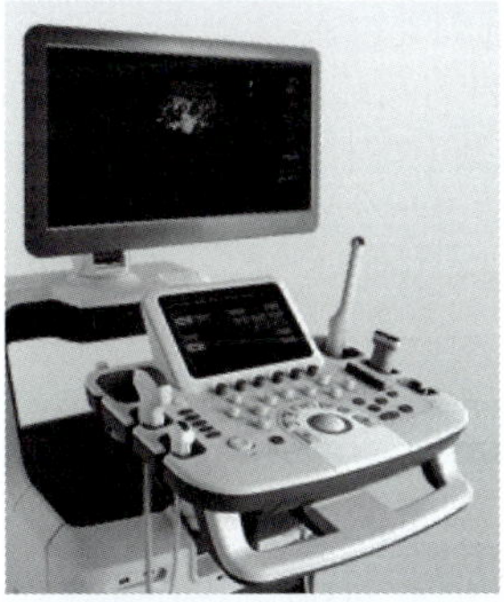

- 초음파의 Pulse Echo법을 이용한 것으로 인체 내부로 부터의 수신된 반사파를 각종 신호 처리함으로써 화상 표시 및 Doppler 표시로 인체를 검사 또는 진단하는 장치. 복부, 표층(Breast, MSK, Thyroid) 영역, 산부인과, 순환기 등 전신의 검사에 사용 가능
- 초음파는 인체에 해를 끼치지 않기 때문에 특히 태아의 진단에는 빼놓을 수 없는 장비임

심전계(ECG : Electrocardiograph)

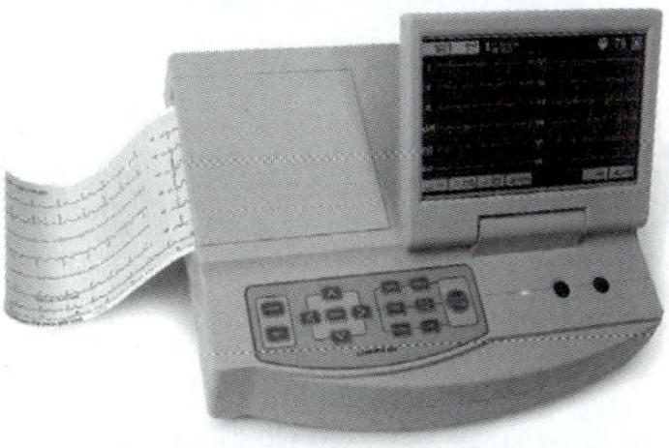

- 심장 박동 시 발생되는 전기 파형을 이용하여 심장 운동의 모든 이상 유무를 면밀히 검토하여 각종 병변에 사전 예방하고 이상 유무 발생 시 이상 부위나, 이상 상태를 진단학적인 분류로 지적해줌으로써 심장질환 및 순환기계통 질환진단에 반드시 필요한 장비

근전도 검사기(EMG : ElectroMyoGraph)

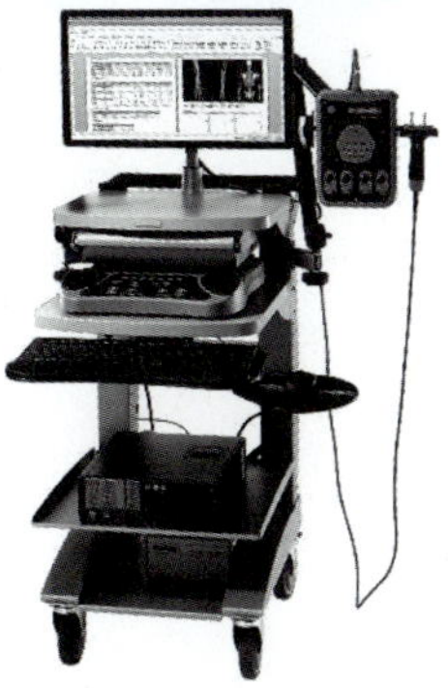

말초신경을 자극하여 근육에서 발생되는 생체전기신호 또는 신경에 의하여 발생되는 전기활동을 감시 · 측정하는 장비로 각종 신경병증

- 각종 뇌신경병증(안면신경마비 등)
- 말초신경의 손상(외상), 근육질환의 진단에 주로 이용된다.

환자 감시 모니터(Patient monitor)

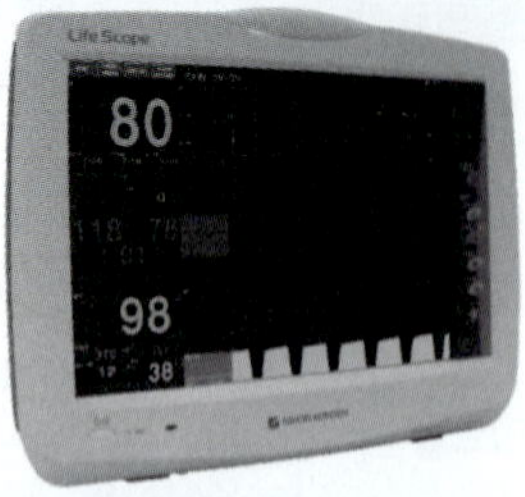

- 환자의 심전도(ECG), 혈중내의 산소포화농도(SpO_2), 비관혈적 혈압(NIBP), 체온(TEMPERATURE), 호흡(Resp) 등 환자의 생체 신호를 지속적으로 감시하는 포터블 환자 감시 장치이며 기록장치가 내장되어 있다.

NMRCT(Nuclear Magnetic Resonance Computed Tomography, 또는 MRCT)

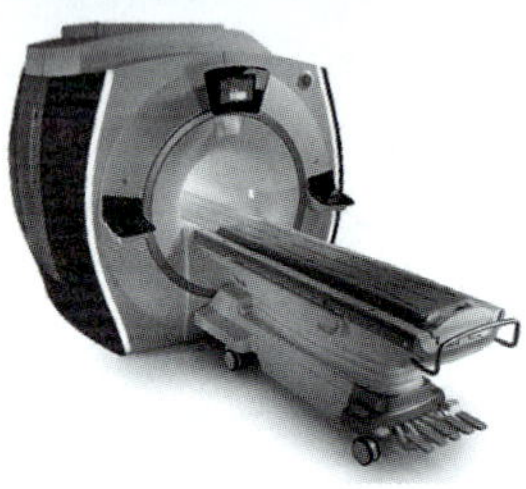

- 강력한 자장을 발생시키면 체내의 수소 원자에 핵자기 공명 현상이 생겨난다.
- 자기장치를 멈추면 수소원자 핵의 상태는 원상태로 돌아온다. 그 동안의 정보(수소원자핵의 분포, 밀도, 완화시간 등)를 컴퓨터로 처리하여 단층 화상을 얻는 것이 핵자기 공명에 의한 촬영법이다.
- 방사선에 의한 인체에의 악영향이 없고 뼈의 중간부분, 그늘에 가려진 부분의 영상도 얻어지며, 종, 횡, 경사 등 어느 부분으로 부터도 단층상이 얻어지는 등의 장점이 있다.

SPECT 단층 촬영 스캐너(SPECT Scanner) (Single Photon Emission Computed Tomography)

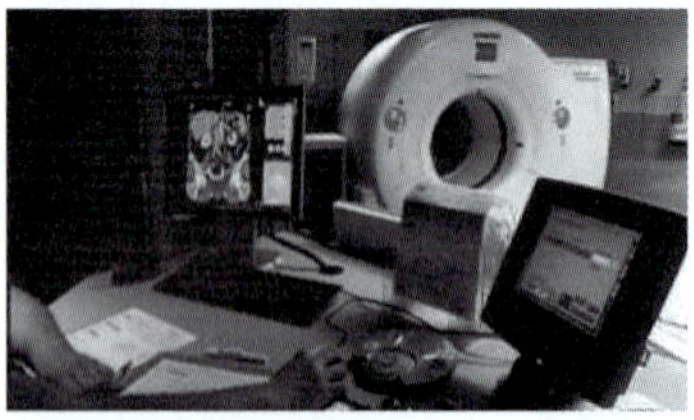

- 단일광자 단층촬영 : 다양한 생화학적, 기능적 상태를 볼 수 있도록 해주는 방사성 추적자를 환자에게 투여한 후, 이들의 분포를 영상화 함으로써 생체의 생화학적 변화나 기능상의 문제를 평가하는 영상진단법으로 단일광자 단층촬영(SPECT)은 CT와 마찬가지로 평면 영상에 대해 정확히 평가할 수 있다.

임상화학분석기(Clinical Chemistry Automatic Analyzer)

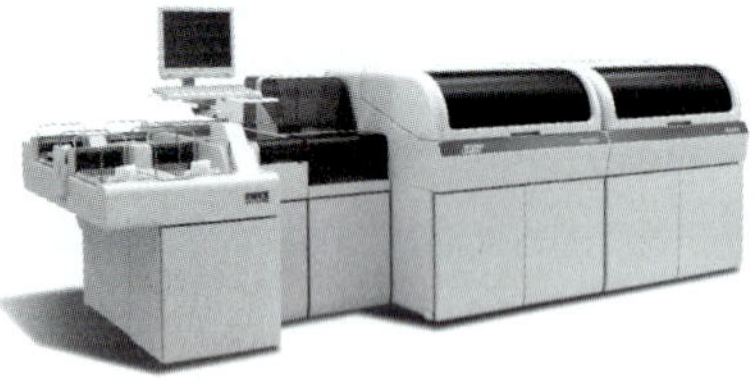

- 혈액에 포함되는 많은 종류의 화학물질을 화학반응이나 효소반응 등을 이용하여 동시에 측정하는 장비

6. 부외자산의 종류

1) 부외자산

수술용 기구, 치료용 기구 등 비용으로 처리되어 장부상에는 자산으로 계상되지 않으나 내용년수는 길어서 오래 사용하는 자산으로 포셉, 켈리 등 처치용 기구와 각종 수술도구, 청진기 등이 이에 속한다.

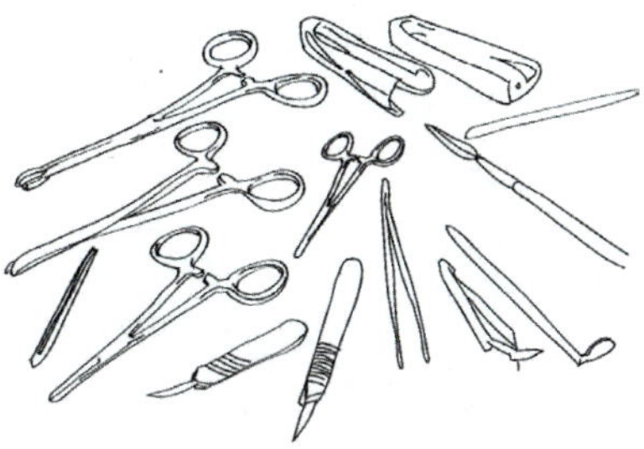

[표 2-9] 부외자산의 종류와 용도

사진	품명	용도	규격
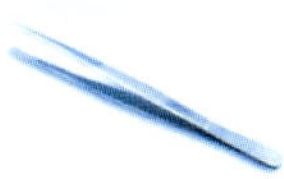	포셉(Forcep)	환자 상처 드레싱이나 처치용가위 또는 핀셋 모양의 집게. 클램프 혹은 겸자	1*2teeth 12.7cm
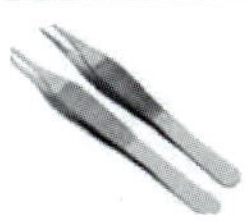	에디슨 포셉 edison forcep	끝이 날카롭고 톱니모양으로 되어 일반 포셉보다 잘 집힌다	12cm
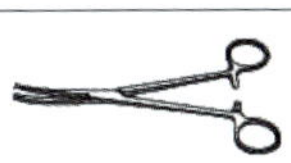	켈리 kelly	손잡이에 물품을 잘 고정할 수 있게 톱니가 달림	14cm
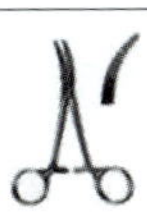	모스키토 mosquito forcep	켈리와 비슷하지만 사이즈가 작고 끝이 구부러져있다	12.7cm
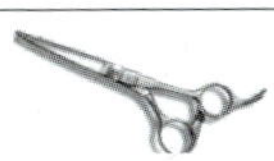	씨져 scissor	가위	14cm
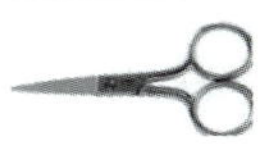	아이리스 씨져 iris scissor	끝이 날카로운 가위 실밥제거시 사용	10.5cm(곡) 10.5cm(직)
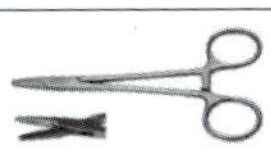	니들 홀더 needle holder	수술세트 중 하나로 바늘 잡을때 쓰는 기구	13.3cm 21.6cm
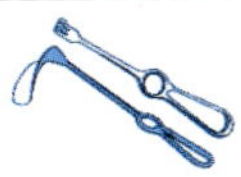	리트랙터 retractor	절개부위나 기관을 잡아당겨서 아래에 있는 부위를 노출시켜주는 도구	14cm 26cm
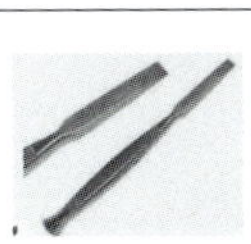	본 치즐 bone chisel	뼈를 자를 때 날의 반대편을 망치로 때려서 사용한다.	6mm 8mm 10mm 16mm

	캐틀린 catlin	칼의 양면에 날이 서 있는 칼. 주로 뼈와 주위조직의 절단에 사용된다.	
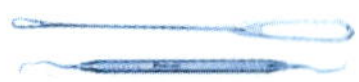	큐렛 curette	몸에서 뭔가를 긁어내는 데 사용하는 도구. bone curette, uterine curette 등	16.5cm 21.6cm 30.5cm
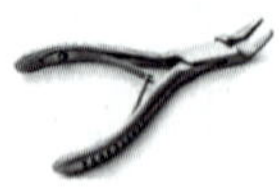	론저 rongeur.	뼈를 절단하는 도구	14cm 22.2cm 24.1cm
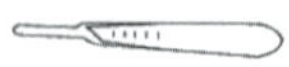	나이프핸들 knife handle	수술용 메스를 삽입하기 위한 지지대	
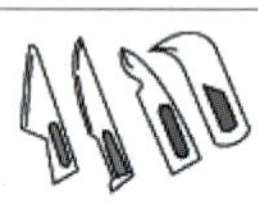	써지칼 블레이드 surgical blade	수술용 메스	#10~#25
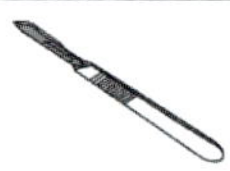	스캘플 scalpel	조직의 절개에 사용하는 작고 날카로운 칼. 동의어 mes, knife	
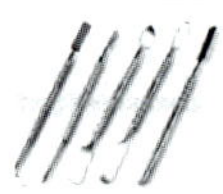	스패츌러 spatula	석고나 연고를 반죽하거나 바르는데 쓰는 기구	12.7cm
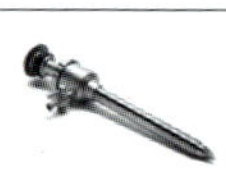	트로카 trocar	끝이 뾰족하고 속이 빈 관모양의 도구. 구멍을 뚫거나 관을 삽입하는 데 쓴다.	10.2cm
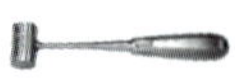	맬릿 mallet	단단한 물건을 두드릴 때 쓰는 망치	19.1 cm
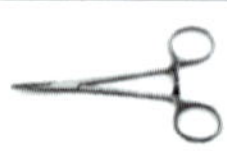	헤모스탯 hemostat	출혈이 있는 혈관을 압박하여 지혈하기 위한 지혈겸자	19.1cm
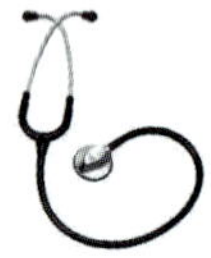	청진기 Stethoscope	환자 진료를 위한 청진기	27inch~28inch 75cm~80cm
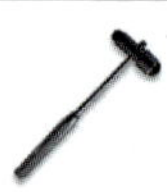	타진기 Plexor	반사신경 진찰을 위한 타진	16.5cm~35.5cm
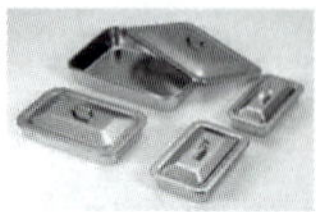	개부 밧드 Tray	상처소독 등에 쓰이는 포셉이나 위생재료를 담는 그릇	175×10×65mm (1호) ~527×324×153mm (20호)
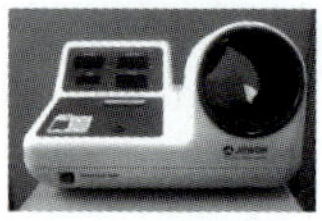	혈압계 Sphygmomanometer	협압측정	

학습문제

학습목표	1. 병원자산의 종류를 구분하고 해당하는 물품의 종류를 이해한다.

1. 다음 보기를 보고 해당하는 물품을 골라 쓰시오.

① 봉합사 ② 주사기 ③ 수술가위 ④ 핀셋 ⑤ 건물 ⑥ 카테터 ⑦ CT
⑧ 붕대 ⑨ 수술매스 ⑩ 특허권

유동자산 :
고정자산 :
부외자산 :

2. 병원의 물품을 고정자산, 유동자산, 부외자산으로 나누고 유동자산은 의료소모품, MRO 등으로 나눌 수 있다. 다음 보기를 보고 각각 해당하는 번호를 쓰시오.

가. 유동자산 나. 고정자산 다. 부외자산 라. MRO

① 차량, 토지, 건물, 컴퓨터, 시설물 등( )
② MRI, CT, 초음파 진단기, ESWL, 혈액화학분석기 등( )
③ 볼펜, A4용지, 오피스 용품, 책상, 책장 ( )
④ 수술용 메스. 핀셋, 가위, 포셋, 겸자 등( )

학습목표	2. 기본적인 병원 의약품의 종류에 따른 품명과 규격, 용도에 대해 이해한다.

3. 병원물품 구매를 하기 위해서는 먼저 물품에 대한 기본적인 지식이 필요하다. 2장에서 학습한 내용을 바탕으로 의약품을 종류별로 하나씩 쓰시오.

구분	품명	규격	용도
전신마취제			

학습문제

최면진정제			
정신신경용제			
국소마취제			
항히스타민제			
진해거담제			
이뇨제			
진통소염제			
용해제			
마약			

4. 제형에 의한 약품의 분류에 대하여 관련있는 것끼리 짝지우시오.

Tablet • • 좌제
Suppository • • 정제
Powder • • 수액
Fluid • • 산제

5. 다음 약품의 형태를 나타내는 용어 중 관계있는 것끼리 이으시오.

Tab • • 병
Bot • • 정제
Inj • • 주사제

학습목표	3. 기본적인 의료소모품과 MRO의 종류와 품명, 규격, 용도에 대해 이해한다.

6. 의료소모품의 재고관리와 구매를 위해 병원에서 자주 사용되는 다음 의료소모품에 관한 영문명칭과 규격, 단위를 쓰시오.

구분	품명	규격	단위
주사기			
주사침			
수액세트			

학습문제

나비침			
카테터			
석고붕대			
반창고			
봉합사			
스프린트			
탄력붕대			

7. 다음 중 의료소모품 단위 중 잘못된 것은?

① Disposable syringe – CC ② Needle – G
③ Catheter– Fr ④ Elastic Bandage – set

8. 다음 중 구매단위에 해당하지 않는 것은?

① ST ② PK ③ OT ④ DZ

9. 다음 소모품의 품명, 규격과 용도에 대해 아는 바를 쓰시오.

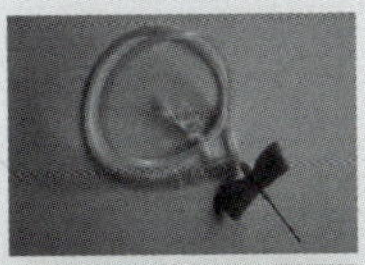
품명: ________ 규격 : ______용도 : _________

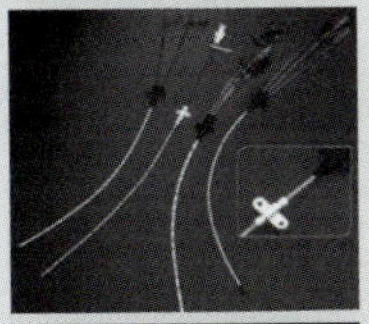
품명: ________ 규격 : ______용도 : _________

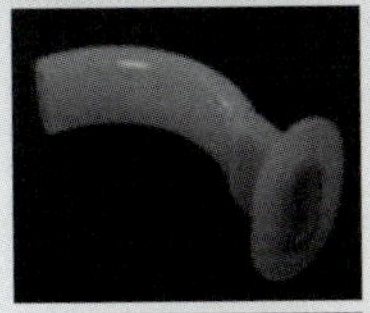
품명 : ________ 규격 : ______용도 : _________

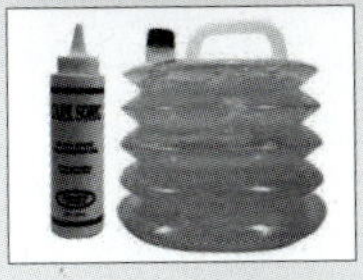
품명 : ________ 규격 : ______용도 : _________

학습문제

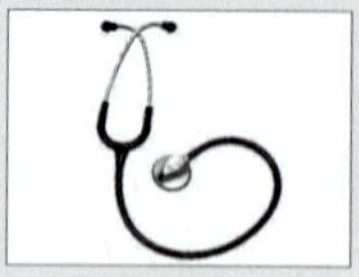

품명 : ________ 규격 : ______ 용도 : __________

10. 병원에서 자주 사용하는 MRO 물품의 품명을 쓰시오(10개).

품명	용도

학습목표	**4.** 진료재료와 부외자산의 품명을 알고 용도에 대해 이해한다.

11. 검사실, 영상의학과, 동위원소실 등에서 쓰이는 진료재료를 각각 2개씩 쓰시오.

구분	품명	규격	단위
시약			
방사선 필름			
조영제			
동위원소 재료			

학습문제

12. 병원에서 사용하는 부외자산의 품명과 용도를 쓰시오(10개).

품명	용도

학습목표	5. 기본적인 병원 의료장비의 종류와 품명, 용도에 대해 이해한다.

13. 병원에서 쓰이는 주요장비의 이름(영문약자)과 용도를 쓰시오(10개).

품명	용도

객관식 문제 정답 1. 유동자산 : ①, ②, ⑥, ⑧ 고정자산 : ⑤, ⑦, ⑩, 부외자산 : ③, ④, ⑨ 2. ① 나, ② 나 ③ 라, ④ 다 4. Tablet(정제), Suppository(좌제), Powder(산제), Fluid(수액) 5. Tab(정제), Bot(병), Inj(주사제) 7. ④ 8. ③

제 3 장

병원물류 정보시스템의 도입

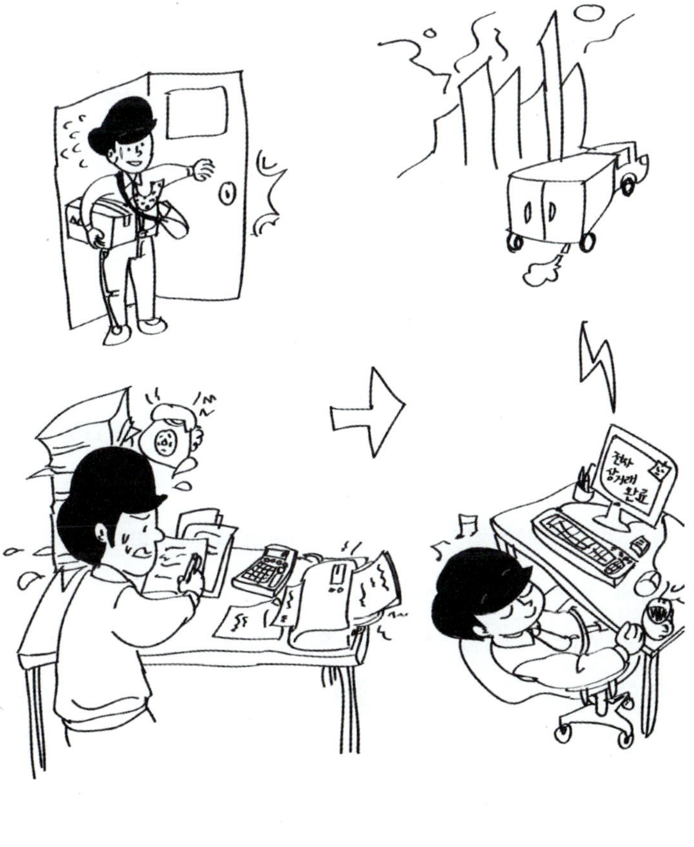

학습목표

1. 병원물류 정보시스템 ERP에 대해 이해한다.
2. 병원의 물품관리 현황과 문제점에 대해 이해한다.
3. 병원물류 정보시스템 도입의 필요성과 장점을 이해한다.
4. 병원물류 정보시스템의 구성과 기능, 입력화면에 대해 이해한다.

1. 병원물류 정보시스템 ERP

우리나라의 모든 병원은 진료한 내용에 대한 보험청구 자료를 전산으로 송신하고, 그 결과를 전산으로 수신하여 처리하기 때문에 처방전달시스템(OCS)은 잘 갖추어져 있다. 그러나 병원에서 사용하는 의약품과 소모품 구매와 관련된 물류정보시스템(ERP)은 대형 병원을 중심으로 사용되고 있지만, 아직도 많은 중소병원들이 도입하지 못하였기 때문에 수작업으로 구매와 관련된 작업이 이루어지고 있는 실정이다. 수작업으로 구매와 관련된 업무를 처리하는 병원에서는 물품목록이 인쇄되어 있는 전표를 사용하거나 물품목록을 엑셀 파일로 만들어서 구매와 관련된 업무를 처리하고 있다. 물류정보시스템을 사용하는 병원에서는 프로그램이 안내하는 대로 자료를 입력하여 구매와 관련된 업무를 처리한다.

1) ERP 시스템의 도입

(1) ERP란 무엇인가?

ERP는 Enterprise Resource Planning의 약어로 말 그대로 해석한다면 "기업의 모든 자원에 대해서 계획하고 활용하는 것"을 의미하며, 일반적으로 '전사적 자원관리'라고 부른다. ERP는 기업 내의 모든 인적, 물적 자원을 정보기술을 활용하여 통합관리 함으로써 궁극적으로 기업의 경쟁력을 강화시키기 위한 통합정보시스템전략을 말한다. 이익의 극대화, 고객만족 등 기업의 목적을 달성하기 위한 일련의 활동을 한정된 자원을 이용하여 효율적으로 수행할 수 있도록 전산시스템적으로 지원하는 것이 ERP 시스템이다.

ERP는 기업경영자원을 통합하여 제대로 기능을 발휘할 수 있도록 지원하는 프로그램의 집합으로 생산(관리) 업무는 물론 설계, 재무, 회계, 영업, 인사 등 순수관리부문과 경영지원기능을 포함하고 있다.

(2) ERP의 기원

ERP는 자재소요계획(MRP : Material Requirement Planning)으로 확대되었고 2000년대 들어 부문별 데이터를 전사적으로 관리하는 ERP로 발전하게 된다.

(3) ERP의 특성

① **전사적으로 확대되는 확장성** : 업무단위가 독립 모듈로 구성되어 있어서 자사의 환경에 맞는 모듈들만 먼저 선택하여 시스템을 구축한 후 나중에 다른 모듈들을 추가하여 확장할 수도 있다.

② 다양한 프로세스에 운용되는 유연성을 갖추고 있어서 리엔지니어링과 병행하여 도입이 가능하다.

③ GUI환경의 제공으로 사용이 용이하고 고유의 워크플로우를 보유하고 있어 프로세스를 자동으로 처리하는 기능이 있다.

④ ERP는 외부시스템과 데이터를 호환하는 인터페이스의 제공으로 개방성이 뛰어나고, 특정업무의 조건을 충족하도록 패키지 수정이 가능하여 구현이 용이하다는 특색이 있다.

물품청구	보험청구 (요양원 전용)	출고	재고	마감
견적	발주	입고/검수	정산	간편장부
거래처관리	보험고시 관리	물품관리	권한관리	통계현황

[그림 3-1] 병원물자관리 ERP의 주요모듈

(4) ERP물류정보시스템 도입의 필요성과 도입효과

① 중소병원의 경우 대부분 물품의 관리와 구매업무를 수작업에 의존하고 있어 자료의 취합과 분석에 많은 시간이 걸리고 데이터입력 오류 등에 의해 중복 사무가 발생함으로 관리비용이 증가하는 등 업무수행에 어려움을 겪고 있는 실정으로 물자관리 업무의 전산화를 통해 물자관리 업무를 개선할 필요가 있다.

② 물류정보시스템을 도입함으로 통합구매를 통해 구매비용을 감소하고 적정재고, 안전재고관리를 통한 불필요한 병원의 재고금액을 최소화함으로 환자서비스 확대를 위한 재원마련이 가능하여 병원경영의 안정을 기할 수 있다.

2) 전자상거래 시스템의 도입

(1) 전자상거래 시스템의 장점

인터넷은 물류관리 분야에서도 예외없이 혁명적인 영향을 주어 병원물류환경을 빠른 속도로 변화시키고 있다. 구매조달기능은 물류관리의 개념과 기술적인 발전을 통하여 단순히 재화나 용역의 구입과 반입을 행하는 관리기능에서 인터넷 환경으로 조직구성원의 가용도와 업무활용도가 증대되었고, 비부가가치 활동의 제거로 업무의 지속적인 개선이 이루어지고 있다.

종이문서를 기반으로 하는 수작업 구매시스템을 없앰으로써 오류를 줄이며 사용자가 실시간으로 구매와 발주정보를 점검할 수 있도록 한다. 또한 다양한 공급업체로부터 제공되는 데이터를 통합함으로써, 사용자는 여러 공급업체의 웹사이트나 카탈로그를 통해서 얻는 정보를 정리하는 작업으로부터 해방되며 결국 시간과 노력을 절약할 수 있게 된다.

구매자와 공급자들은 구매 직간접 비용과 재고비용감소, 업무프로세스 효율화 등을 상당히 이룰 수 있는 것으로 제시하고 있다. 또한 인터넷기반의 전자구매조달은 병원의 다양하고 복잡한 구매조달 프로세스를 통합시키고, 반복적이고 불필요한 업무를 줄이며 구매조달 간접비용을 절감시켜 결국 조직원들은 더욱 중요하고 가치 있는 구매조달 업무에 집중할 수 있을 것이다.

구매요구가 넘어오면 물품구매과에서 계약을 하고 공급사에 별도로 연락하여 견적요청, 방문면담요청, 서류작성 등 번잡하고 시간이 걸리는 작업을 해야 했으나 전자상거래에 의한 계약을 시행하면 이런 과정이 생략되어 인터넷 상에서 바로 진행할 수 있다는 이점이 있다.

전자상거래에 의하여 약품을 구입하게 되면 병원내부 업무절차 간소화 및 비용절감, 업무가치 상승, 경쟁환경을 이용한 저가구매, 공동구매 등 경제원리를 이용한 구매력 형성, 전자상거래시장과의 통합에 따른 공급자 망 연결단계 단축 등의 효과가 있다.

다음 [표 3-1]은 전자상거래 시스템의 도입이전과 도입이후의 비교에 관한 것이다.

[표 3-1] 전자상거래 시스템의 도입이전과 도입이후의 비교

사용 전		사용 후
• 전화 또는 FAX • 1건의 구매의뢰서를 기준으로 발주 예)100건 기준, 총 17~33시간	**발주업무**	• 인터넷상에서 전자상거래 시스템을 통해 구매의뢰서를 취합하여 1건의 발주서로 발주 예) 100건 기준, 총 1~3시간
• 전화 또는 상담, 방문	**견적업무**	• 전자상거래 시스템 상에서 병원은 견적요청, 거래처는 견적서 제출이 가능
• 발주 후 전표작성 별도 처리 – 예) 100건 기준 총 약 8시간 소요 • 1건의 구매의뢰 → 1건의 구입결의서 – 월평균 약 500~600건 처리	**행정업무**	• 발주서 발송과 동시에 전표자동생성 예) 100건 기준 총 약 2시간 소요 • 다량의 발주서 취합 → 1건의 구입결의서 – 월평균 약 200건 처리(60% 감소)
• 공급사 담당직원 또는 카탈로그	**정보취득**	• 전자 카탈로그 조회 기능 • 보험기능, 대체품목, 용도 설명 등 기본정보 신속수집가능
• 기존 병원 전산 내 직접 입고작업	**재고관리**	• 전자상거래 시스템을 통해 공급사가 입력한 납품수량을 원내 전산에서 실시간으로 검색
• 전화 또는 FAX • 납품지기를 받은 후 Off-Line으로 확인 → 수기로 거래/선납명세서 작성 후 납품 • 수술실 사용 후 품목사용여부 → 수술실의 유선통보 의존	**공급사관리**	• 장소, 시간제약없이 납품전 필요내용 확인 • 거래명세서 별도작성시간 절약 – 병원발주와 동시 거래명세서/선납서 출력 • 해당 영업직원의 핸드폰으로 발주내역 통보 • 수술실 사용 후 품목 사용내역 인터넷으로 확인

※ 출처 : 최원호, 병원전자구매조달 현황과 경제성분석, 이화여자대학교 의료원, 2003.

2) 전자구매조달 시스템을 활용한 진료재료 구매

병원과 공급자간에 네트워크를 활용한 전자 구매는 견적, 구매, 발주, 입고 등 전 과정을 온라인을 통해 처리할 수 있다. 불필요한 문서, 공급업체의 잦은 방문, 수작업에 의한 관리의 어려움을 개선할 수 있고 체계적이고 효율적인 관리가 가능하다. 다음은 전자 구매시스템을 이용한 단계별 구매과정이다.

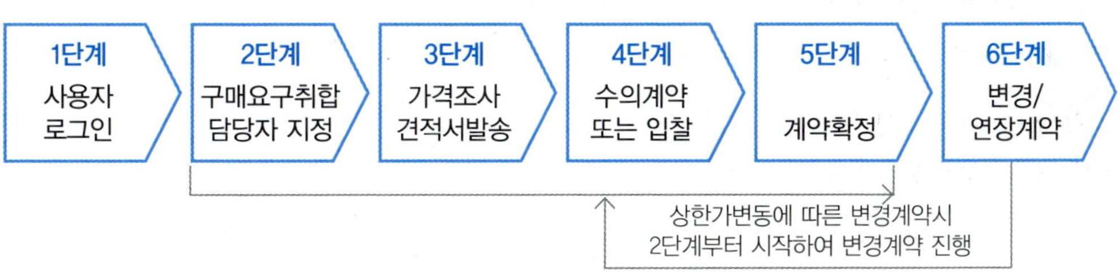

[그림 3-2] 전자구매조달 시스템을 활용한 구매 흐름도

2. 병원의 물품관리 현황

이 책에서는 가상의 병원을 설정하여 수작업에 의한 구매업무내용과 정보시스템에 의한 구매업무를 설명하고자 한다. 가상병원은 가나다 병원이라 한다. 수도권에 위치한 가나다 병원은 정형외과가 중심인 외과계 종합병원으로 병상가동률 90% 내외의 비교적 안정적인 경영을 하고 있는 병원이다. 가나다 병원의 일반적인 사항과 조직도는 다음과 같다.

[표 3-2] 가나다 병원의 일반사항

설립형태	의료법인	병상수	250병상
진료과	14개	설립연도	2000년
병상가동률	90%	일평균 외래환자수	500명
총 직원수	320명	위치	수도권(경기도)

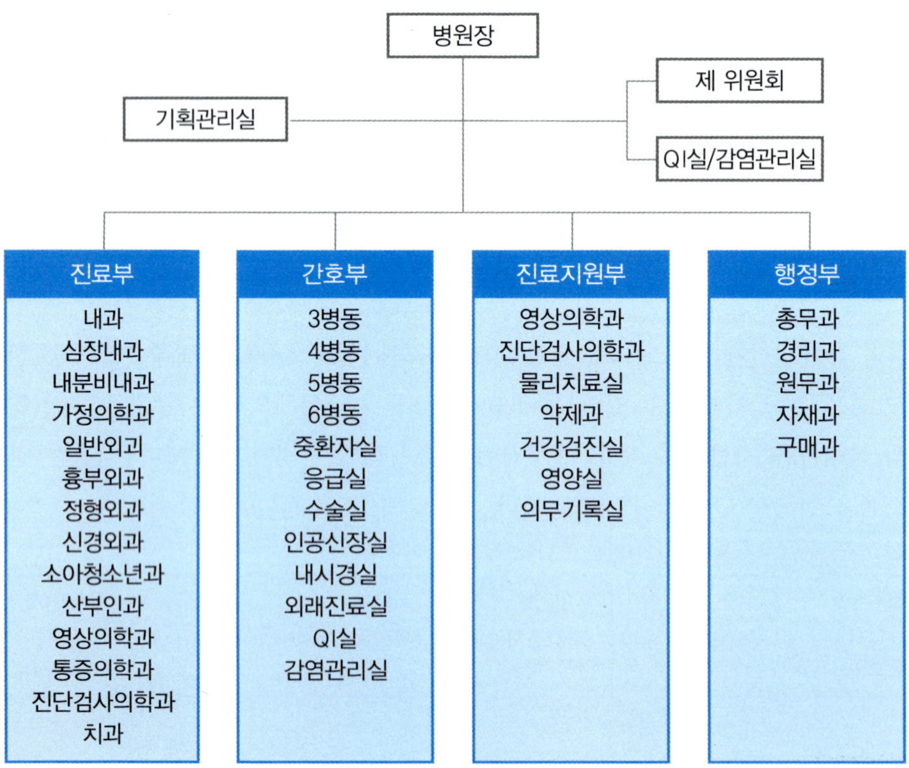

[그림 3-3] 가나다 병원 조직도

1) 물자관리부서 조직

물자관리의 중요성은 최근의 의료환경의 변화와 더불어 더욱 강조되고 있다. 효율적인 물자관리는 조직적 배려에서 부터 시작되어야 한다. 미국의 경우 물자관리 담당부원장 제도를 두어 전 직원의 동참을 유도하고 있다. 우리나라의 경우 물자관리의 중요성은 거론되고 있으나 실제로는 과차원을 벗어난 병원전체의 시스템으로 운용되기에는 많은 어려움이 있는 것이 사실이다.

물품을 취급하는 부서 및 그 담당자의 조직상 자리매김은 병원의 규모 및 형태에 따라 다르다. 조직상의 위치를 정할 때「물품관리 부서는 이래야 한다」라는 이론은 특별히 존재하지 않는다. 그것은 각 병원의 규모 및 기능, 그리고 업무량에 따라 가장 효율이 좋은 효과를 생산해 내도록 구축하면 된다. 그러나 이것은 조직목표 달성을 위한 분업이며, 그것을 위한 원리 원칙에 맞출 필요가 있다. 가나다 병원은 물품관리 담당부서가 구매과와 자재과로 나뉘어져 있는데 물품의 시장조사와 구매에 관한 것은 구매과에서 물품이 구입된 후의 창고관리, 재고관리, 공급관리, 고정자산의 관리 등은 자재과에서 담당하고 있다.

가나다 병원의 구매과와 자재과의 업무내용은 다음과 같다.

(1) **구매과** : 의약품, 의료소모품, 일반비품 구매조달, 신규물품 시장조사, 신규물품 구매심의위원회 소집, 견적가격조정, 입찰진행, 물품 구매계약, 리스계약 담당

(2) **자재과** : 창고관리, 재고자산관리, 재고실사, 부서별 소모실적 파악, 고정자산 수리관리, 재고관리카드 작성, 원내물품공급

병원에 따라 재고자산관리는 병원에서 관리하는 것이 아닌 위탁업자에 의한 관리를 하고 있는 곳도 있다. 이 경우 병원에 물품관련 부서가 있으나 실제업무는 위탁업자가 모두 대행하고 있으며 병원의 물품관련 부서에서는 감독하는 정도의 역할을 할 뿐이다. 따라서 물품이 구입된 후의 창고관리, 재고관리, 공급관리, 고정자산의 관리 등은 모두 위탁업자가 대행하게 된다.

2) 구매방식

(1) 가나다 병원의 구매방식을 보면 10여 업자와의 수의계약에 의하고 있으며, 소량품목의 경우 여러 업자에게 분산되어 구매방식은 수의계약에 따르고 있어 업자간의

가격경쟁을 유발시키지 못하고 있다. 구매과에서는 약품, 방사선 및 임상검사재료와 사무용 소모품만을 구매하고 있으며, 중앙공급실용 진료재료는 간호과에서, 급식용 재료는 취사실에서 수리용부품 등은 영선계에서 구매를 위한 시장조사, 구매단가협의 등 계약 또는 주문직전까지의 모든 기능을 행하고 있어 구매기능의 중앙화가 이루어지지 못하고 있고,

(2) 구매요구수량이 과거 소모실적을 기준으로 이루어지지 아니하고 구매요구 부서의 임의대로 청구되고 있어 과다한 양이 구입되는 경우가 많이 있으며,

(3) 리스계약에 의하여 사용하고 있는 의료기기가 여러 개 있으나 계약 시에 그 타당성여부를 검토해보지 않고 계약을 체결하고 있다.

3) 물품배송관리

가나다 병원은 재래식 방법인 청구 및 공급방식을 채택하고 있으며 물품의 병동으로의 운송에 관하여는 간호과 소속 직원에 의한 운송을 행하고 있으며 물품의 재고관리도 병동자체에서 하고 있다.

물품의 공급방법에는 물품청구 및 공급방식(requisition system)과 정량공급방식(par level system)이 있다. 물품청구 및 공급방식은 재래식 방법이라 할 수 있으며 지금 우리나라의 대다수 병원에서 시행하고 있는 방법으로 각 부서에서 필요한 물품을 그때그때 물품관리 부서에 청구하여 공급받는 제도이다. 이 방법은 각 부서의 전문인력이 재고조사, 소모실적 관리, 물품의 운송과 보관, 청구서의 작성 등 물품관리 업무에 많은 시간을 빼앗김으로써 자신의 고유 업무에 지장을 주는 단점이 있다. 아울러 재고수준의 확보와 파악이 불분명하여 필요한 물품을 제때 공급받지 못하거나 긴급발주를 해야 하는 등의 폐단이 있다.

이에 비해 정량공급방식은 각 부서에서 필요한 물품을 일일이 청구하는 것이 아니라 중앙물품관리부서에서 사전에 정해진 정량을 직접 배송해주고 재고와 소모실적까지 모두 관리해주는 방식으로 이 방식은 각 부서의 소속인력이 물품을 청구하거나 재고관리와 소모실적관리에 시간을 쓸 필요가 없어 자신의 고유업무에 집중할 수 있다는 장점이 있다. 정기적으로 많은 양이 사용되는 물품의 경우 정량공급방식을 도입하면 물품관리의 효율화와 환자 서비스 향상에 도움이 됨으로 이의 도입을 검토해볼 필요가 있다.

4) 재고관리 현황

물자(material)는 병원 내에서 소비되고 있는 모든 유형의 자산을 의미하는데 재고자산은 고정자산에 비해 매일 비용이 발생되는 분야임으로 의료비용에서 차지하는 비중은 재료비가 훨씬 크다.

그런데 병원의 물품관리에 있어 물품이 구입되기 까지의 구매과정에는 어느 정도 관심을 두고 있으나 물품이 구입된 후에는 별로 신경을 안 쓰는 형편이다. 효율적인 물자관리를 위해서는 구매관리와 함께 구입된 후의 창고관리, 재고관리, 공급관리, 소모실적의 관리가 제대로 행해져야만 한다. 재고자산 관리에 있어서의 전반적인 문제점으로 다음과 같은 것들이 있다.

(1) 처치재료 등의 물품이 소모되면 의료수익이 제대로 발생하는지를 알 수 없도록 되어 있으며,

(2) 고정자산의 관리, 수선을 위한 카드가 제대로 준비되어 있지 아니하고,

(3) 물품관리요원의 처우가 별로 좋지 아니하고, 교육훈련도 거의 되어 있지 아니하여 전문화가 이루어지지 않고 있다.

5) 재고조사 현황

재고조사 현황에 관하여 가나다 병원은 1년에 1회 장부(카드)상 재고와 실제재고를 비교하는 재고조사를 하고 있다. 병원에 따라 2~3년에 1회 재고조사하는 병원도 있으나 가능하면 부서별, 품목별로 정기적으로 매월 일정 품목을 조사하는 것이 좋다.

재고자산의 평가는 기말재고에 대한 수량결정과 단가결정을 통해 이루어진다. 수량을 결정하는 방법으로는 실제재고조사법과 계속기록법이 있다. 실제재고조사법이란 기말 또는 일정한 기간마다 실제재고상품을 종류별로 재고조사를 하여 보관 중의 손실, 즉 수량부족이나 품질저하 등을 파악하여 정상적인 재고량을 파악하는 방법이다. 기말에 실질적으로 남아있는 수량이 재고량이 되며 수량부족 등은 손실로 파악되는 것이다. 계속기록법은 재고자산의 입출고가 발생할 때마다 이의 증감을 장부에 기록하는 것을 말한다. 가나다 병원은 각 사용 부서로 공급된 후 해당 부서에서의 재고자산의 평가방법은 실제재고조사법에 의해 행해지고 기말 재고단가결정은 선입선출법에 의해 먼저 구입한 것이 먼저 출고되는 것으로 계상하여 단가를 정하고 있다.

재고조사와 관련된 문제점으로는 장부상 재고와 실재재고의 불일치와 재고부족으로 인한 진료에의 지장, 시효 경과된 품목의 발견, 품목별 재고 수준이 정해져 있지 않고 재고부족으로 진료에 지장이 있다. 조사결과 차이에 대한 원인, 책임소재 및 처리방안이 불명확하다는 점 등을 지적할 수 있는데 가나다 병원의 재고조사결과 다음과 같은 문제점이 드러났다.

(1) 많은 품목이 장부(카드)상 재고와 실제재고가 일치하지 않고 있으며 수량차이가 10% 이상 나는 품목이 37종이나 발견되었으며,
(2) 약품, 진료재료 중에는 전년도에 구입되었으나, 1년이 지나도 불출되지 않아서 시효가 상당히 경과된 품목도 많이 있기 때문에 효능에 대하여도 의심스러우며, 또한 이런 품목들의 활용 내지 방지책이 강구되지 않고 있다.
(3) 품목별로 어느 정도의 재고를 가지고 있어야 적정한 것인지를 정하지 않고 있어 1~2년간 사용분을 구입하거나, 반대로 최소 재고수준(안전재고량)도 정하지 않고 있어 물품재고부족으로 진료에 문제를 야기하는 경우가 가끔 발생하고 있으며,
(4) 일부 약품 중에는 보관장소가 적합치 아니하여 창고시설의 개선이 요구되며, 전반적으로 창고면적이 좁고, 선반 등의 관리가 제대로 되어 있지 아니하여 창고담당 실무자 외에는 어디에 어떤 물품이 보관되어 있는지 쉽게 알 수 없게 되어 있고,
(5) 재고조사가 1년에 한 번 밖에 행해지지 않고 있으며, 재고조사도 창고계에서 자체적으로 행하여 신뢰성이 없다. 또한 재고조사 결과가 정식으로 보고되고, 장부와 실제재고 간의 수량에 대한 원인, 책임소재 및 처리방안 등이 마련되어 있지 아니하며,
(6) 마약, 혈액 등 특별히 보관을 요하는 재고자산에 대한 관리가 소홀하다.

6) 창고관리 현황

가나다 병원에는 창고가 분산되어 있는데 중앙창고는 지하 1층에 위치하고 있으며 중앙공급실은 3층에 약품창고와 식품창고는 1층에 소재하고 있으며 각 병동에는 수납장이 설치되어 필요한 물품을 관리하고 있다. 약품은 약제과에서 식품재료는 영양과에서 의료소모품은 중앙공급실에서 관리한다. 창고관리의 문제점 중 면적이나 위치에 관한 문제점으로서는 위치의 부적합과 면적이 협소함을 들 수 있는데 위치부적합으로 운반과

분배에 많은 시간과 인력이 소모되고 있다.

창고관리의 조직은 중앙화 분산화로 나누어 볼 수 있는데 중앙화란 창고관리 전담 부서에서 물자의 입출고 및 재고관리 등 모든 창고관리 업무를 담당하는 것이며 분산화는 각 사용 부서별로 창고를 관리하며 각 창고의 입출고, 재고관리 및 이에 대한 사무처리 등을 각 부서장이 책임지는 것을 말한다.

창고관리의 중앙화와 분산화에 관하여는 분산화의 경우 각 부서별로 필요한 물품을 필요할 때에 즉시 구입 및 입 · 출고할 수 있는 장점은 있으나 전문인력이 행정업무에 많은 시간과 노력을 소비하게 되며 물품의 통제와 관리가 곤란하여 병원전체의 종합적인 물자관리가 이루어지지 않으므로 중앙화를 하여 전문인력이 고유업무에 종사하도록 하여야 할 것이다.

7) 가나다 병원의 구매업무 현황과 병원물류 정보시스템의 도입

중소병원의 경우 아직도 많은 병원이 수작업에 의해 병원물류를 처리하고 있는데 수작업에 의한 업무처리시 다음과 같은 어려움이 발생한다.

(1) 각종 기준정보의 부실 및 구매와 회계의 마스터가 상이하거나 부재하는 등의 이원화 관리로 인한 부실한 기초정보제공
(2) 낭비적인 수작업의 과다로 인한 직원의 근무시간 연장과 피로도 증가
(3) 재고관리의 중요성이 크나 수작업으로 일일이 관리하기가 어려움으로 인한 기회 손실발생
(4) 마감, 결산의 지연과 정보 신뢰도 저하로 경영의사결정의 질을 낮춤
(5) 각종 데이터의 불일치, 적절한 정보제공의 곤란으로 성과분석 등 관리의 어려움 발생
(6) 전반적인 물류 프로세스의 효율화와 개선으로 인한 경비절감 효과를 보기가 어렵다.

이에 비해 수작업에서 벗어나 물류정보시스템에 의해 물류업무를 처리하게 되는 경우 여러 가지 장점이 있다. 수작업으로 처리하는 경우 필요한 데이터를 조회하기 위해서는 자료를 찾아 대조하면서 일일이 계산을 하는 등 별도의 작업을 거쳐야 하기 때문에 시간이 많이 걸리고 번거롭다. 반면 정보시스템에 의하면 자료에 대한 조회가 언제든 가능하

다. 병원의 매입량, 부서별 지출량, 창고재고자산을 일별, 기간별, 분기별 등으로 언제든 실시간 조회하는 것이 가능하다. 또한 자동발주, 실시간 재고관리, 간편장부관리 등의 기능으로 업무 프로세스가 개선되어 처리시간이 단축되고 직원의 근무시간 감소효과를 볼 수 있다. 구매과정에서 있어서도 수작업에 의하면 각부서가 필요로 하는 구매물품을 파악하고 집계하는데 많은 시간이 걸리나 전산을 활용하면 짧은 시간에 자동집계가 가능하다. 업자가 일일이 병원을 방문할 필요가 없어지고 수급관리가 예측가능하며 업무 프로세스가 효율화되어 발주 비용이 줄어들든다. 전산도입과정에서 물품명의 통일 등 물품의 표준화가 일어나고 재고량의 실시간 파악으로 인한 효율적인 관리가 가능하게 되어 재고비용이 줄어듬으로 경비를 절감할 수 있다.

결과적으로 직원의 구매관련 업무가 간편화되고 자동화되어 작업시간이 대폭 줄어들게 되고 병원경영효율을 극대화할 수 있게 된다. 산업자원부 자료에 의하면 병원정보시스템을 도입하는 경우 29%의 이윤증대, 재고감소로 인한 구매비용이 5~10% 절감, 업무처리 시간이 50% 단축되고 물품수급이 개선되는 것으로 나타났다.

[표 3-3] 수작업과 물류정보시스템의 비교

구분	수작업	정보시스템
데이터 관리	각종 기준정보의 부실과 이원화관리로 부실한 기초정보제공	표준화를 통한 통일된 정보제공
데이터 조회	데이터 조회시 일일이 자료를 찾아 계산을 해야 함으로 시간이 걸린다.	언제든 원하는 자료를 실시간으로 조회가능
타업무와의 연동	구매외 회계 마스터의 차이로 인한 중복 작업 발생	데이터 연동으로 실시간 작업 가능
구매발주	부정확한 데이터확인이 어렵고 수차례 연락으로 발주비용 발생	시스템에 의해 데이터가 직접 전송되어 오류가 없고 발주비용이 감소
경영자료제공	마감결산의 지연과 정보의 신뢰도 저하로 의사결정의 질을 낮춤	경영에 필요한 지표의 실시간 모니터링으로 경영활동지원
성과관리	데이터 불일치, 적절한 정보부족으로 성과평가가 곤란	언제든 필요한 데이터를 분석하여 업무성과 평가가 가능

가나다 병원은 현재 수작업에 의한 물류를 하고 있는데 병원이 성장하고 있는데 비해 전반적으로 물류작업에 직원들이 많은 시간을 할애하여 시간을 들이고 있으며 잦은 오류와 실시간 데이터 조회에도 어려움을 겪고 있다. 청구에서 구매를 거쳐 입고에 이르는 과정을 간단히 설명하면 우선 매월 5일에 각 부서로부터의 청구가 관리과로 들어오는데

각 부서로부터 도착한 청구서는 20여 장이 된다. 6일부터 엑셀로 품목별 집계작업을 시작하여 정리가 끝나는데까지 약 2주의 기간이 소요된다. 18일부터는 팩스로 발주를 시작한다. 공급사에서는 주문을 받은 후 물품을 준비하여 세금계산서, 송장, 납품서를 첨부하여 납품하는데 1주일 정도의 시간이 걸린다. 25일 병원에 납품을 하면 입고를 잡고 각 부서로 출고를 시작한다. 창고와 각 부서에서는 입고를 시키고 장부를 정리한 다음 재고자산 수불부를 작성한다.

이러한 작업을 전산으로 처리하면 청구서 집계에 2주가 걸리던 일이 수시간만에 끝나게 된다. 발주도 인터넷을 통해서 하게 되면 시간을 단축할 수 있고 입력과 오류도 방지된다. 행정부문에서도 디지털 전환이 일어나 업무의 효율을 높이고 업무의 정도를 높일 수 있게 된다.

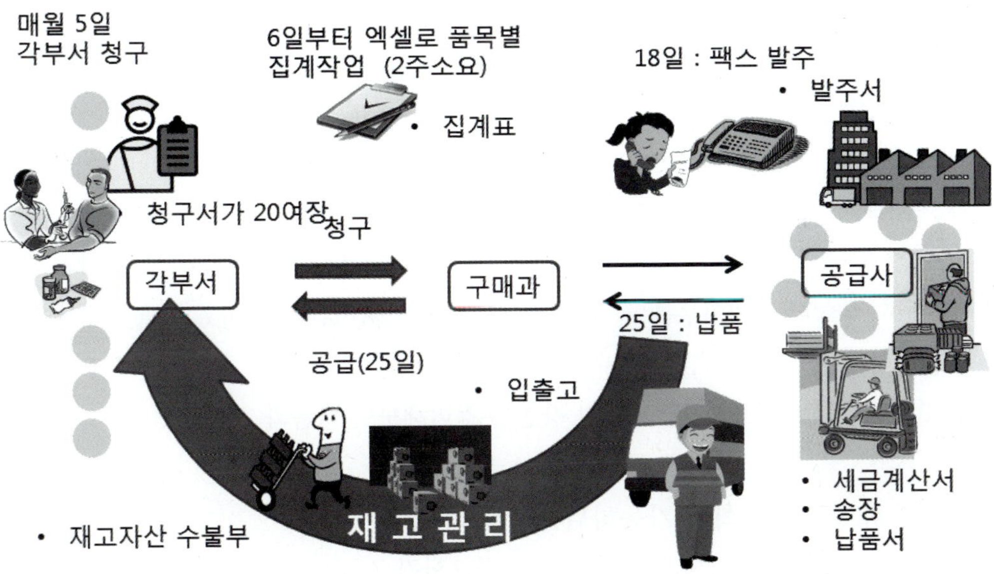

[그림 3-4] 가나다 병원 구매관리의 흐름

사실 임상부문에서는 대부분의 병원에 EMR, OCS, PACS 등이 도입되어 전산화가 진행되고 있지만 많은 병원에서 아직도 물류는 수작업으로 하고 있는 경우가 많다. 가나다 병원은 수작업으로 인한 인력과 시간의 소모를 줄이고 데이터 관리를 체계화함으로 물류의 효율화를 꾀하기 위해 물류정보 시스템의 도입을 결정하고 이를 위한 작업을 진행하고 있다. 병원물류정보시스템은 자체개발이 불가능함으로 시판되는 병원물류 ERP 시스템을 도입하기로 하였다. 고가 의료장비를 포함한 의약품, 의료소모품, 진료재료, MRO물품, 사무용품 등 전 품목을 대상으로 물품청구에서 구매요구와 발주납품, 창고의 입출고와 재고관리 등 전 영역에 걸친 업무처리가 가능한 시스템을 도입할 예정이다.

3. 가나다 병원 물류정보시스템의 개요

1) 물류정보시스템의 장점

물류정보시스템을 도입하게 되면 재고관리 최적화를 지향하는 Q.R(Quick Response, 신속대응)시스템 구축이 가능해져 각 사용부서로부터의 물품 청구 요청에서 불출(출고)처리, 구매요청, 발주관리, 입고처리에 이르기까지 업무가 중복되는 일이 없이 원스톱으로 업무가 연계되어 정보를 신속하게 처리할 수 있게 된다. 구매에서 재고까지 진행현황을 관리할 수 있게 되고 필요한 통계생성을 위한 조건검색 및 통계산출이 가능해짐에 따라 각종 분석서 및 집계표를 자동적으로 발행할 수 있게 된다.

이밖에도 구매발주 시 필요한 구매이력정보(품질, 단가, 납기준수 등)를 실시간 조회함으로 효과적으로 구매업무를 진행할 수 있고 업무 처리단계별 필요한 통지기능의 제공을 통하여 조달 LEAD TIME 단축 및 LEAD TIME 정보공유가 가능해진다는 점을 들 수 있다. 병원물류 정보시스템 도입의 장점을 정리해보면 다음과 같다.

(1) 기준정보의 표준화가 가능하다.

① 자재, 인사, 회계코드 등 기준정보의 표준화가 가능하다.
② 전사적 기준정보를 신설하거나 변경 프로세스 체계를 확립할 수 있다.
③ 기준정보의 불일치로 인한 데이터 및 업무의 단절을 방지할 수 있다.

(2) 업무별 프로세스와 회계정보를 일치시킬 수 있다.

① One-Stop으로 업무의 흐름을 설계할 수 있다.
② 미수관리, 구매관리 등에 따른 회계의 실시간 자동처리가 가능해진다.

③ 업무단계별 연계와 각종 통계를 위한 시스템을 구축할 수 있다.

(3) 업무 프로세스의 표준화가 가능하다.

① ERP 시스템이 제공하는 표준화된 업무처리가 가능해진다

② 업무자동화로 인력과 시간의 낭비를 줄여 업무의 비효율성을 제거할 수 있다.

③ 실적과 사실에 근거한 경영 데이터를 신속하게 제공함으로 의사결정을 돕는다.

(4) 타 시스템과의 연계가 용이하다.

① OCS, 그룹웨어 등 타 시스템과의 연계가 가능하여 업무효율화가 가능하다.

② 각 업무별로 필요한 경영통계의 산출이 용이해진다(ABC원가 및 DW통계).

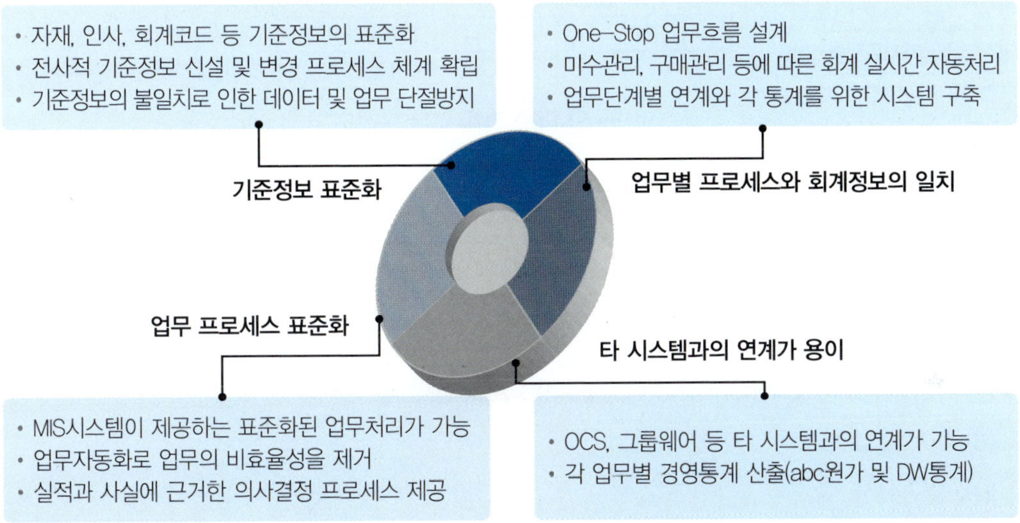

[그림 3-5] 병원물류 정보시스템의 장점

2) 물류정보시스템의 구성

본 교재에서 가나다 병원에서 도입예정인 물류정보시스템의 설명을 위해 활용하고 있는 ㈜소프트넷의 ERP시스템의 업무 구성도는 다음과 같다. 구매업무와 관련된 부분은 구매와 재고를 관리하는 구매물류부분, 구매대금을 지불하는 회계부분, 보험청구와 관련된 구매자료를 관리하는 심평원원가자료제출부분이 있다. 구매업무와 직접적으로 관련되지 않은 부분은 개인 인사자료를 관리하는 인사부분과 직원의 급여를 관리하는 급

여부분으로 이루어져 있다.

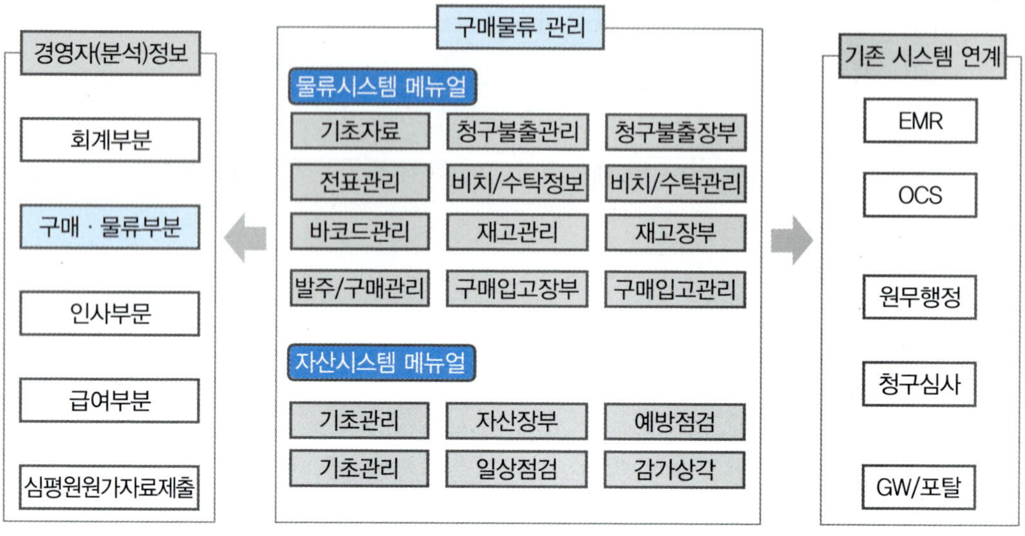

[그림 3-6] ERP 전체 업무 구성도

병원물류 정보시스템은 병원내부에 있는 다음과 같은 다른 전산시스템과도 유기적으로 연결되도록 구성되어 있다.

(1) EMR(Electronic Medical Record) : 전자의무기록

(2) OCS(Order Communication System) : 처방전달시스템

(3) 원무행정

(4) 청구심사

(5) GW(Group Ware)/포탈

구매물류관리에서는 물류관리시스템과 자산관리시스템으로 나누어져 있는데, 이 교재에서는 모든 프로그램을 다룰 수 없으므로 물류관리시스템에 있는 자료를 중심으로 설명을 진행하였다. 다음은 구매물류 관리시스템의 중요구성 내용이다.

기초자료

1. 물류환경설정
2. 물류부서설정
3. 물류부서담당자설정
4. 품목분류관리
5. 품목관리
6. 품목이력관리
7. 품목정보일괄변경
8. 청구부서품목관리
9. 청구품목부서관리
10. 청구약속코드관리
11. 청구약속품목관리
12. 구매요청코드관리
13. 청구마감관리
14. 물류마감관리
15. 재고바코드정리

청구불출관리

1. 처방소모입력
2. 청구입력
3. 청구서
4. 구입의뢰입력
5. 구입의뢰서
6. 청구확정취소
7. 청구종결
8. 청구반납
9. 청구반납종결
10. 불출입력
11. 불출입력(비치)
12. 청구서(불출부서)
13. 비치약품점검입력
14. 비치약품점검기록부
15. 물품청구 및 수령

청구불출장부

1. 처방소모집계
2. 처방소모현황
3. 처방소모현황(실시간)
4. 마약수불대장
5. 향정수급대장
6. 청구집계(부서별)
7. 청구집계
8. 청구현황
9. 구입의뢰현황
10. 불출집계(부서별)
11. 불출집계
12. 불출현황
13. 품목별불출일계표

구매입고관리

1. 구매요청입력
2. 구매요청서
3. 구매요청종결(청구)
4. 발주입력
5. 발주입력(일괄생성)
6. 발주서
7. 발주종결
8. 입고입력(거래처)
9. 입고입력(바코드)
10. 입고내역서
11. 반품입력
12. 반품내역서
13. 심평원자료입력
14. 심평원자료출력
15. 입고금액확정

구매입고장부

1. 구매요청현황
2. 발주집계
3. 발주현황
4. 입고집계
5. 입고현황
6. 거래처별 입고집계
7. 거래처별품목별입고
8. 반품현황
9. 반품현황(거래처)

전표관리

1. 매입전표입력
2. 매입전표입력(기타)
3. 매입전표출력
4. 지급전표입력
5. 매입전표현황
6. 지급전표현황
7. 미지급금집계
8. 미지급금내역

재고관리

1. 재고입출고입력
2. 재고입출고출력
3. 재고실사입력
4. 수탁출고입력

재고장부

1. 재고입출고현황
2. 재고실사현황
3. 부서재고현황
4. 품목재고현황
5. 품목별출고일계표
6. 재고현황(부서/품목)
7. 수물집계표(원가)
8. 수물원장(원가)
9. 품목사용현황
10. 품목거래원장

[그림 3-7] 구매물류 관리시스템의 구성

각 메뉴에 따른 기능은 다음표와 같다.

[표 3-4] 병원물류 정보시스템 메뉴별 기능

메뉴	기능
기초자료	물류재고관리를 위한 기초자료의 등록과 마감업무를 처리하는 기능
청구불출관리	청구명세서의 작성과 불출(출고)을 처리하는 기능
청구불출장부	청구불출관리에서 작성한 자료를 출력하는 기능
구매입고관리	구매요구서의 작성에서부터 발주와 입고를 처리하는 기능
구매입고장부	구매요청현황과 입고내용을 장부에 정리하는 기능
전표관리	매입전표의 입력과 지급할 내용을 정리하는 기능
재고장부	부서의 재고현황을 장부에 기록하는 기능

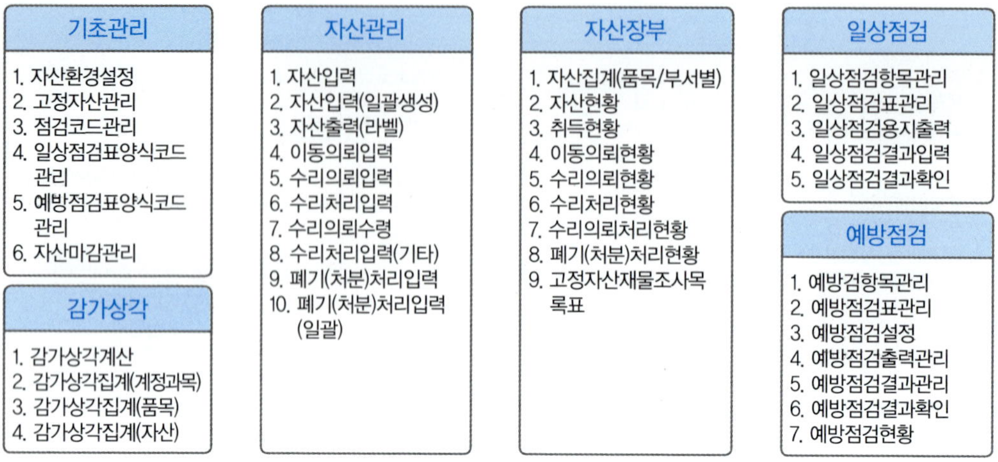

[그림 3-8] 자산관리 시스템

원래 물류정보시스템에는 중앙멸균실 관리와 자산관리에 대한 내용이 포함되어 있다. 구매팀은 자산관리 부서가 아니지만, 구매관리에 일부 자산관리가 포함되어 있다.

병원구매와 관련하여 각 부서에서 관리하는 물품에 대한 자료를 장부로 만들어서 관리하는 일은 손이 많이 가는 일이지만, 전산을 이용하면 어렵지 않게 처리할 수도 있다.

병원에는 자산의 종류가 많으므로 부서에 따라 다른 자산들을 관리하고 있다. 일반적인 내용을 정리하면 다음과 같다.

(1) 재무와 회계를 담당하는 부서에서는 건축물, 토지, 차량 등의 자산을 관리한다.

(2) 병원의 시설을 담당하는 부서에서는 병원에서 사용하는 일반 장비와 각 부서에 비치되어 있는 가구나 가전제품 등의 일반 비품과 관련된 자산을 관리한다.

(3) 전산을 담당하는 부서에서는 병원에서 사용하는 컴퓨터와 관련된 전산 비품과 전산 장비에 관한 자산을 관리한다.

(4) 의료공학을 담당하는 부서에서는 병원에서 사용하는 의료장비와 관련된 자산을 관리한다.

(5) 각 부서에서는 물류재고관리 프로그램에서 제공하는 정보를 기초로 하여 약품과 소모품을 관리하고 있지만 이러한 물품들은 비용이 적고, 환자에게 사용되면 없어지는 자산이므로 자산관리 대상에 포함되지 않는다.

신규물품에 대한 구매계약이 이루어지고 물품이 병원으로 입고되면 자산관리 부서가 결정된다. 자산관리에 대한 권한이 구매팀에는 없으므로 위에 기재된 목록을 참고하기 바란다.

4) 물류정보시스템의 화면 구성

(1) 품목관리

병원에서 사용하는 물품의 코드를 만들 때 사용하는 화면으로 물류재고관리의 기초자료에 있는 프로그램으로 물품의 분류와 등록이라는 장에서 자세한 내용이 설명되어 있다.

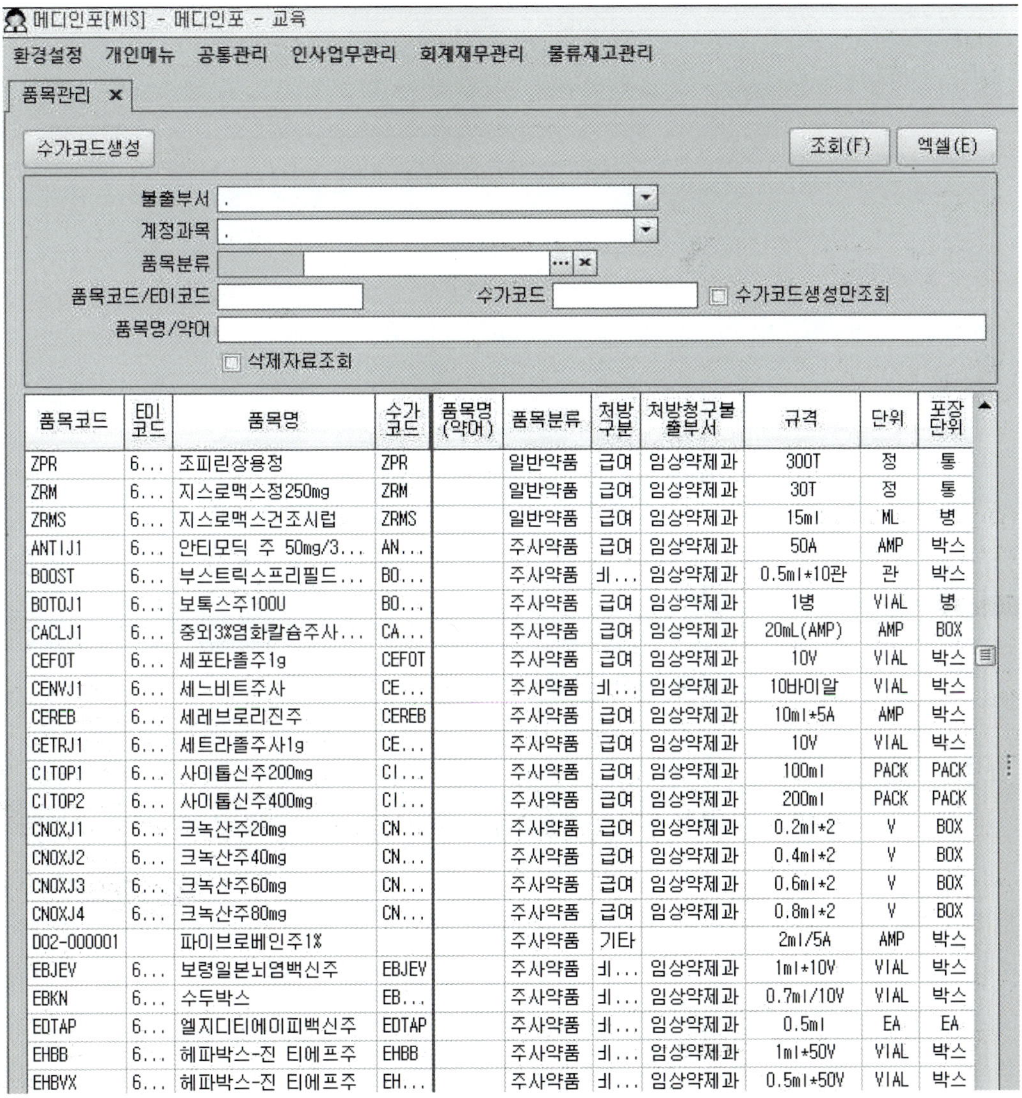

[그림 3-9-1] 품목관리 조회화면

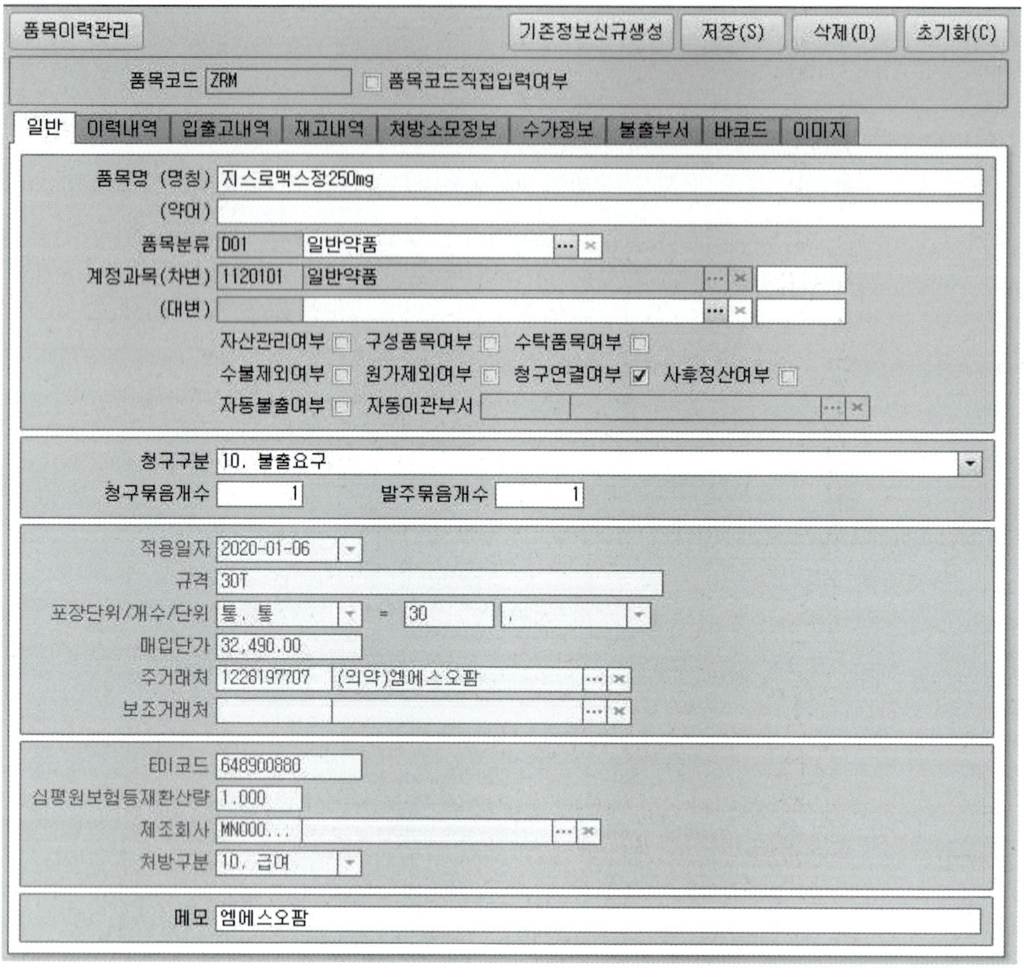

[그림 3-9-2] 품목관리 입력 및 수정화면

(2) 처방소모입력

처방전달시스템에 있는 환자에게 처방되고 사용이 완료된 정보를 물류정보시스템으로 가져와서 처방소모등록을 하여 각 부서의 재고장부에서 사용량을 정리해 주고, 재고가 부족한 부분이 발생하면 자동으로 청구서를 만들어 주는 청구불출관리에 있는 프로그램이다. 아직 병원 전산환경에서는 AI(Artificial Intelligence) 인공지능 프로그램이 완벽하게 사용되지 못하고 있으므로 물류정보시스템에 있는 물품에 대한 재고정리와 물품청구를 하기 위하여 [처방소모입력] 프로그램을 이용한다.

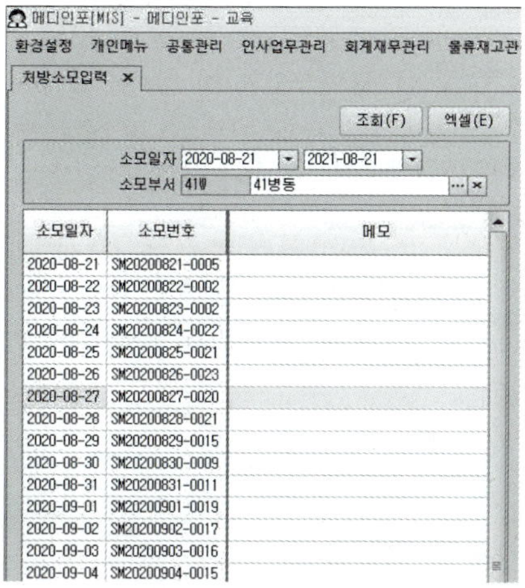

[그림 3-10-1] 처방소모 입력 조회화면

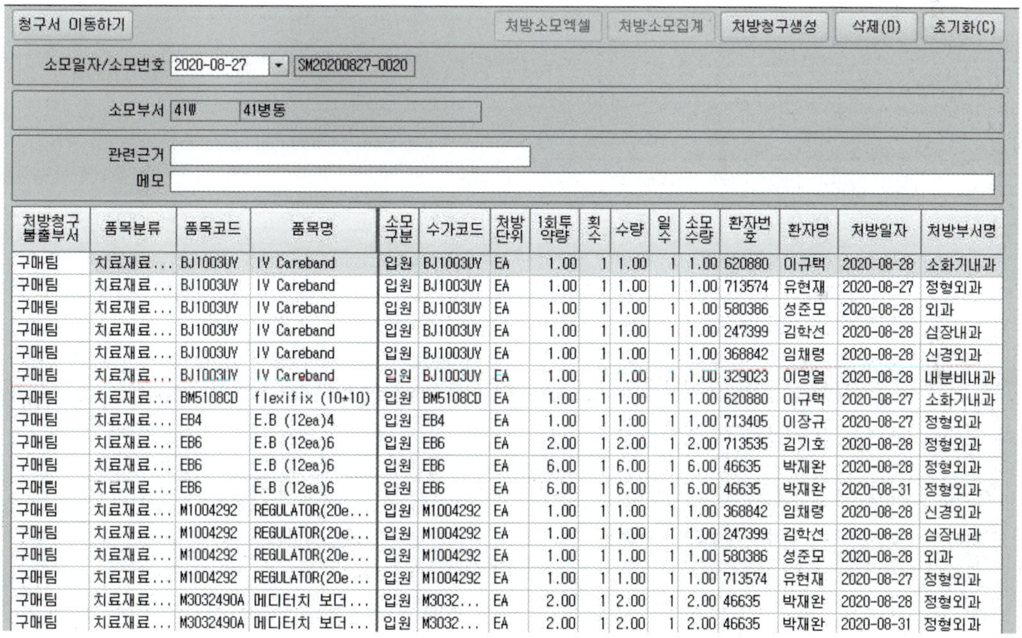

[그림 3-10-2] 처방소모 입력 및 수정화면

(3) 청구입력

물품을 청구하기 위하여 각 부서에서 제일 많이 사용하는 청구불출관리에 있는 프로그램이다. 각 부서에 필요한 물품을 청구하기 위하여 필요한 코드를 조회하든지, 약속코드를 불러와서 사용하든지, 적정(안전)재고량이 부족한 물품을 파악해서 청구하도록 되어 있다.

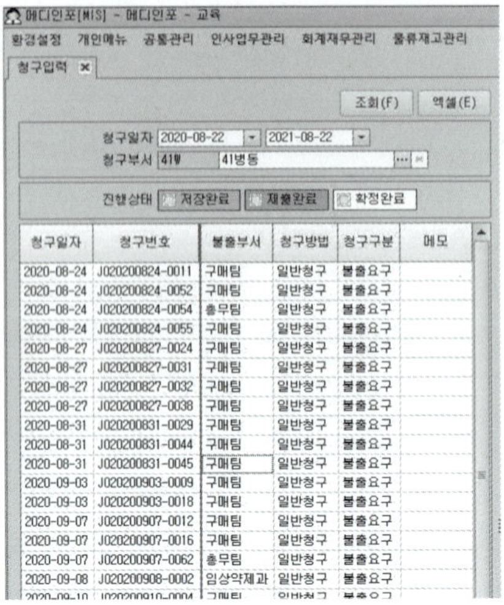

[그림 3-11-1] 청구 입력 조회화면

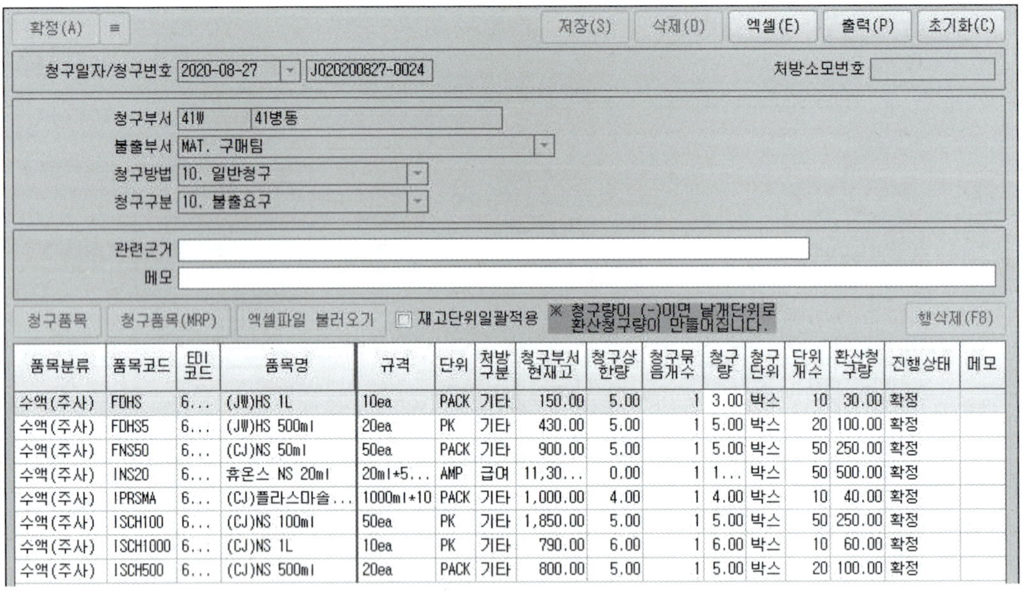

[그림 3-11-2] 청구 입력 및 수정화면

(4) 부서별 재고현황

특정물품을 어느 부서에서 많이 가지고 있는지 확인할 수 있는 재고장부에 있는 프로그램이다. 장부상 재고가 남아 있는 모든 부서가 조회되며, 특정 물품이 모자라는 경우에 어느 부서에서 그 물품을 보유하고 있는지 파악하거나, 장기간 미사용 물품을 파악하는데 이용된다.

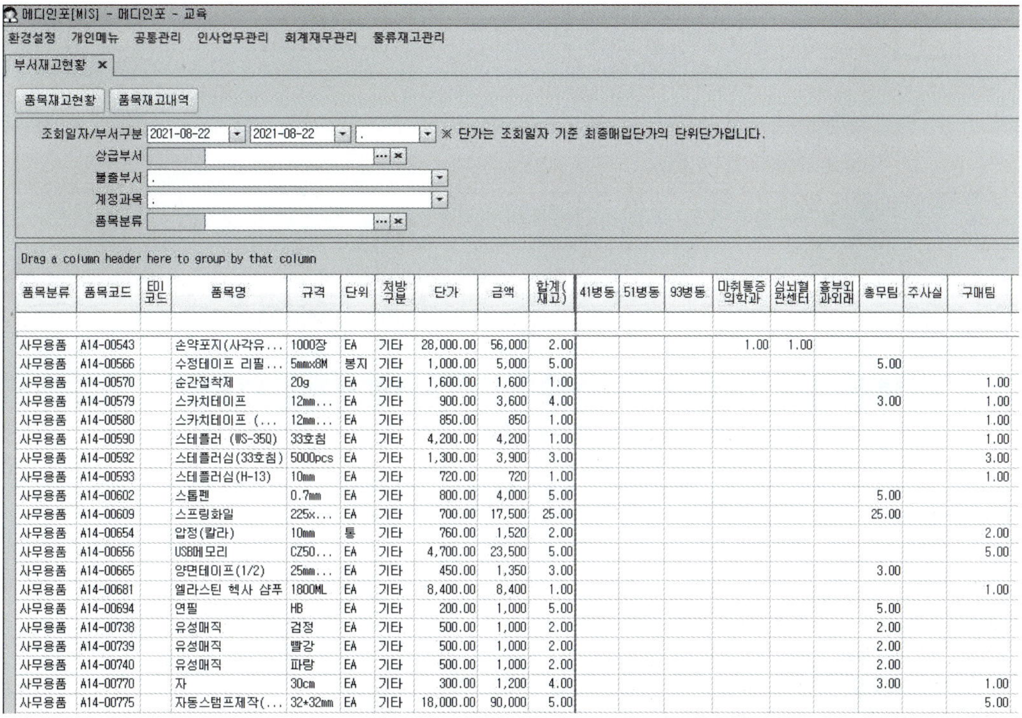

품목분류	품목코드	EDI코드	품목명	규격	단위	처방구분	단가	금액	합계(재고)	41병동	51병동	93병동	마취통증의학과	심뇌혈관센터	흉부외과외래	총무팀	주사실	구매팀
사무용품	A14-00543		손약포지(사각유...	1000장	EA	기타	28,000.00	56,000	2.00				1.00	1.00				
사무용품	A14-00566		수정테이프 리필...	5mmx8M	봉지	기타	1,000.00	5,000	5.00							5.00		
사무용품	A14-00570		순간접착제	20g	EA	기타	1,600.00	1,600	1.00									1.00
사무용품	A14-00579		스카치테이프	12mm...	EA	기타	900.00	3,600	4.00							3.00		1.00
사무용품	A14-00580		스카치테이프 (...	12mm...	EA	기타	850.00	850	1.00									1.00
사무용품	A14-00590		스테플러 (WS-35Q)	33호침	EA	기타	4,200.00	4,200	1.00									1.00
사무용품	A14-00592		스테플러심(33호침)	5000pcs	EA	기타	1,300.00	3,900	3.00									3.00
사무용품	A14-00593		스테플러심(H-13)	10mm	EA	기타	720.00	720	1.00									1.00
사무용품	A14-00602		스톱펜	0.7mm	EA	기타	800.00	4,000	5.00							5.00		
사무용품	A14-00609		스프링화일	225x...	EA	기타	700.00	17,500	25.00							25.00		
사무용품	A14-00654		압정(칼라)	10mm	통	기타	760.00	1,520	2.00									2.00
사무용품	A14-00656		USB메모리	CZ50...	EA	기타	4,700.00	23,500	5.00									5.00
사무용품	A14-00665		양면테이프(1/2)	25mm...	EA	기타	450.00	1,350	3.00							3.00		
사무용품	A14-00681		엘라스틴 헥사 샴푸	1800ML	EA	기타	8,400.00	8,400	1.00									1.00
사무용품	A14-00694		연필	HB	EA	기타	200.00	1,000	5.00							5.00		
사무용품	A14-00738		유성매직	검정	EA	기타	500.00	1,000	2.00							2.00		
사무용품	A14-00739		유성매직	빨강	EA	기타	500.00	1,000	2.00							2.00		
사무용품	A14-00740		유성매직	파랑	EA	기타	500.00	1,000	2.00							2.00		
사무용품	A14-00770		자	30cm	EA	기타	300.00	1,200	4.00							3.00		1.00
사무용품	A14-00775		자동스탬프제작(...	32*32mm	EA	기타	18,000.00	90,000	5.00									5.00

[그림 3-12] 부서별 재고현황 입력화면

이상으로 ERP 시스템의 전체 구성과 기능, 그리고 업무절차와 관련된 시스템 메뉴와 보여지는 화면의 소개에 대한 개괄적인 설명을 마치고 하나하나의 업무 절차에 따른 구체적인 업무처리 절차는 각 장에서 설명하기로 한다.

본 교재에서는 ㈜소프트넷에서 개발된 ERP 시스템을 기반으로 설명을 진행하고 있다.

학습문제

학습목표	1. 병원물류 정보시스템 ERP에 대해 이해한다.

1. ERP는 무엇의 약자인가 그리고 어떠한 시스템인지 설명하시오.

2. 병원물류 정보시스템 ERP 도입의 필요성과 효과에 대해 기술하시오.

3. 전자상거래 시스템의 장점을 열거하시오.

4. 물자관리 정보시스템과 직접적으로 관계없는 것은?

① SCM ② ERP ③ e-Commerce ④ PACS

학습목표	2. 병원의 물품관리 현황과 문제점에 대해 이해한다.

[학습과제] 3장에서 소개한 가나다 병원의 일반현황과 물품관리 현황에 대해 다음 사항을 조사해보자.

5. 일반사항

■ 병상수 ______ 병상 ■ 설립년도 ______ 년 ■ 진료과수 ______ 개과
■ 설립주체 : □국립 □공립 □학교법인 □특수법인 □재단법인 □의료법인 □개인
■ 총직원수 : ___ 명 ■ 일평균외래환자수 ___ 명 ■ 일평균재원환자수 ___
■ 병상가동율 ______ %
■ 조직도 :

6. 가나다 병원 물자관리 관련부서의 명칭과 간단한 업무분장을 쓰시오.

7. 구매방식

1) 구매방식은 주로 어떤 형식을 취하고 있는가
□ 경쟁입찰 □ 수의계약

학습문제

2) 구매기능의 중앙화에 대해

□ 중앙구매 □ 분산구매

3) 분산구매를 하는 경우 독립적으로 물품구입을 하는 부서를 쓰시오.

4) 구매 요구 수량은 과거 소모실적을 기준으로 이루어지고 있는가?

□ 예 □ 아니오

8. 물품배송관리

1) 물품배송은 다음 어느 방식을 도입하고 있는가?

□ 정량공급방식 □ 청구 및 공급방식

2) 청구 및 공급방식과 정량공급방식의 장단점을 논하시오.

9. 재고관리

1) 가나다 병원에서 사용하고 있는 재고자산의 평가방법은?

□ 실제재고 조사법 □ 계속기록법

2) 가나다 병원의 기말 재고단가의 결정은 다음 어느 방법에 의해 행해지는가

□ 개별법 □ 선입선출 □ 후입선출법 □ 이동평균법 □ 총평균법

10. 가나다 병원의 재고조사

1) 재고조사 횟수

□ 몇 년에 1번 □ 년 1회 □ 년 2회 □ 분기별 □ 매월 □ 거의 안함

2) 가나다 병원의 재고조사 결과 드러난 문제점을 나열하시오.

학습문제

11. 창고관리

1) 가나다 병원에서는 창고가 중앙화되어 있는가 분산화되어 있는가

□ 중앙화　□ 분산화

2) 분산화된 경우 각 창고의 위치와 창고관리를 담당하는 부서를 쓰시오.

창고구분	위치	관리부서
중앙창고		
중앙공급실		
약품창고		
식품창고		

12. 가나다 병원에서 물품청구를 받은 후 집계하여 납품을 받기까지 과정별로 소요된 시간을 쓰시오.

구분	관리부서
물품 청구후 엑셀에 의한 품목별 집계작업	
발주로부터 납품에 걸린 기간	

학습목표	3. 병원물류 정보시스템 도입의 필요성과 장점을 이해한다.

13. 수작업과 정보시스템에 의한 병원물류 업무를 데이터 관리, 데이터 조회, 타업무와의 연동, 구매발주, 경영자료제공, 성과관리 등으로 비교해서 기술하시오.

14. 가나다 병원의 병원물류 정보시스템 도입에 관해 다음 사항을 조사해보자.

1) 물자관리 업무에 전산 활용여부는

□ 완전 전산화　□ 일부 전산화　□ 전혀 안됨

2) 전산화 도입계획은

□ 도입을 위해 현재 작업 중　□ 도입 검토　□ 계획이 없다

학습문제

3) 전산화가 되어 있는 경우 S/W의 개발은

☐ 시판 S/W 사용 ☐ 병원 자체개발 ☐ 전문업체에 의뢰

☐ 병원자체개발팀과 전문업체가 공동으로 ☐ 기타 ________

4) 전산화 업무범위

☐ 물품청구 및 불출 ☐ 구매관리 ☐ 재고관리 ☐ 고정자산관리

☐ 고가의료장비관리 ☐ 기타 ____________

5) 물품종류별 적용범위

☐ 전 품목 ☐ 의약품 ☐ 위생재료 ☐ 진료재료 ☐ 사무용품

☐ 고정자산 ☐ 고가의료장비 ☐ 기타

학습목표	4. 병원물류 정보시스템의 구성과 기능, 입력화면에 대해 이해한다.

15. 가나다 병원 물류정보시스템의 장점에 대해 설명하시오.

16. 가나다 병원 ERP 시스템의 구성내용을 설명하시오.

객관식 문제 정답

4. ④

PART 2

2 병원구매관리 실무

제 4 장

물품분류와 마스터 등록

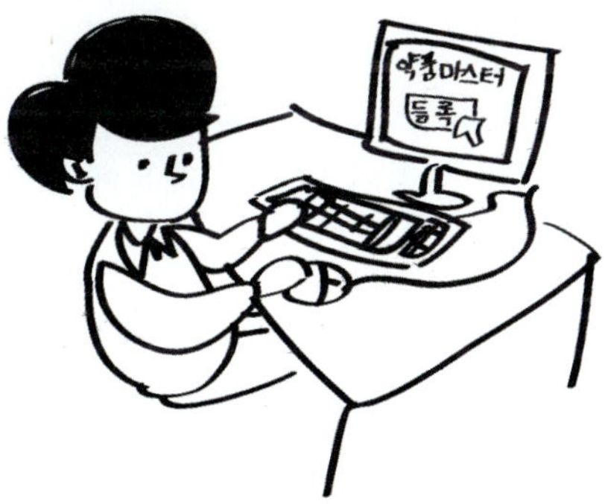

학습목표

1. 병원물품 표준화의 문제점과 물품분류체계의 종류와 중요성에 대해 학습한다.
2. 병원별로 작성되는 병원물품 분류체계에 대해 이해한다.
3. 병원물품 등록을 위한 사용자별, 물품코드별, 부서별, 거래처별 마스터 작성법을 습득한다.

1. 병원물품 표준화와 물품분류체계

1) 표준화와 분류체계의 문제점

정보화를 위한 물품관리의 시작은 물품명의 표준화와 물품분류체계의 정비부터 시작되어야 한다. 오늘날 한 병원에서 사용되고 있는 물품은 대략 수만 가지 종류이나 병원에서 사용되는 모든 물품을 취합하고 관리하려면 수십만 건에 이르는 데이터베이스가 만들어져야 한다. 생산자도 한 국가에 국한되지 않고 전 세계에 걸쳐있다. 이러한 수십만 가지에 이르는 병원물품을 분류하고 표준화하고 체계화해야만 자동화도 정보화도 실현될 수 있으며 궁극적으로 병원이 필요로 하는 경비절감과 효율화를 달성하고 필요한 각종 분석 정보를 얻을 수 있다. 때문에 병원물품의 표준화와 분류체계화는 한 병원의 문제나 한 국가의 문제를 넘어서는 글로벌한 시점에서 검토되어야 할 과제이다. 그런데 물품표준화에 관해서는 다음과 같은 문제가 존재한다.

먼저 표준화와 물품분류체계 현황에 대한 문제점으로 다음과 같은 사항을 들 수 있다.

(1) 약품은 약가기준(일반명, 상품명, 함량규격)으로 통일되어 있으나 의료재료는 도매상, 제조회사가 영세기업으로 부터 대기업까지 존재하여 상습관이나 거래조건도 여러 가지 형태로 명칭 · 용어 · 단위 등이 표준화되어 있지 않다. 원내에 있어서도 진료과나 직종에 의해 호칭이 다르기 때문에 챠트, 진료청구, 전표, 현물, 회계가 일치하지 않는다.

(2) 도매상 · 공급업자는 사업체마다 다른 물류시스템을 사용하므로 납기가 일정하지 않다. 신규 거래처가 늘어날 때마다 원내 물류시스템을 재구축하지 않으면 안된다. 예를 들어 약품마스터는 사용코드가 거래처코드, 원무시스템코드, 물류관리시스템 코드라 하는 서로 다른 코드가 존재하므로 약품코드를 신설, 추가, 삭제, 변경할 때 여러 개의 코드를 동시에 관리하여야 함으로 운용 담당자는 힘이 든다.

(3) 약품이나 의료재료는 단기간에 신제품, 가격변경이 빈번히 발생하여 관리가 힘들다. 원내에 있어서도 진료과나 직종에 의해 호칭이 달라진다.

(4) 의료기술의 진보에 따라 일회용품이 증가하여 의료재료비가 매년 증가, 의료폐기물의 환경문제도 발생하고 있다. 업계전체에 비용절감이 가능한 환경(규격화)이 정비되지 않고 관련된 정보입수가 빈번하여 짐으로 의료재료의 분류체계화가 진행되지 않고 있다.

(5) 일반의 물류업계에서는 국제화가 진행되어 있는데 반해 의료업계의 물류시스템은 구태의연한 수작업에 의한 비효율적인 업무형태가 존재한다.

(6) 바코드에 있어 현행 코드의 부서간의 부정합－의사, 간호사, 사무부문과의 정합성이나 의사소통에 어려움이 있으며 서로 다른 업자 간에도 의사소통이 안된다. 병원이 생길 때마다 새로운 코드체계가 하나씩 생기고 기존 코드와 맞지 않을 경우 이의 변환에 많은 자금이 소요된다.

위와 같은 문제를 해결하기 위해서는 병원뿐 아니라 업자 간에도 통하는 코드 나아가

국가전체, 범세계적인 기준 코드가 필요하다. 이의 해결을 위한 국제적인 기구나 분류체계로 GS1, UNSPSC 등이 있고 의료장비의 분류체계로 GMDN(Global Medical Device Nomenclature)과 UMDN (Universal Medical Device Nomenclature) 등을 들 수 있다.

2) GS1과 글로벌 스탠다드

세계 각국의 의료관련 제조업자와 유통업자 그리고 의료관계자가 모여 2005년에 설립된 GS1은 국제적 민간표준화 기구로 기준의 중요성을 인식하고 환자의 안전을 확보하는 것을 궁극적인 목적으로 하여 글로벌 비즈니스 표준의 개발과 보급추진을 위해 전 세계 108개의 지역, 국가에 지부를 설치하여 활동하고 있다. GS1의 의료안전을 위한 구체적 목표는 GS1코드의 표준을 사용하여 의료사고를 방지하고 전자이력관리를 행하여 위조약 사고나 의심스러운 제품의 추적을 가능하게 하며 각각의 패키지, 케이스, 팔레트 등의 제품증명을 실현하는데 있다.

GS1 표준의 체계로는 바코드와 2차원 심볼에 의한 자동인식기술의 국제표준, 전자상거래 메시지의 국제표준, 제품 마스터 데이터의 국제동기화, RFID기술을 이용한 제품식별의 국제표준 등이 있다. GTIN(Global Trade Item Number)은 개별상품을 인식하는 상품식별코드이다.

유통코드의 표준	코드의 표준	상품식별	EAN(JAN), GTIN
		장소 등 식별	GLN
		기타	SSCC, GIAI, GRAI ..
	데이터 캐리어의 표준 (심볼)	바코드 심볼	EAN(JAN), ITF GS1-128, GS1 DataBar }합성심볼
		2차원심볼	Data Matrix、 Q R 코드
		RFID	EPC
EDI의 표준	메시지의 체계	UN/EDIFACT	EANCOM
		XML	BMS
	제품분류		GPC

GS1 BarCodes	자동인식기술의 국제표준의 개발, 보급추진 ●바코드와 2차원 심볼
GS1 eCom	전자상거래 메시지의 국제표준 개발과 보급 추진 eCom・・・electronic commerce(전자상거래)
GS1 GDSN	제품(상품)마스터 데이터의 국제동기화 GDSN・・・Global Data Synchronisation Network(글로벌 데이터 동기화)
GS1 EPCglobal	RFID기술을 이용한 제품식별의 국제표준의 개발과 보급추진 EPCglobal・・・전자태그의 국제표준을 추진하는 G SGS 1의 하부조직 RFID・・・・・・Radio Frequency Identification(무선전파인식)

[그림 4-1] GS1표준에 따른 식별체계 및 심볼

GTIN코드

EAN-13	EAN-14(ITF-14)	UCC/EAN-128
8 801234 567893	1 89 31234 56789 4	(01) 1 1 2 3 4 5 6 7 8 9 0 1 2 5

[그림 4-2]] GTIN코드 체계

3) UNSPSC

일부병원에서 UNSPSC에 의한 분류체계와 GTIN에 의한 인식체계를 활용하고 있다. UNSPSC(The United Nations Standard Products & Services Code)는 UNDP (United Nations Development Programme)와 D&B(Dun & Breadstreet)가 공동으로 개발한 것으로 전자상거래용 상품 및 서비스의 국제상품분류 코드로 상품정보를 구성하는 핵심표준의 하나로 일찍이 조달청은, 2002년 나라장터시스템 구축과 동시에 UNSPSC 분류체계를 전자조달 및 정부물품관리 기반코드로 채택, 사용해 오고 있으며, 조달청의 전자상거래 사이트인 나라장터 내의 조달품목 검색 홈페이지인 '지능형 상품정보시스템'에는 110만 건의 정보가 등록되어 있다.

2004년에 이미 병원협회에서도 전자상거래 컨소시엄 연구로, '한국 의료물품 표준분류체계의 수립 및 적용'이라고 하는 프로젝트를 수행한 바 있다. 그 때, 한국 의료의 표

준체계로서 국제표준분류체계(UNSPSC)에 근간을 둔 한국의료물품 표준분류체계 정립 KMSPSC(Korean Medical Standard Products and Services Classfication) 코드집을 발간하고, 의료물품의 표준안으로서 국제표준분류와 식별체계(GTIN)를 권고하였다.

그런데 UNSPSC는 원래 지구상에 존재하는 모든 물품을 분류한다는 취지하에 만들어진 범용체계로 의료에 특화된 분류체계가 아님으로 보다 세분화된 의료현장의 요구에 부응하는 데에는 한계가 있다. 예를 들어 의료재료별 사용부문, 담당의사, 보관장소와 경비 등에 대한 분석자료를 제공하는 데에는 어려움이 있다.

[표 4-1] UNSPSC의 구조 사례

단 계	코드번호	영문코드명	한글코드명
세그먼트(1단계)	25	Commercial and Military and Private Vehicles and their Accessories and Components	상용차, 군용차, 승용차, 관련 액세서리 및 부품
패밀리(2단계)	2510	Motor vehicles	자동차
클래스(3단계)	251015	Passenger motor vehicles	승용차
커머디티(4단계)	25101501	Minibuses	미니버스
비즈니스기능 (Business Function)	2510150110		미니버스 (임대 또는 임차)

통일된 분류체계에 의해 물품을 등록하고 관리한다면 병원뿐만 아니라 생산, 유통업자에게도 큰 도움을 줄 것이다. 국가적인 차원에서도 의료물품 비용의 정확한 분석을 통한 효율화와 의료사고의 예방과 추적관리가 가능하여 국민건강관리에 지대한 역할을 할 것으로 믿는다. 또한 물품등록과 관리를 위한 데이터베이스에는 급여가 되는 품목뿐 아니라 급여되지 않는 비처방성 물품도 포함되어야 한다. 이 부분까지 관리되고 분석되어야만 제대로 된 경영을 할 수 있을 것이다.

병원물품 표준화와 분류체계 통일을 통해 얻을 수 있는 경영상의 장점은 효율적인 공동구매의 추진과 일관된 정보분석의 가능성이다. 예를 들어 동일계열의 병원들에서 표준화된 물품명과 분류체계에 의해 관리한다면 그룹전체의 분석과 통합관리가 가능함으로 경비절감으로 이어질 수 있다.

4) 우리나라의 코드체계

우리나라에서는 2000년 7월 의약품 유통개혁 일환으로 바코드 표시 법제화가 실시되었으며 2008년 1월 15일 법 개정으로 국제표준인 GS1 체계에 따라 의약품의 제조국가, 제조업자 및 품목을 식별할 수 있는 의약품 표준코드(KDC, Korea Drug Code)가 도입되었다. 의약품 표준코드는 13자리로 유통바코드와 보험청구 코드로 구성되어 있는데 의약품 포장단위별로 표준코드를 부여하게 되어 있다. 심사평가원은 '표준코드(KD코드)를 새롭게 부여함으로써, 의약품 생산에서부터 유통, 급여청구까지 의약품 관리 전반의 효율성 및 투명성을 제고하는 동시에 의약품정보의 표준화를 이룰 수 있을 것으로 기대하고 있다.[1]

[표 4-2] 우리나라의 의약품 표준코드

자리수(13)	3	4	5		1
내용	국가코드	업체코드	품목코드		검증번호
코드부여	880	6400~6999	0001~9999	0:대표코드 1~9 포장단위	0~9
		보험청구 EDI 코드로 활용(9자리)			

의약품 표준체계 도입에 따라 전문/지정의약품의 GS1-128 코드 체계 사용 의무화와 2차원 바코드 도입이 시작되었다. 2009년 10월에는 의약품에 GS1 Data Matrix의 원활한 사용을 위한 2차원 바코드 검증시스템이 구축되었으며 2008년에는 약사법 시행규칙 전부개정으로 의약품에 바코드 또는 전자태그를 표시할 수 있도록 하였다. 2009년에는 의약품 안전성 강화, 유통투명화, 효율적인 물류관리를 통한 제약산업의 경쟁력 강화를 위하여 기획재정부, 보건복지부, 식품의약품안전처 공동으로 RFID 도입이 추진되었다.

바코드와 함께 RFID도 국제 표준에 따라 사용할 수 있도록 세부지침이 마련되었으며 정부의 지원에 힘입어 한미약품은 제약사 세계 최초로 의약품 全품목(약 450개)에 대한 단품단위 RFID 부착 생산 · 물류시스템을 구축하고, 2010년부터는 총 6,000만 건의 의약품에 부착하여 년간 106억원 절감하여, 투자비 100억 원을 회수한 바 있다. 이러한 RFID 도입에 의한 효과로는 원가절감, 품질제고, 투명거래, 물류 효율화를 들 수 있다. 치료재료에 관해서는 아직 표준안 분류체계가 마련되지 않은 상태이나 등재품목수는 2019년 9월 현재 31,156 품목에 이른다. 심사평가원에서는 급여품목과 업체코드가 상이

---

1 출처 : 심평원, 급여EDI코드 'KD코드'로 변경. 청년의사 2009.12.8.기사 (http://www.docdocdoc.co.kr)

하다거나 고유코드 부여의 한계로 인한 문제점 등으로 향후 실무협의회를 구성하고 보건복지부, 심사평가원 등 보건의료관련 기관과의 지속적 협력을 통해, 치료재료 코드체계 전면개편을 계획하고 있다. 의료장비 표준코드(13자리, 바코드)는 2012년 도입을 완료 – 노후장비의 품질관리 및 부적합 장비촬영 근절을 위하여 개별 장비에 식별코드(바코드) 부착하도록 하고 있다.

[표 4-3] 의료장비 표준코드

자리수(13)	3	5	4	1
내용	국가코드	업체코드	품목코드	검증번호
코드부여	880	00001–04999	0001~9999	0~9

치료재료 코드는 허가 · 유통 · 사용의 당사자인 '식약청, 심평원, 의료기관' 등이 각기 다른 치료재료 분류체계 및 코드를 사용하고 있어 "생산에서 사용까지"의 통합정보 관리 기반 마련을 통한 관리의 필요성이 제기됨에 따라 치료재료의 모델명별 건강보험 표준코드를 마련하여 식약청과 연계하여 일관되고 체계적인 관리가 가능토록 하기 위해 표준화가 추진되었다.

치료재료 코드 부여대상은 급여 · 비급여품목과 행위료에 포함되는 별도산정 불가품목 등이며 업체별 품목 및 모델명별 일련번호로 코드를 부여한다. 관련 정보는 데이터베이스 항목으로 관리한다.

[표 4-4] 치료재료 코드(건강보험 EDI코드)

구분	업체코드(4자리)	품목코드(5자리)	비고
구성	업체별 고유 일련번호	모델명별 일련번호–품목, 규격, 형태, 재질별	SET품목은 알파벳 Z
코드	숫자	알파벳(1)+숫자(4)	

2. 마스터 코드의 작성

1) 병원별 물품 분류체계 현황

물품관리를 위해 가장 먼저 할 일은 물품을 일정한 기준과 방법에 따라 체계적으로 분류하고 고유의 물품목록번호를 부여하여 사용할 수 있도록 물품을 등록하는 일이다. 병원에서 사용되는 모든 물품은 일정한 분류체계에 따라 그 명칭과 종류, 수량, 사용부서 등을 포함하고 새로운 물품이 들어올 때마다 물품번호를 부여한다. 마스터 코드에는 물품을 사용하는 사람과 관리자, 부서명, 거래처, 물품코드에 관한 마스터도 있다.

구매부서가 있는 병원은 대부분 물품코드가 등록되어 있으므로 병원에 취업한 후에 제일 처음으로 시작하는 업무는 병원에서 사용하는 물품코드와 명칭 그리고 그 해당 물품에 대한 정보를 학습하여 일치시키는 것이다.

제일 처음 엑셀을 이용하여 가장 기본적인 마스터 코드의 작성을 시작한다. 마스터 코드는 사용자 정보, 부서 정보, 공급사 정보, 계정과 관련된 정보를 먼저 만들고, 그 이후에 물품코드, 부서별 기초재고수량 등을 만들어야 한다.

모든 병원과 공급업자가 통일된 분류체계에 의해 관리하는 것이 이상적이지만 아직은 전국적으로 통용되는 분류체계가 보급되지 않고 있어 각 병원은 나름대로 분류체계를 만들어 사용하고 있다. 다음표는 병원이 임의로 만들어 사용하고 있는 분류체계의 예이다. A병원의 품목분류는 영문 2자리, 성질별 분류 1자리, 물품명, 알파벳 3자리, 규격분류 2자리 숫자로 구성되어 있다. 물품명의 영문을 사용, 사용자가 쉽게 인식하고 암기할 수 있도록 구성, 부서별, 성질별 특성을 반영한 것이 특징이다.

B병원은 물품코드 9자리를 모두 숫자로 부여하였는데 자산, 종목, 용도, 제품은 숫자 1자리로 일련번호는 5자리 숫자로 하여 물품코드와 보험수가 코드를 동일하게 구성하였다.

C병원은 계정 및 사용처를 동시에 나타내도록 영문 2자리로 표시하였으며 제품명은 영문 1자리 일련번호 4자리, 제품규격 2자리로 구성되어 있다. 특징은 계정 및 사용처를 동시에 파악하도록 하고 제품명을 이용하여 물품의 식별이 쉽도록 구성하였다는데 있다.

D병원은 종목구분은 영문+숫자, 제품분류는 4자리의 영문과 1자리 숫자의 조합, 규격분류는 영문 2자리 혹은 숫자 2자리로 표기하도록 하였다. 암기의 필요성에 대비하여 영문과 숫자를 반복사용하며 물품명사용으로 대략적인 물품명을 인지할 수 있도록 하였다. 추후 의료보험 수가와의 일원화에 대비하여 유사물품별 그루핑(grouping, 집단분류) 개념을 도입하고 사용부서 위주의 편리한 코드를 만들었다. 단점으로는 한글 물품명에 대한 영문코드부여의 어려움과 제품분류에 영문코드를 사용함으로 중복코드가 발생할 우려가 있다는 점을 들 수 있다.

E병원은 계정과목은 품목별 영문 1자리, 세목별 영문 1자리, 물품명 영문 1자리, 품명 및 규격은 3자리이며 이외에 확장자를 두어 이용 하도록 하고 있다. 특징은 새로 추가되는 물품이 있을 때 기존분류방법에 영향을 주지 않고 분류가 가능하며 누구에게나 쉽게 이해되고 사용될 수 있도록 물품부서와 사용부서 양자의 관리방식에 적합하도록 유사한 집단으로 구분 · 분류되었다는 점이다.

AA	B	CCC	01
품목분류	성질별분류	물품명알파벳	규격분류

1	2	3	01	00001
자산분류	종목분류	용도분류	제품분류	일련번호

AA	B	0001	00
계정 및 사용처	제품첫영자	일련번호	제품규격

A1	BBBC(1)	DD(01)
종목구분	제품분류	규격분류

A	B	C	001	000
계정과목(목별)	계정과목(세목별)	물품품명	품명 및 규격	확장자리

※ C(1)과 DD(01)은 영문 혹은 숫자를 사용할 수 있다는 의미임

[그림 4-3] 각 병원별 코드 체계

2) 가나다 병원의 물품분류체계와 코드번호의 부여 기준의 설정

수작업으로 마스터 코드를 작성하는 경우에는 병원이 정한 지침에 따라 사용하는 코드의 자리수를 정하여 사용하고, 전산으로 등록하는 경우에는 프로그램 마다 정해진 코드의 자리수가 다르므로 물류정보시스템에서 정해놓은 자리수를 사용한다. 이 책에서 사례로 제시한 가나다 병원에서는 다음과 같이 코드를 정하여 사용하고 있다.

① 사원코드는 영문과 숫자를 합하여 5자(A0005) 범위 안에서 사용한다.

② 부서코드는 영문 5자 이내(GSW−외과병동, GSO−외과외래)로 사용한다.

[표 4-5] 가나다 병원의 사원코드 체계

사원코드	사원명	직책	전화번호	팩스번호	부서코드	부서명
A0001	홍길동	사원	1234−5678	1234−5679	GSW	외과병동

(1) 수작업으로 이루어지는 물품분류체계는 물품코드의 분류구분을 어떻게 정하는지에 관한 것으로 분류구분이 잘 정리되어 있어야 물품코드 관리를 쉽게 할 수 있다. 국내 · 외 표준을 참고하여 이를 반영한 물품분류 체계를 만들어야 한다.

물품코드의 자리 수나 분류 구분은 병원의 결정에 의하여 여러 형태로 변화될 수 있는데 가나다 병원에서는 대분류는 영문 1자, 중분류는 숫자 2자로 사용하는데 다음과 같이 구분되어 있다.

[표 4-6] 가나다 병원 물품 코드 체계

A	01	00001
대분류	중분류	소분류
종류	품목분류	품목명

① A : 일반소모품에 대한 코드번호 부여 기준

[표 4-7] 가나다 병원 일반소모품 코드 체계

품목분류	품목분류명	품목코드	품목명
A11	인쇄물	A11−00036	(서식지)대장내시경(수면)검사설명 및 동의서
A12	잡화	A12−00017	환자용 삼선 슬리퍼−240mm
A13	주방용품	A13−00002	방수 장화
A14	사무용품	A14−00940	클리어 화일 20P

A15	전산소모품	A15-0013	삼성(재생)토너 MLT-111S
A23	의료소모품	A23-0005	CAPSURE Permanent Fixation System
A28	린넨물품	A28-00001	검진가운(상하세트)-남2XL

② D : 약품에 대한 코드번호 부여 기준을 지키지 않고 예전에 사용하던 일반분류코드와 EDI코드도 동시에 사용함

[표 4-8] 가나다 병원 약품 코드 체계

품목분류	품목분류명	품목코드	품목명
D01	일반약품	D01-0001	아리돌 흡입용 캡슐 콤비팩
D02	주사약품	D02-000001	파이브로베인주1%
D03	마취약품	ILDA	(1:8만)유한2%염산리도카인에피네프린주사
D05	소독약품	D05-0003	CIDEX OPA test strips
D06	기타약품	D06-000011	성광포비딘액 1L
D07	수액-주사	D07-0002	(CJ)10% DW 1L
D08	수액-기타	A02105991	(JW)멸균증류수 1L
D09	조영제-주사	646300022	비지파크주270mg/100ml

이밖에 기타물품의 코드분류는 다음과 같다.

③ F **(비품)** : (01) 건물, (02) 구축물, (03) 기계장치, (04) 차량운반구, (06) 의료용 비품, (07) 일반비품, (08) 기타비품, (09) 의료기기, (10) 전산-노트북 및 본체 제외, (11) 가구, (12) 가전, (15) 소프트웨어, (16) 전산-노트북 및 본체

④ H **(피복)** : (28) 유니폼비

⑤ T **(테스트)** : (TA) 테스트물품

계정 코드와 명칭은 물품을 여러 계정으로 구분하여 유사한 물품들의 통계에 사용한다.

㉠ 소모품은 의료용 소모품과 일반 소모품으로 구분한다.

㉡ 약품은 경구용 약품, 외용 약품, 주사 약품으로 구분한다.

㉢ 장비는 의료용 장비와 일반 장비로 구분한다.

㉣ 비품은 전산 비품, 가전 비품, 사무 비품, 일반 비품으로 구분한다.

㉤ 자산은 재고자산, 고정자산, 부외자산으로 구분하여 관리한다.

실무 물품분류와 마스터 등록 업무 처리절차

병원 물자관리에 있어 가장 처음에 해야 할 일은 물품의 체계적인 분류와 마스터에의 등록이다. 물품분류와 마스터 등록 업무 처리절차 단계는 다음과 같다.

[1] 사용자 정보 마스터를 작성한다.
[2] 부서 정보 마스터를 작성한다.
[3] 물품 공급사(거래처, 제조사)에 대한 정보 마스터를 작성한다.
[4] 물품 코드를 등록한다.

[1] 사용자 정보 마스터를 작성한다.

1 수작업으로 사용자 정보를 관리하는 경우에는 간단하게 아래와 같이 사용자 ID를 정하고 사용자별 사원코드, 직책, 사용자명, 부서코드, 부서명, 연락처를 기록하여 사용한다.

① 사원코드는 영문과 숫자를 사용하여 5자 이내에서 사용한다.
② 직책은 사원-계장-과장-부장-원장 등으로 정한다.
③ 사용자명은 한글 이름으로 입력한다.
④ 부서코드도 영문과 숫자를 사용하여 5자 이내에서 정하여 사용한다.
⑤ 부서명은 한글 이름으로 입력한다.
⑥ 연락처는 사원의 휴대전화번호를 입력한다.

[표 4-9] 사용자 정보 마스터

사원코드	사원명	직책	전화번호	팩스번호	부서코드	부서명	주민번호
12345	홍길동	사원	1234-5678	1234-5679	GSW	외과병동	010101-3

2 물류정보시스템을 이용하여 사원정보를 입력하는 경우에는 다음의 4가지 영역으

로 나누어 관리한다.

① 사원코드가 포함된 개인정보영역

② 입사와 퇴사를 관리하는 일반정보영역

③ 근무부서와 직위를 관리하는 기본정보영역

④ 주소와 전화번호를 관리하는 연락처정보의 4가지 영역으로 구분하여 입력한다.

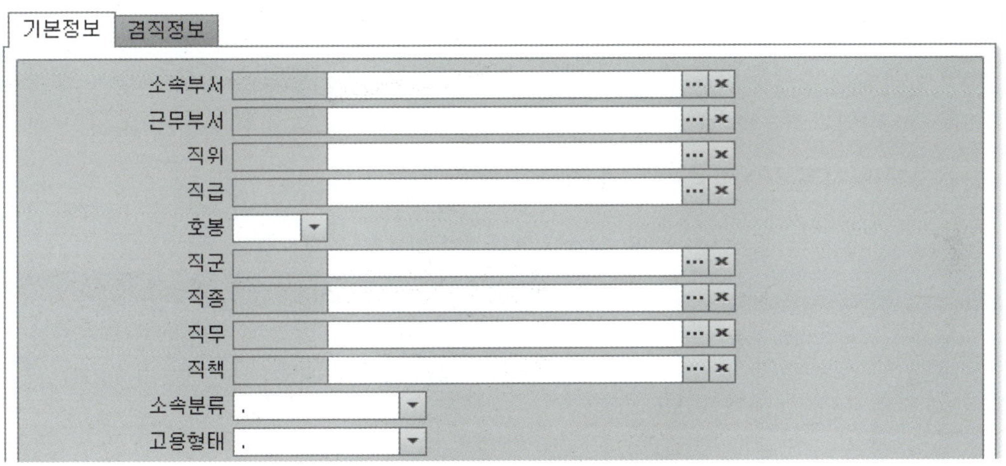

[그림 4-4] 사용자 정보 전산 마스터

[2] 부서 정보 마스터를 작성한다.

❶ 부서의 물류관리 기능을 설정한다.

① 수작업으로 각 부서의 물류관리 기능을 정리하는 경우, 병원의 모든 부서를 등록하고 각 부서의 물류기능을 정리해 주어야 하는데, 각 부서가 물품청구의 기능, 구매요구의 기능, 창고로서의 기능을 가지고 있는지 단순하게 정의하는 것이다.

② 물류정보시스템으로 각 부서의 물류관리 기능을 정리하는 경우, 부서가 할 수 있는 업무와 할 수 없는 업무를 전산으로 통제하기 위하여 사용된다.

❷ 부서의 물류관리 담당자를 설정한다.

① 각 부서에는 물품을 관리하고, 재고를 파악하며, 물품을 청구하는 사람을 정하여 두고 있는데, 보통은 중간관리자가 물품의 관리를 맡고 있으며, 부서장은 최종적인 책임을 지고 있다. 수작업으로 물류관리담당자를 정하는 경우에는 누가 물품

의 관리자인지는 타 부서에서는 확인하기가 어렵기 때문에 청구와 관련하여 수정이나 삭제를 할 경우에는 전화로 해당 부서에 연락하여 물품청구담당자를 찾고, 발견된 문제들을 상의하고 결정해야 한다.

② 물류정보시스템을 이용할 때에는 [물류부서담당자설정] 프로그램을 실행시켜 물류부서담당자를 설정한다.

3 부서의 코드를 결정한다.

① 수작업으로 병원의 각 부서에 따른 ID를 정하고, 부서별로 자산관리부서, 청구부서, 구매부서로 부서 타입을 정하여 사용한다. 예를 들어 병원의 기초적인 부서들과 부서코드를 다음과 같이 정하여 활용할 수 있다.

[표 4-10] 부서 정보 마스터

부서코드	부서명	청구구분	부서코드	부서명	청구구분
MAS	원장실	청구부서	MON	경리과	자산관리부서
WON	원무부	청구부서	GOO	구매과	구매부서
IMW	내과병동	청구부서	IMO	내과외래	청구부서
GSW	외과병동	청구부서	GSO	외과외래	청구부서
OR	수술실	청구부서	CSR	중앙공급실	청구부서
XRAY	영상의학과	청구부서	ER	응급센터	청구부서
LAB	진단검사실	청구부서	PHAR	약무부	창고부서

② 물류정보시스템을 이용하여 부서정보를 입력하는 경우에는 프로그램에 이미 등록되어 있는 부서코드와 명칭을 검색하여 사용하든지, 새로 등록하여 사용하면 된다.

[3] 물품 공급사(거래처, 제조사)에 대한 정보 마스터를 작성한다.

1 수작업으로 물품 공급사(거래처, 제조사)에 대한 정보를 관리하는 경우에는 물품을 구매하고, 구매비용을 지급하는데 필수적인 자료(거래처 정보 마스터에 기재된 13가지 항목)들을 엑셀파일로 기록하여 사용하여야 한다.
다만, 법인번호, 업태, 업종, 거래처담당자ID, 거래처유형, 대표거래처, 세금계산서발행명 등의 정보는 생략이 가능하다.

2 물류정보시스템을 이용하여 물품 공급사에 대한 정보를 관리하는 경우에는 사업자

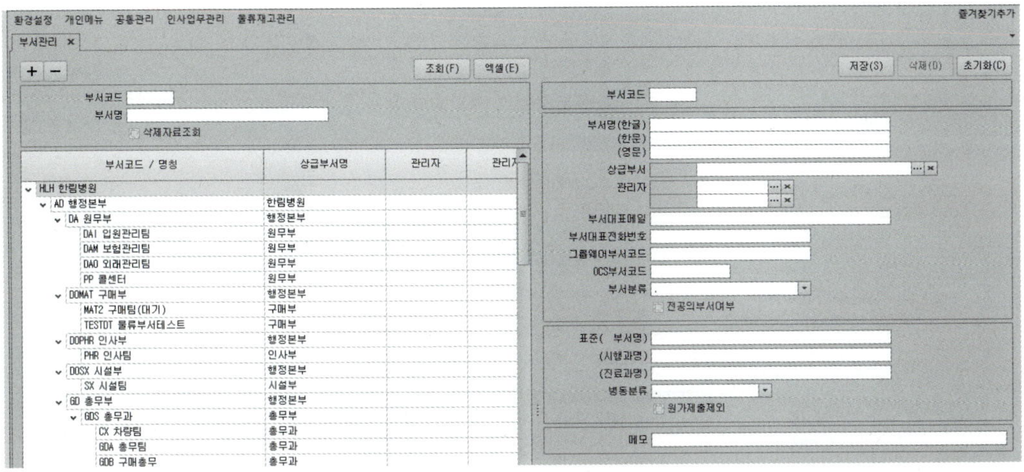

[그림 4-5] 부서정보 등록 화면

등록증에 기재된 내용을 중심으로 수작업에서 설명한 대로 입력하면 된다.

[표 4-11] 거래처 정보 마스터

번호	항목	기재요령
1	거래처명	사업자 등록증에 기재된 명칭이나, 한글 10자 내외로 요약한 명칭을 사용
2	사업자 등록번호	000-00-00000 (-)하이픈을 제외하고 10자리를 사용
3	대표자명	사업자 등록증에 기재된 대표자의 명칭을 사용
4	주소	사업자 등록증에 기재된 우편번호와 주소는 기재
5	전화번호	회사의 대표 전화번호를 기재
6	팩스번호	회사의 대표 팩스번호를 기재
7	담당자명	물품의 발주서를 직접 받을 수 있는 거래처 직원의 이름을 입력
8	담당자 이메일	발주서를 직접 받을 수 있는 거래처 직원의 이메일 주소를 입력
9	담당자전화번호	사무실의 내선 전화번호를 기재하고, 담당자휴대전화번호는 판매담당자의 전화번호를 기재
10	은행명	통장에 기재된 명칭을 기재
11	구매대금을 이체할 거래처의 계좌번호	법인통장의 번호를 기록
12	예금주	등록된 법인통장에 기재된 이름을 사용한다. 사람의 이름이 아닌 회사이름으로 된 통장이 많이 사용된다.
13	메모	기타 필요한 사항을 기재

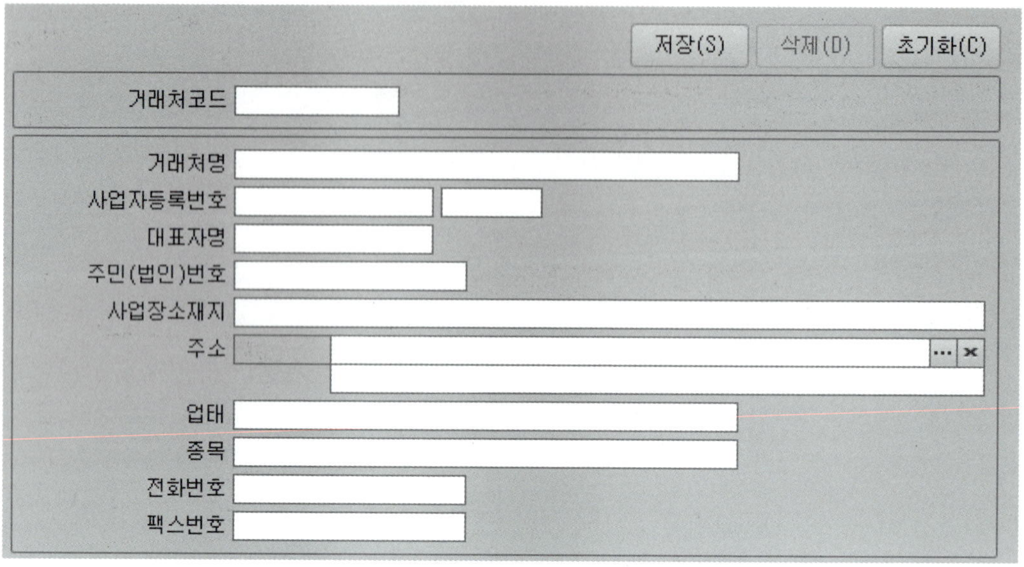

[그림 4-6] 공급사 정보 등록 마스터 화면

[4] 물품 코드를 등록한다.

1) 물품코드를 작성하기 전에 고려해야 하는 사항

기본적인 마스터 정보가 입력이 완료되면 약품, 소모품, 장비 등의 세부 물품코드를 만들어야 하는데 아래와 같은 내용을 확인한 후에 세심하게 입력한다.

(1) 물품코드를 만들기 전에 물품관리에 관한 정책을 통일한다.

(2) 사용부서별로 혹은 담당자별로 물품의 명칭이 통일되어 있지 않은 경우가 있으니 병원내의 모든 물품명을 하나로 통일한다.

(3) 처방전달시스템(OCS)에서 사용하는 물품코드와 물류정보시스템(ERP)에서 사용하는 물품코드는 코드를 만드는 부서와 사람이 다르지만 일치시켜야 한다. 물품의 규격에 따라 구매단가가 달라지는 경우에는 처방전달시스템에서 사용하는 물품코드 뒤에 1-2자리를 세분류로 추가하여 사용하면 된다.

(4) 일부 병원에서는 처방전달시스템(OCS)에서 사용하는 코드와 물류정보시스템(ERP)에서 사용하는 코드가 달라서 두 개의 코드를 연결하여 사용하는 복잡한 구조를 가지고 있기도 하다. 이러한 경우에는 심사평가원의 조사에서 구매와 관련된 자료가 일부 누락되어 병원이 손해를 보기도 하고, 내부 감사를 통한 자료의 확인에 더 많

은 시간이 소요되므로 내부 감사와 평가를 어렵게 하는 요소가 되기도 한다.

(5) 물품의 단위에 따라 구입하는 단가가 바뀌게 되니, 상자(BOX) 단위인지 개수(EA) 단위인지 단위를 통일한다. 기본적으로 청구단위는 개수(EA)를 사용하고, 구매단위는 상자(BOX)를 사용한다.

2) 물품코드의 작성

물품코드가 이미 만들어져 있는지 조회한 후 코드를 생성한다. 물품코드의 작성에는 너무나 고려해야 하는 사항이 많아서 수작업과 물류정보시스템을 이용하여 물품코드를 작성하는 방법을 동시에 기술한다. 수작업으로 물품코드를 등록할 때에는 물품코드 분류에 의한 물품코드와 품명, 규격, 단위, 단가, 공급사, EDI번호 등을 엑셀에 정리하여 이용한다.

[표 4-12] 수작업에 의한 물품 마스터 등록

물품코드	물품명	규격	단위	단가	공급사명	EDI번호
A230001	수액세트 IV PUMP용	무침	25EA/1봉지	18,750	㈜네오메딕스	없음
A230002	syringe (CPL):1cc	26G-1/2inch	100EA/1BOX	6,400	㈜네오메딕스	없음
A230003	syringe (CPL):3cc	23G-1inch	100EA/1BOX	5,760	㈜네오메딕스	없음
A230004	syringe (CPL):5cc	23G-1inch	100EA/1BOX	7,250	㈜네오메딕스	없음

물류정보 시스템을 사용하는 경우 더 자세한 정보입력을 통해 효율적인 업무진행이 가능한데 품목코드는 물품관리의 기초가 되는 작업으로 처음 만드는 데는 시간이 많이 걸리고 그 과정이 쉽지 않으므로 다음 사항을 하나씩 확인하면서 작업한다. 보통은 다음의 5가지 영역으로 구분한다.

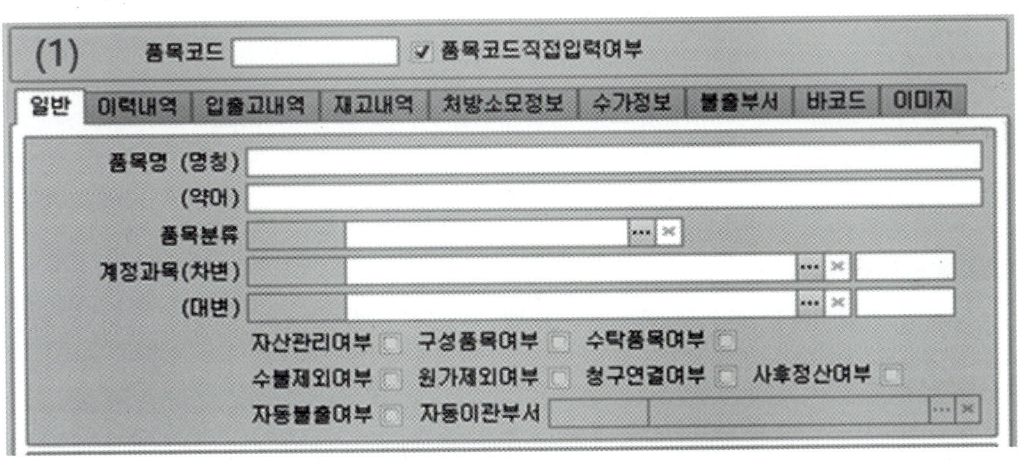

[그림 4-7] 물품코드(품목코드)의 첫 번째 영역

❶ 첫 번째 영역

(한글), 물품명(약어), 물품의 분류 구분, 계정과목(차변, 대변), 물품의 관리방법인데 아래와 같이 구분하여 등록한다.

① [품목코드]는 자동으로 코드번호를 생성하든지, 물품코드를 만드는 사람이 원하는 번호를 부여하든지 결정한다.

② [품목명(명칭)]은 한글(영문과 혼용하여)로 사용하고 [품목명(약어)]은 요약명칭 또는 성분명칭을 입력한다.

③ [품목분류]는 어느 분류 항목으로 구매가 되었는지 확인하기 위한 것으로 부서별 예 · 결산이나 병원의 예 · 결산에 사용된다.

④ [계정과목(차변)]은 병원이 실제로 갖고 있는 재산을 나타내고, [계정과목(대변)]은 부채와 자본이 기재되어 병원이 가져야 할 재산을 나타낸다.

⑤ 물품의 관리방법을 아래의 8가지로 구분한다.

- [자산관리여부] : 재고를 관리해야 하는 물품인지의 여부를 확인하는 것이다.
- [구성품목여부] : 구성품목의 여부를 확인
- [수탁품목여부] : 물품 재고인지 공급업자의 수탁품목인지 여부를 확인
- [수불제외여부] : 입고와 출고 관리여부와 관리가 필요없는 소모품인지 확인
- [원가제외여부] : 원가계산에 포함되는 물품인지 여부를 확인
- [청구연결여부] : 물품의 청구에 사용할 수 있는 코드인지 여부를 결정
- [사후정산여부] : 사용후에 계산서를 발행하여 처리하는 물품인지 여부를 확인
- [자동불출여부] : 입고와 동시에 자동으로 출고로 계산되는 물품인지 확인

❷ 두 번째 영역

청구와 구매의 방법을 규정하는 영역인데, 청구구분, 청구묶음개수, 발주묶음개수를 등록한다.

❸ 세 번째 영역

구매와 직접적으로 관련이 되는 영역인데, 구매를 시작한 날짜, 물품의 규격, 포장단위와 환산지수, 구매단가, 거래처에 대한 자료를 등록한다.

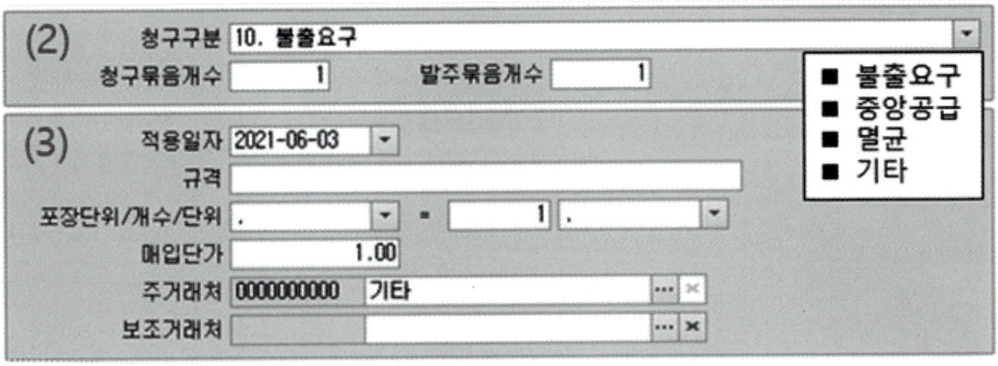

[그림 4-8] 물품코드(품목코드)의 두 번째, 세 번째 영역

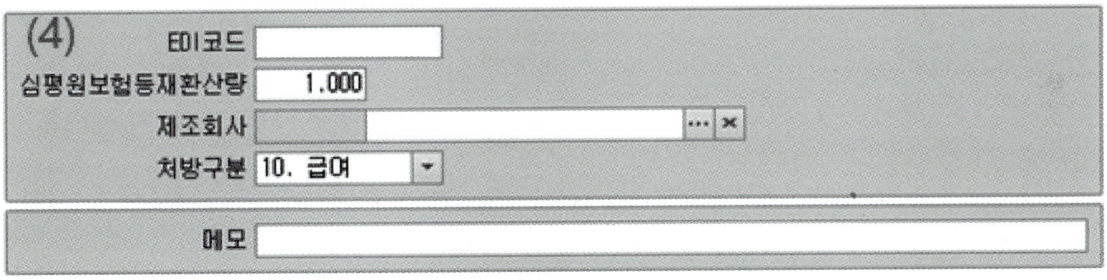

[그림 4-9] 물품코드(품목코드)의 네 번째 영역

❹ 네 번째 영역

보험청구를 위한 영역인데, EDI 코드, 심사평가원 보험등재 환산량, 제조회사, 처방구분을 등록하는 곳이다.

① [EDI코드]는 보험청구시 건강보험심사평가원으로 자료를 송신하거나 수신할 때 사용된다. 행위(기본 5자리 + 확장 3자리), 약(9자리), 치료재료(8자리)로 구성되어 있으며, 대분류–중분류–소분류로 구분하여 사용한다. 약품의 EDI 코드를 예로 들면 다음과 같이 구성되어 있다.

[표 4-13] 약품의 EDI코드 구성

보험코드								
1	2	3	4	5	6	7	8	9
제약사코드				품목코드				포장단위

② [심평원보험등재환산량]은 [포장단위/개수/단위]에 있는 낱개 단위의 가격과 동일하게 환산이 되는 지수이며 보험에서 적용되는 단가를 말한다. 보험가격은 심사평

가원에서 결정되어 모든 병원에서 동일하게 사용하는 가격으로 EDI 코드별로 보험가가 정해져 있다. 물품을 보험가격보다 비싸게 구매하면 병원에 손해가 되기 때문에 구매를 할 때에는 반드시 구입금액과 보험가격의 비교가 이루어져야 한다.

③ [제조회사]는 제조사의 명칭을 입력한다.

④ [처방구분]은 급여, 비급여, 비수가, 비처방, 기타로 구분한다.

- [급여]는 보험적용이 되어서 심사평가원에서 정한 수가를 산정하는 물품을 말한다.
- [비급여]는 보험적용이 되지 않지만, 병원이 정한 수가를 산정할 수 있는 물품을 말한다.
- [비수가]는 보험적용이 되지 않으므로 수가를 산정할 수 없는 산정불가 물품을 말하며, 구매가격은 있지만 환자에게는 0원으로 처리된다.
- [비처방]은 물류정보시스템에는 물품코드가 존재하므로 구매와 물품청구가 이루어지고 환자에게 사용이 되지만, 처방전달시스템에는 물품코드가 존재하지 않는 물품을 말한다.
- [기타]는 비처방과 비슷한 개념으로 환자의 치료와는 상관이 없으므로 보험적용을 하거나 환자에게 별도로 비용을 부담하지 않는 물품코드를 말한다.

5 다섯 번째 영역

처방소모정보, 수가정보, 불출부서, 바코드, 이미지로 구성되어 있다.

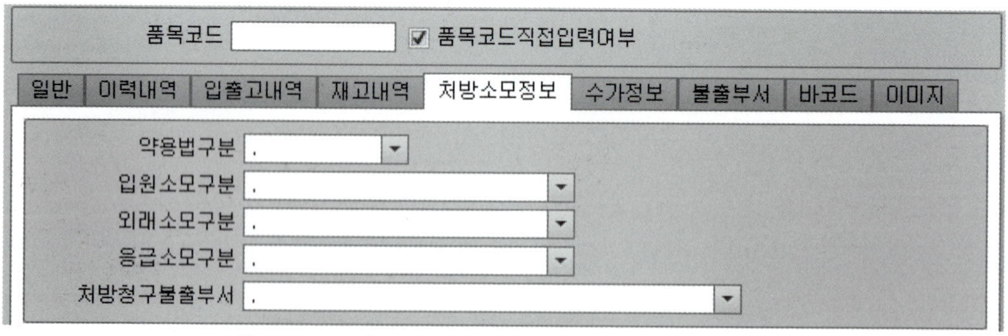

[그림 4-10] 약품청구를 위한 처방 소모정보의 입력

① [처방청구불출부서]는 약품의 청구서가 어느 부서로 가야 하는지, 어느 부서에서 약품을 불출하는지, 약품을 관리하는지 결정하는 곳인데, 총무팀, 구매팀, 임상

약제과로 구분되어 있다. 병원에 따라서는 중앙창고와 약창고를 분류하고, 총무팀에서 관리하는 서류들을 중앙창고에서 관리하기도 한다.

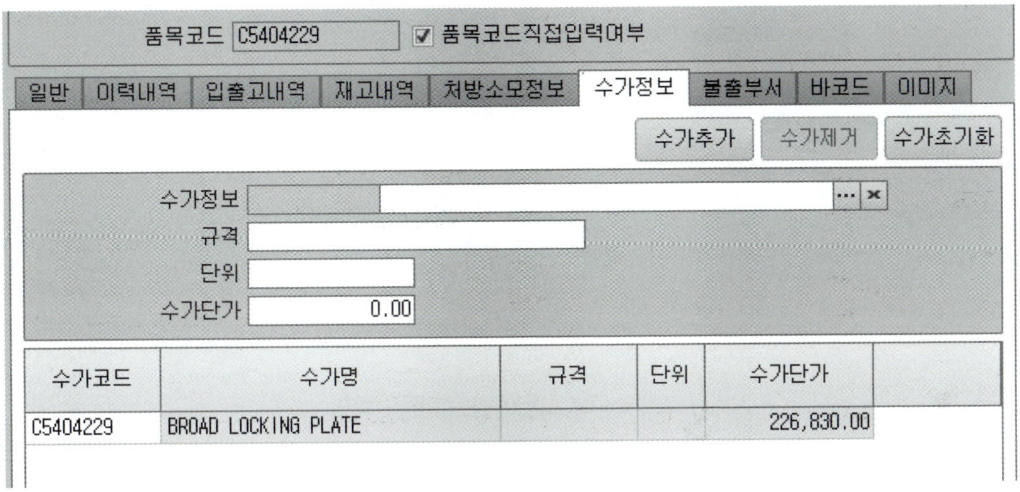

[그림 4-11] 수가정보 등록 화면

② [수가정보]에는 앞에서 입력한 EDI 코드에 대한 수가정보가 기본적으로 제공되고 있으며, 추가로 수가정보를 조회하여 [수가코드], [규격], [단위], [수가단가]를 입력한다.

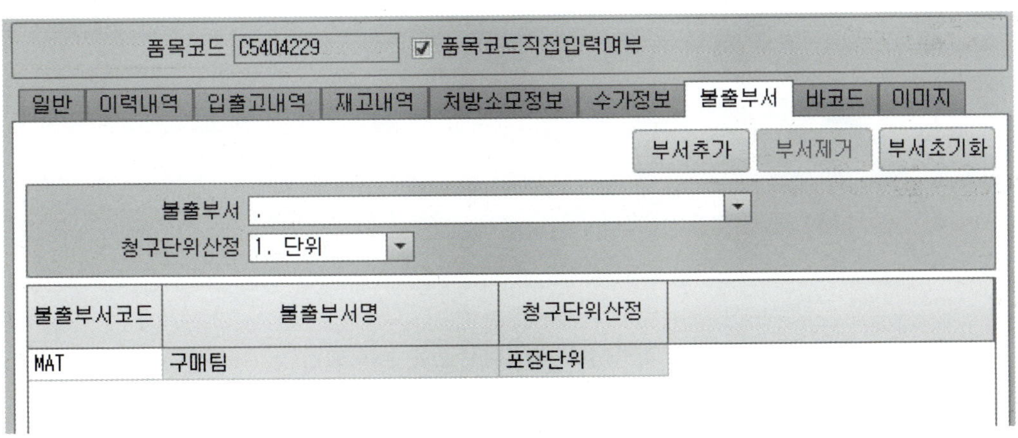

[그림 4-12] 불출부서의 등록화면

③ [불출부서]에서는 불출부서와 청구단위산정을 정의하고 등록하는 일을 한다,

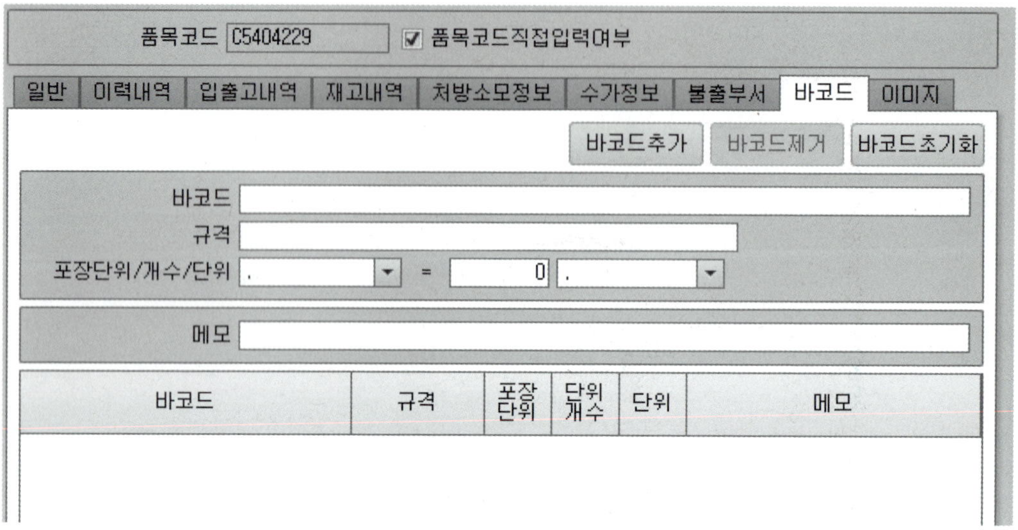

[그림 4-13] 바코드 관련 등록 화면

④ [바코드]는 진료재료의 정확한 수가 산정을 위하여 사용되어 지는데, [바코드], [규격], [포장단위/개수/단위], [메모]를 입력하여 사용한다.

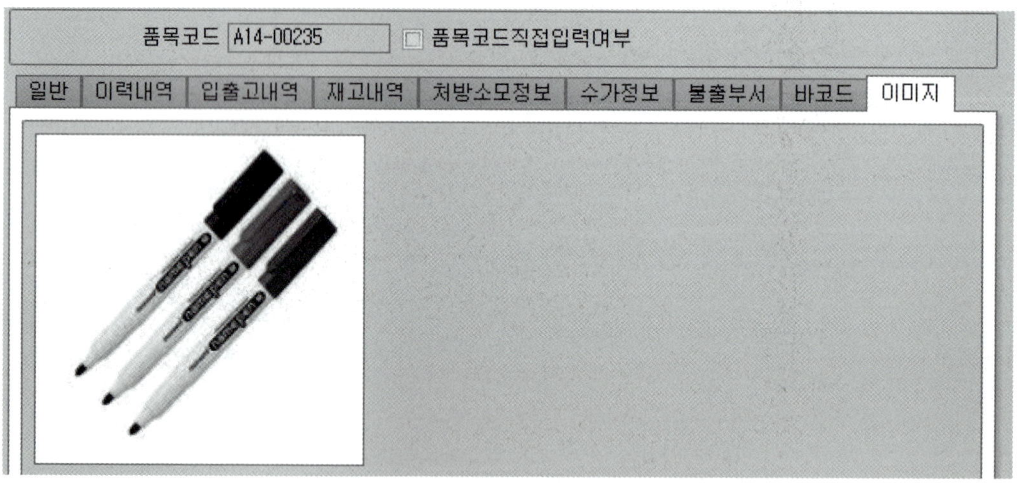

[그림 4-14] 제품 이미지 관련 등록 화면

⑤ [이미지]는 물품청구서를 작성하거나 구매요구서를 작성할 때 신청한 물품이 서류에 기재되어 있는 것과 동일한 것인지 확인하는 용도로 사용되거나, 신규 직원이 창고에 저장되어 있는 물품을 확인하는 경우에 사용한다. 이상으로 가나다 병원의 마스터 등록에 대한 설명을 마치고 가나다 병원의 시스템과 다른 중소병원

과 대학병원의 마스터 등록화면의 예를 참고로 제시한다.

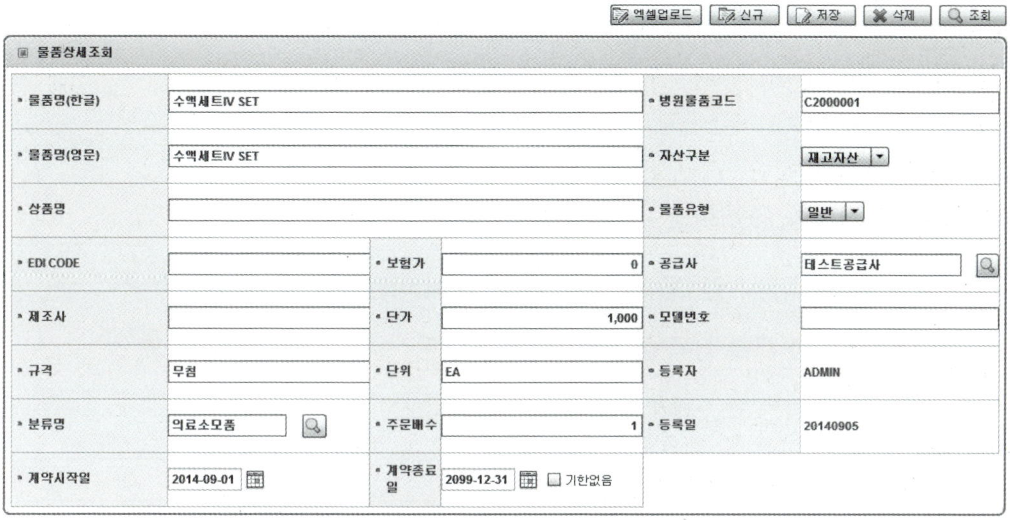

[그림 4-15] 물품코드 등록 마스터 화면(중소병원용 시스템)

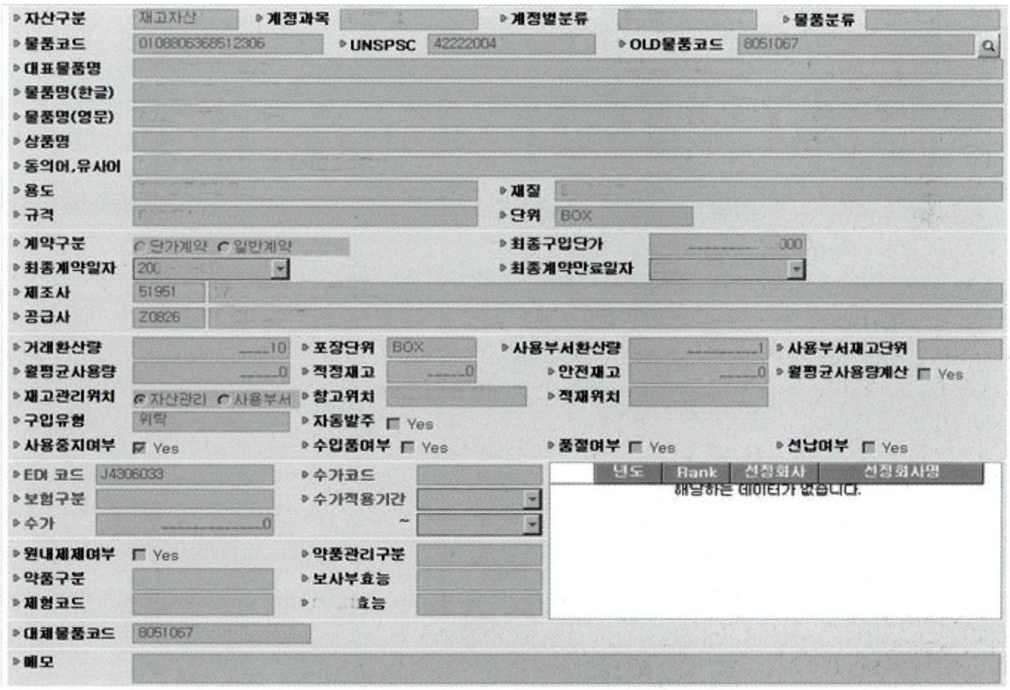

[그림 4-16] 물품코드 등록 마스터 화면(대형병원용 시스템)

학습문제

학습목표	1. 병원물품 표준화의 문제점과 물품분류체계의 종류와 중요성에 대해 학습한다.

1. 병원물품 표준화와 분류체계 현황에 대한 문제점을 기술하시오.

2. 국제적인 분류체계인 GS1과 UNSPSC에 대해 아는 대로 기술하시오.

3. GSI에서 정한 개별 상품을 인식하기 위한 상품식별 코드를 무엇이라고 하는가?

4. GS1에서 정하는 표준체계의 종류를 기술하시오.

5. EDI코드에 대한 설명 중 올바른 것은?

① UN에서 정한 물품분류체계
② 전자문서교환을 위한 기호
③ 건강보험에서 정한 보험급여가 되는 물품
④ 각 병원이 자체적으로 정한 물품분류체계

6. 다음 문제를 보고 보기에서 해당하는 번호를 찾아 쓰시오.

① GMDN ② RFID ③ GTIN ④ GS1 ⑤ UMDN ⑥ bar-code ⑦ UNSPSC

1) 표준화 국제기구에서 정한 분류체계에 따라 각종 물품에 대해 정해져 있는 분류번호를 모두 고르시오 (,)
2) 의료장비의 국제적 분류체계를 모두 쓰시오 (,)
3) 물품관리 표준화를 위해 분류체계를 만들고 관리하는 국제기구는? ( )
4) 물품관리 자동화를 위한 물품 인식기술은? (,)

7. 국제기구에서 정한 이 세상에 존재하는 모든 사물에 대한 분류체계로 나라장터나 병원협회, 서울대학병원에서 사용 중인 분류체계는?

① EAN ② ICD ③ UNSPSC ④ NFC

학습문제

8. 다음 중 의료분야에 있어서 물품인식이나 바코드, 전자상거래, 전자문서교환 등에 있어 국제적인 표준을 만드는 기구는?

① WHO　② EDI　③ ICD　④ GS1

9. 다음 중 GS1에서 정한 물품분류체계는?

① EAN　② ICD　③ UNSPSC　④ GTIN

학습목표	**2.** 병원별로 작성되는 병원물품 분류체계에 대해 이해한다.

10. 각 병원에서 사용하는 코드체계의 예를 하나만 들고 각각의 기호가 무엇을 뜻하는지 쓰시오.

학습목표	**3.** 병원물품 등록을 위한 사용자별, 물품코드별, 부서별, 거래처별 마스터 작성법을 습득한다.

11. 병원물품 마스터 등록시 몇가지 마스터를 등록해야 하는지 열거하시오.

12. 보험 청구시 물품의 EDI코드가 왜 필요한지 기술하시오.

13. 물품코드 등록시 물품속성과 관련하여 필요한 정보에 대해 아는 대로 기술하시오.

객관식 문제 정답　5. ③ 6. 1) ③, ⑦ 2) ①, ⑤ 3) ④ 4) ②, ⑥ 7. ③ 8. ④ 9. ④

제 5 장

재고관리와 실사

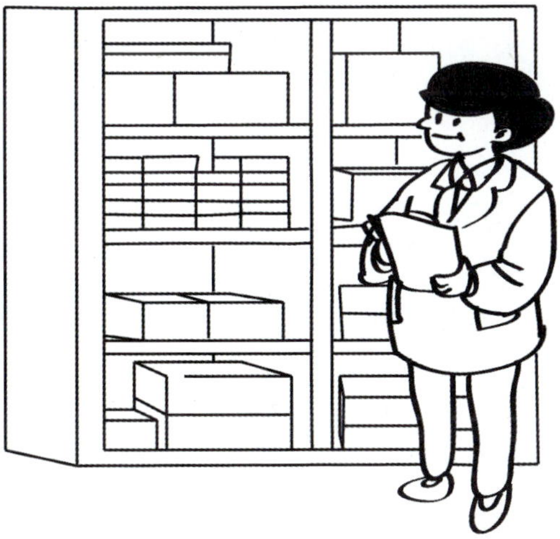

학습목표

1. 재고관리의 규칙과 목표를 이해한다.
2. 기말재고자산을 평가하고 재고자산의 단가를 결정할 수 있다.
3. 재고실사를 진행하고 실사보고서를 작성할 수 있다.
4. ABC 분석, 선납제도, 구매대행 등 재고관리의 기법에 대해 이해한다.
5. 적정재고를 유지하기 위한 안전재고, 발주주기와 경제적 주문량에 대해 이해하고 이를 계산할 수 있다.

■ **재고자산** : 판매를 위해 보유하는 완제품, 생산과정에 있는 재화, 원재료, 그리고 판매될 제품을 생산하는 과정에서 소비될 재화 등을 포함해서 기업이 보유하고 있는 자산 품목을 말한다.

■ **재고실사** : 실제 상황이나 실물을 조사하거나 검사하는 것, 현재 보유하고 있는 물품(재고)을 실제로 확인하는 것을 말한다.

물품코드가 모두 등록이 되면 물품청구서나 구매요구서의 기초가 되는 물품의 재고를 파악해야 한다. 물품코드가 있는 경우는 물품을 납품할 거래처가 확정되고, 개별 품목에 대한 단가계약이 모두 이루어져서 언제든지 정상적으로 물품이 납품될 수 있는 상태를 말한다.

1. 재고자산관리의 개요와 재고실사

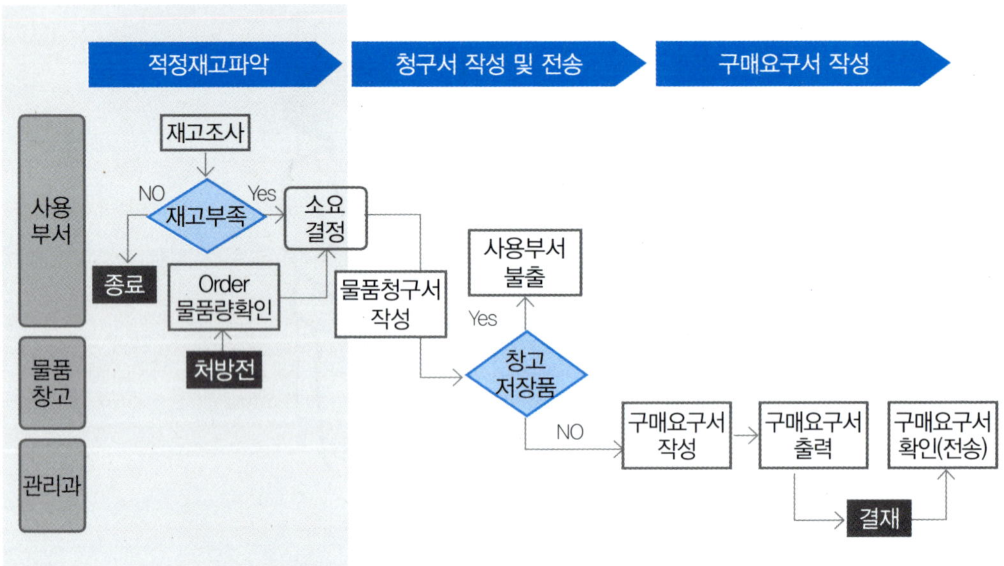

[그림 5-1] 재고자산관리 업무의 흐름

물품관리자는 병원에서 사용하는 물품에 대해 재고가 적정한 수준을 유지하고 있는지 장부에 기재된 수량과 실제 재고수량이 맞는지 수시로 파악하여 대비해야 한다. 재고를 정확히 파악하고 있어야 사용량과 대비하여 재고가 부족하면 물품을 청구하거나 필요한 경우 구매요구를 할 수 있다. 병원의 창고면적은 제한되어 있으므로 많은 양의 물품을 저장하기 어렵고 병원의 자금여력에도 한도가 있으므로 경제적인 재고수준을 유지하여야 한다. 이를 위해 월평균사용량, 발주점, 경제적 주문량, 안전재고량 등의 정보를 감안하여 적정재고 수준을 정한다. 정량 보충 제도를 도입하고 있는 경우에는 매달 사용 부서별로 평균사용량을 측정하여 적정재고 수준을 정한다.

1) 재고관리의 규칙

(1) 물품은 사용목적과 처분방법에 따라 의약품, 진료재료, 직물, 비품, 소모품, 식자재, 유류, 시설자재 및 기타 등으로 분류하여 취급한다.
(2) 물품출납 담당은 그 소속기관의 예산과 사업의 예정에 따라 취득할 필요가 있는 물품의 수급계획을 작성한다.
(3) 사용부서의 장이 물품을 청구할 때에는 예산범위 내에서 청구한다.
(4) 물품 청구를 할 때 사용부서는 물품청구 대장을 비치하고 청구한 물품을 기장한다.
(5) 물품관리원은 물품청구서에 의한 출납요청을 한다.
(6) 청구부서의 사용자가 물품을 인수하고자 할 시는 물품청구서와 현품을 대조 확인하고 수령증에 날인한 후 인수한다.
(7) 물품은 항시 사용 또는 처분할 수 있도록 병원 내에 보관한다.
(8) 취득한 물품은 인수 즉시 지정된 보관장소에 보관한다.
(9) 물품출납담당은 물품출납부를 비치하여 보관한 물품의 출납사항을 기록 유지한다.
(10) 보관한 물품의 출납사항을 품목별 수불자료를 비치 · 정리한다.
(11) 물품수불 사항을 금액으로 표시 익월 초에 소속 기관장에 보고서를 제출한다.

2) 재고관리의 목표

(1) 최소한의 재고자산으로 운영하는 것
(2) 사용자 불편 최소화와 행정비용을 감소시키는 것
(3) 적량, 적정한 품질의 물품을 적시에 또한 적가로 진료에 조달하는 것

3) 재고관리 기준

(1) 기능적 관점에서의 재고

① 수술처치와 검사과정에 이르기까지 진료활동에서 직 · 간접으로 사용되는 물품
② 불확실한 요구와 수요에 대비하기 위하여 병원에 저장시켜 놓은 물품
③ 임상진료과, 검사실 물품들에 한정되지 않고 창고, 저장소, 중앙공급실 등 독립된 부서들에 저장된 일회용 사무용품까지 다양한 물품들로 구성

(2) 재무적 관점에서의 재고

① 판매할 재화나 서비스의 생산을 위하여 곧 소비될 유형의 동산에 속하는 항목

② 병원회계 준칙에서 재고 재산은 약품, 진료재료, 저장품, 의료부대물품 등으로 분류

(3) 물품의 재고화 기준(Y대학병원 사례)

① 여러 부서(5개 이상)가 공통으로 필요한 물품

② 매월 정기적으로 청구가 발생하는 품목

③ 사용 빈도수가 많은 물품

④ 구입단가가 10만원 이하인 물품

⑤ 월 구매 금액이 100만원 이상이면서 수급상 긴급성이 요구되는 물품

⑥ 위 '물품 재고화 기준' 중 2가지 이상을 만족한 경우에 재고화 하는 것을 원칙으로 하되 아래의 경우에도 재고화 하여 관리할 수 있다.

⑦ 1~2개 부서가 사용하더라도 물품의 특성상 병원에서 재고가 소진되면 진료에 차질이 우려되는 품목

⑧ 물품을 재고화 함으로써 관리부서 및 납품업체, 사용부서의 행정 업무가 단순화되고 명확해지는 것이 인정되는 품목

⑨ 재고화 함으로써 비용 감소 효과가 발생하는 품목

⑩ 비수가 품목 중 수탁 관리가 가능한 품목

4) 의약품의 재고관리

(1) 품목수

의약품은 환자진료에 필수적인 것으로 병원에서 사용되는 의약품 수는 약 1,000~2,000여 개 품목으로 거래품목 수는 많은데 비해 소모량은 소량으로 진료지원을 위해서는 소량이라도 확보하여 긴급 및 비상사태에 대비하여야 한다(유승흠, 1998).

(2) 사용금액

병원에서의 의약품 사용금액은 병원 규모에 따라 다르지만 월 수십억에서 많게는 백억대에 달하고, 약품비가 차지하는 비중은 병원 재료비의 50~80%를 차지한다.

(3) 월말재고금액

병원규모에 따른 월말 재고금액도 수억에서 수십억에 이르고 있으며, 500병상 이하의 병원의 경우 5억 미만 800병상 이상의 대형병원에서는 20억 이상의 재고를 보유하고 있는 병원들도 존재한다. 그러나 병원의 규모와 상관없이 관리방법에 따라 월말 재고금액에 많은 차이가 나는 실정이다.

(4) 창고재고수준

약품 창고에 있어서는 병원의 규모가 커질수록 재고를 많이 가지고 있는 경향이 있는데 대부분의 병원이 7~10일분의 재고를 보유하고 대형병원의 경우에는 10일분 이상의 재고수준을 소유하고 있는 곳도 있으며 병원에 따라서는 소규모의 병원인 경우 창고가 없는 곳도 있다. 재고보유일수에 있어서는 국공립병원이 사립병원에 비해 보유일수가 긴 경향이 있다.

(5) 안전재고의 관리

평균 안전재고 일수는 대부분의 병원이 일주일을 단위로 하고 있으나 그 이상이나 그 이하의 병원도 다수 존재한다. 안전재고자체를 도입하지 않고 그때그때 상황에 따라 관리하는 병원도 많다. 안전재고관리를 위해 사용량 통계의 분석을 통한 정기적인 보정작업이 필요하다. 실제로 사용량 통계를 통한 보정작업은 대형병원을 통해 이루어지며 중소병원의 경우 이러한 작업이 수행되지 못하고 있다.

안전재고를 기준으로 한 자동발주는 병상수가 큰 대형 병원을 중심으로 이루어지고 있으며 규모가 작은 병원에서는 안전재고의 개념이 희박하고 실제 이러한 사용량 통계에 의한 안전재고 기준의 발주 작업 등이 이루어지기 어려운 환경이다.

(6) 약품 재고조사

대부분의 병원 모두가 정기적으로 재고 품목 및 양을 확인하지만 확인 빈도는 '매월' 실시하는 경우가 대부분이다. 드물지만 수시 혹은 주단위로 재고조사를 실시하는 병원도 있다. 의약품 재고관리를 위해 전산 시스템을 도입하고 있는 병원이 증가하고 있는 실정이다. 재고조사와 관리를 위하여 바코드 도입을 검토하고 있는 병원도 증가하고 있다.

(7) 경제적 주문량

안전재고량은 물품을 주문한 후의 납품기간을 감안한 재고량이며 경제적 주문량은 재고관리비용과 주문비용을 감안하여 가장 비용이 적으면서 효율적으로 관리할 수 있는 주문량이다. 창고 크기, 주문횟수, 발주비용, 납기, 재고관리비용 등을 감안하여 경제적 주문량을 결정한다.

5) 기말재산의 평가

물류관리 부서는 재고자산의 입고와 출고를 카드에 기록한 후 이를 집계하여 수불부를 작성해야 한다. 재고자산 수불부를 작성하려면 기말에 남아있는 재고수량과 단가를 알아야만 한다. 재고자산의 수량을 결정하는 방법에는 실제 재고조사법과 계속기록법이 있으며 재고단가의 결정에는 개별법, 선입선출법, 후입선출법, 평균법 등이 있다.

(1) 재고자산의 개념

병원의 정상적인 진료활동에서

① 진료목적으로 보유하고 있는 자산

② 진료할 재화나 서비스를 위하여 곧 소비될 유형의 동산을 의미

(2) 기말재고자산 평가 공식

기초 재고자산 + 당기매입 재고자산 − 당기소모 재고자산 = 기말 재고자산

(3) 기말재고자산 평가방법

① 기말재고 수량 결정방법

㉠ 실제재고조사법 : 전기이월재고액 + 당기매입량 − 기말재고량 = 당기소모량

㉡ 계속기록법 : 전기이월재고액 + 당기매입량 − 당기소모량 = 기말재고량

② 기말재고 단가 결정방법

㉠ 선입선출법은 먼저 입고된 재료가 먼저 출고된다고 보고 계산하는 방법으로 인플레시에는 재료비가 과소 계상되어 가공이익이 발생할 우려가 있으며 디플레이

션시에는 반대로 재료비가 과대 계상되어 이익이 줄게 될 우려가 있다.

㉡ 후입선출법은 가장 뒤에 입고된 재료가 가장 먼저 출고된다고 보는 개념으로 선입선출법과 반대로서 인플레시에는 재고액이 적게 계상되고 당기 재료비가 과대 계상되어 이익이 과대 계상된다

㉢ 이동평균법은 재료의 입 · 출고가 있을 때마다 재고액을 재고수량으로 나누어 단가를 산출하는 것으로 컴퓨터 시스템에 의하여 재고관리를 하는 경우가 아니면 적용하기 곤란하다.

③ 총평균법

㉠ 입출고시마다 단가를 계산하기가 번거로우므로 일정기간 동안의 총 매입액을 총 매입 수량으로 나누어 단가를 산출하고 이것을 소비량과 재고량에 동일하게 적용하는 방법

㉡ 기간평균법이라고도 하며 가장 많이 채택하고 있는 방법

④ 최종매입원가법

㉠ 기업회계에서는 원칙적으로 인정하지 않고 있으나 업체에서 재고자산평가를 위한 일관된 기준이 설정되어 있지 않을 경우 세법에서 강제 적용하는 방법

㉡ 재고자산평가 시에 최종 매입한 물품단가를 적용함으로써 인플레시에는 재고자산이 과대 계상되고 재료비는 과소 계상되어 가공이익이 발생

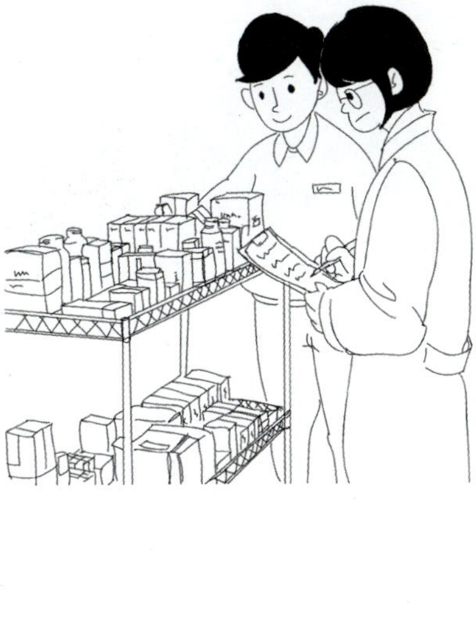

6) 재고실사

(1) 재고실사의 개념

① 재고실사(Physical Inventories)는 훌륭한 내부 통제를 위하여 적어도 1년에 한 번 이상 부서별 혹은 품목별 수량 확인을 말하며, 물품 창고와 같은 재고관리 부서뿐만 아니라 각 사용부서의 재고실사를 포함한다.

② 재고실사란 말은 실제 수량의 확인뿐만 아니라 확인된 수량을 금액으로 환산하고 요약하여 그 결과를 계정 잔액과 비교하는 모든 절차를 포함한다.

③ 재고 실사반은 재고실사를 한 번에 전부 실시하는 것은 대단한 작업이고 또한 여러 부서 담당자들의 상호 협조가 필요하기 때문에 창고 담당부서의 직원들로만 구성할 것이 아니라 감사부서나 사용자들을 참여시켜 구성하는 것이 타당하다.

④ 창고 실사와 사용부서 재고실사를 구분하여 연간 계획 혹은 정기 감사 등을 활용하여 실시하는 것이 좋다.

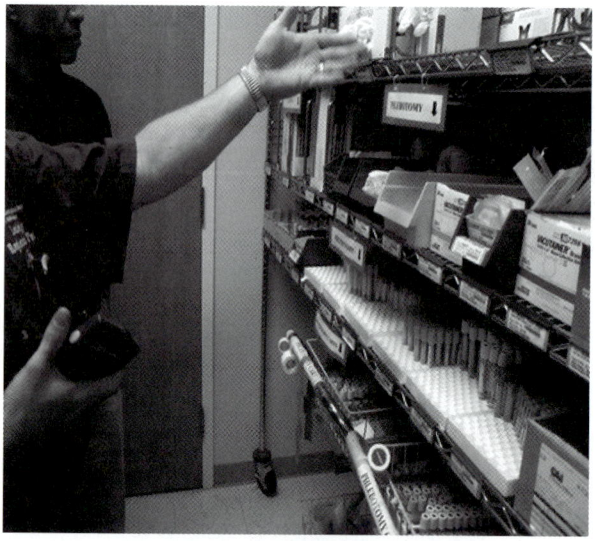

[그림 5-2] 바코드에 의한 재고조사

(2) 바코드에 의한 재고실사

병원에서 사용되고 있는 물품은 종류가 많고 계속되는 입 · 출고와 소모실적에 관한 내용을 일일이 기록해야 하기 때문에 많은 시간과 인력과 비용을 소모하게 된다. 이러한 물류관리시스템의 효율화를 위해 반드시 검토되어야 하는 것이 방대한 진료재료품목의 데이터 관리에 관한 것이다. 컴퓨터에 데이터를 입력하는 전통적 방법은 종이에 기록된 정보를 키보드를 이용하여 수동으로 입력하는 것이다. 이 경우 데이터입력 에러가 발생하며 데이터수집에서 자료작성에 이르기까지 처리시간이 길어지는 등 데이터의 신뢰성이 떨어지고 정보이용시간이 늦어지게 된다.

바코드에 의한 방법은 상대적으로 도입 가격이 저렴하고 높은 판독성공률과 안정성으로 인해 슈퍼마켓의 POS시스템으로부터 시작하여 전 산업계에 응용되고 있는 기술로 현재 대중적인 자동인식기술의 중심으로 자리 잡고 있다. 의료분야에서는 이를 POC(Point of Care)라고 부른다.

※ **POS(Point of Sale System) 시스템** : 판매시점 정보관리 시스템. 유통업체 매장에서 판매와 동시에 품목, 가격, 수량 등 유통정보를 입력시켜 컴퓨터를 이용, 각종 자료를 분석 활용할 수 있는 유통시스템. 판매정보 입력을 쉽게 하기 위해 상품 포장지에 고유 마크(바코드)를 인쇄하거나 부착시켜 판독기(스캐너)를 통과하면 해당 상품의 각종 정보가 자동적으로 메인컴퓨터에 들어가게 된다. 유통업체는 이 정보를 활용해 수시로 매출동향을 파악하는 것은 물론 재고를 적정수준으로 유지하고, 잘 팔리는 상품의 진열을 확대하는 등 상품관리 · 업무자동화를 추진한다.

의료계에서도 입력수단으로서의 바코드에 대한 관심이 고조되고 있어 대형병원을 중심으로 임상병리검체관리와 의무기록실 챠트 관리에 바코드시스템이 도입되고 있으며 정부에서도 의약품에 바코드표시를 의무화하고 이어서 의료재료품목도 바코드시스템을 도입해 나갈 예정에 있는 등 병원에서의 바코드도입이 본격화될 전망이다.

(3) RFID에 의한 재고실사

과거에는 수작업을 통한 자산관리를 했는데 현재 바코드 및 전산에 의한 관리를 하고 있으며 미래에는 RFID를 통한 자산관리가 이루어질 것이다. RFID(Radio-Frequency IDentification)는 자동인식기술의 하나로서 무선전파를 이용한 비접촉식 인식시스템이다.

RFID가 도입되면 다음과 같은 업무 프로세스 개선효과를 볼 수 있다. 의료장비 확인시간 단축으로 응급환자의 의료서비스 수준을 향상시키고 업무생산성을 향상시킬 수 있다. 검수업무의 정확도를 상승시킴으로 작업자 수작업항목을 최소화함으로 인한 작업오류 감소, 창고업무의 생산성 향상, 재고현황 조사 효율성 증대로 빠르고 정확한 재고현황 조사를 실현하고 전산재고와 실물재고의 동기화 수준을 향상시키고 전반적인 창고업무 효율성을 상승시킬 수 있다.

효율적인 재고관리를 통해 적정 재고를 확보함과 동시에 재고비용을 최소화하려는 노력은 병원경영 측면에서 대단히 중요한 일이다. 병원에서의 재고관리는 일반 공산품과는 달리 법적 제도적 규제는 물론, 특수성과 사용의 복잡성 등으로 인해 수요 예측이 어려워 여러 가지 이론적인 재고관리 기법에도 불구하고 실제로 효율적인 재고관리 모형을 구축하는 것이 쉽지가 않다. 또한 병원에서 사용되는 물품의 품목 수는 병원 규모에 따라 다르나 많게는 2000 품목 전후에 달하고 있으며, 품목수가 증가할수록 재고부담을 최소화 하면서 재고부족이 일어나지 않게 관리한다는 것은 더욱 어려워지게 된다. 따라서 무엇보다 효율적인 시스템 구축이 절실히 요구된다고 할 수 있으며, 재고관리 업무의 자동화를 통해 소요시간을 단축하고, 절약된 시간을 임상업무에 활용하는 것도 바람직하다고 할 수 있다(Toshio AWAYA etal, 2005).

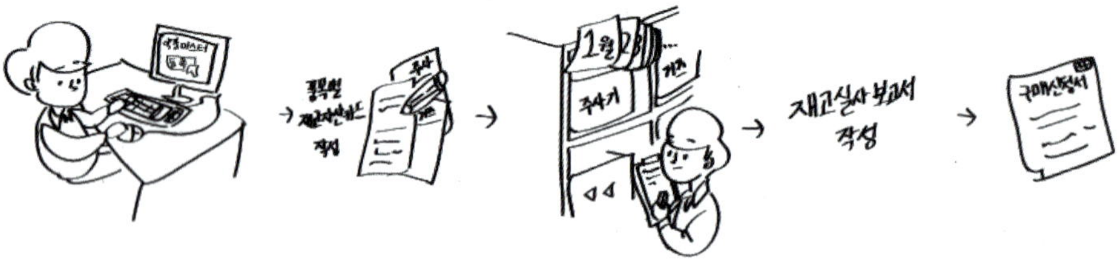
품목별
재고실사카드
작성
주사기
재고실사 보고서
작성
구매신청서

2. 재고관리 기법

1) ABC분석

[표 5-1] ABC분석에 의한 품목별 사용금액

분류	품목수	사용금액 비율
A품목	5~10%	70~80%
B품목	10~20%	15~20%
C품목	70~80%	5~10%

ABC분석방법이란 주요품목을 중점적으로 관리함으로써 노력과 비용을 줄이고 반면에

최대의 관리효과를 얻고자 하는 기법이다. 이것은 경제학자인 Vilfredo Pareto에 의해서 개발된 것으로서 일명 "파레토법칙"이라고도 한다.

그 내용을 간략하게 살펴보면 병원에서 소비하는 모든 물품을 품목별 재료비가 큰 것부터 차례로 나열한 다음 위에서부터 전체품목수 중 10%에 해당하는 품목까지의 재료비를 모두 합하면 전체 재료비의 70% 내외에 달하게 되고, 20%에 해당하는 품목까지의 재료비를 합하면 전체 재료비의 90% 내외에 달하게 된다. 따라서 나머지 품목의 수는 전체의 80%를 차지하지만 금액으로 보아서는 전체의 10% 내외에 불과하다는 것이다. 그러므로 주요품목에 해당하는 10~20%의 품목에 대해서만 집중적으로 관리하면 전체 금액의 70%~90%를 집중적으로 관리하는 것과 같은 효과를 얻을 수 있어서 매우 효과적으로 관리할 수 있다. 이 때 위에서부터 10%까지의 품목을 A품목, 10~20%까지의 품목을 B품목, 나머지를 C품목이라 한다. ABC분석방법에 의해 재고조사를 할 때 품목수에 있어서는 전체 가짓수의 5~10%에 불과하나 사용금액 비율에서는 70~80%를 차지하는 A품목을 중점적으로 실사하고, 나머지 품목에 대하여는 상대적으로 비중을 낮추어 조사하는 방법을 쓰면 효과적이다.

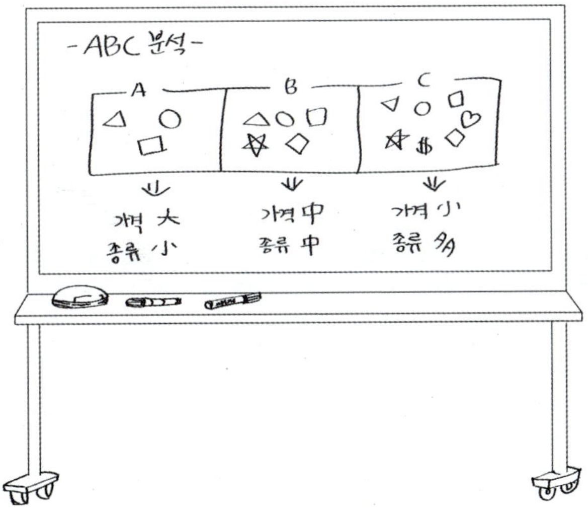

2) 바코드와 RFID(Radio Frequency Identification)에 의한 재고관리

바코드를 이용한 재고관리는 데이터를 직접 입력하는 방식보다 속도가 빠르고 정확하기 때문에 효율적인 업무처리가 가능하고 오류를 줄여준다. RFID는 일종의 소형 반도체 칩을 이용해 제품의 생산에서 폐기에 이르기까지 발생하는 모든 정보를 태그에 저장하고, 무선 주파수를 이용한 판독기(Reader)를 통해 정보를 수집하는 시스템이다. 따라서 RFID를 재고관리에 활용할 경우 재고 유지비용과 재고 조사비용을 감소시키고, 재고 파악에 드는 비용과 시간을 단축시킴으로써 효율적 재고관리가 가능할 것으로 전망된다(전웅기, 2006). 그러나 RFID시스템을 도입하기 위해서는 장비투자와 소프트웨어 구입과 관련된 초기비용이 많이 소요되기 때문에 전체 의약품에 대한 적용과 병원에서의 재고관리에 실용화되기까지는 많은 시간이 필요할 것으로 생각된다.

(1) 바코드

세계적으로 여러 종류의 바코드 심볼로지가 사용되고 있다. 자동차업계에서 사용하는 Code 39를 비롯하여 미국에서 사용되는 UPC와 유럽의 EAN, 이를 토대로 한 우리나라의 KAN과 일본의 JAN코드가 있고 이외 Codabar, Code 128 등과 CS1-128을 이용하여 최근 범세계적인 표준으로 자리잡고 있는 EAN 128 등 다양한 형태의 심볼로지가 목적과 용도에 따라 사용되어지고 있다.

의료분야에서의 바코드의 용도로는 취급방법을 약품, 장치에 부착하여 위험물 관리가 가능하며 방사성동위원소, 감염액, 주사기 등의 폐기물관리와 챠트관리, 검진시스템, X선 필름관리, 급식관리, 물품수 · 발주업무, 배송 · 검품업무, 단품관리, 약품혼주관리 등이 가능하다.

[표 5-2] 바코드의 형태

	EAN, UPC	표준 ITF	CODE 128	CODE 39	CODABAR(NW-7)
특징	• 만능 독취 방향성 • 복수 사용 가능	• 기록밀도가 높다. • 인쇄 조건이 나빠도 인쇄 가능	• 세계적으로 이용이 시작된 새로운 심볼 • 기록 밀도가 가장 높다. • 체크 디지트도 신뢰성이 가장 높다.	• 숫자, 기호 외에 영대문자가 표현 가능 • 체크디지트의 신뢰성이 높다.	• 숫자의 몇 가지 기호 표현 가능 • 다소 인쇄 조정가능 나빠도 독취 가능
심볼로지	(01)23456789012345(67)89	1 88 01234 56789 0	(01)98801234567896(10)ALINE55		A22649143B

정보를 바코드로 표시하는 방법에는 여러 가지가 있는데 이를 정한 규칙을 바코드 심볼로지라고 한다. 2차원카드사용에 의해 1차원 바코드의 부족한 점을 보완할 수 있는데 앞으로 의료분야에서의 2차원코드 이용이 기대되는 분야는 임상 검체 검사관리, 처방전 자동입력시스템, 수혈혈액 조회시스템, 환자접수 등록시스템, 당뇨병환자 복약지도 시스템, 노인의료서비스 시스템 등이다. 실제로 영국병원에서는 처방전에 2차원 바코드를 사용(PDF 417)하고 있으며 일본의 대학병원에서는 퇴원 시 환자의 주소, 성명, 퇴원 시 검사결과 약력 등의 정보를 PDF에 엔코드 한 카드를 발행하여 환자에게 건네준 다음 재내원했을 경우 그 PDF카드를 접수에서 읽어 복약지도와 동시에 약을 건네주고 있다. 병상이 악화된 환자는 재입원할 때 등록하는데 참고가 된다. 이 경우 과거의 챠트를 찾지 않고도 간단하게 복약지도가 가능한 것이 장점이 된다.

(2) RFID의 의료에 적용사례

건강관리(Heath Care)는 위변조 방지와 시설이용을 위한 식별 수단을 제공하는 팔찌 형태로 환자에게 제공되는데, 많은 알츠하이머 환자 수용시설에 적용되고 있다. 그 밖에도 병원은 검사물, 수혈용 혈액 등의 추적에 RFID를 바코드 대신 적용할 수 있다. 의약품의 발주, 제약회사로 부터의 출하, 병원에의 입하, 병원 내에 있어서의 약제 사용에 이를 때까지의 병원 내외 모든 흐름을 추적하는 것이 가능해진다.

약품명, 유효기간, 로트 번호 등의 고유의 정보로부터 의약품 검색으로 의료과오의 리스크를 줄일 수 있다. 약제의 오염이나 변질이 발견되었을 경우, 병원이나 제약회사는 재빠르게 검색을 행해, 해당하는 의약품이나 그 재고 상황 정보를 확인 · 공유해, 투약의 중지나 약제의 회수 및 약제가 투여된 환자들에 대한 대응을 신속히 실시할 수 있어 피해를 최소한에 그치게 할 수 있다.

3) 공급자 주도 재고관리(VMI : vendor-managed inventory) 시스템

최근에는 병원 물류 효율화와 관련하여 공급자 주도 재고관리(VMI) 시스템이나 전문물류 업체 및 도매상에 의한 위탁관리 필요성도 제기되고 있다. VMI 시스템은 공급자가 직접적으로 소매점의 재고수준에 대한 정보에 접근할 수 있으며, 이를 바탕으로 필요한 재고 보충 계획을 세우게 된다. 즉, 재고관리를 공급자인 도매업체가 하는 것으로, 품절을 감소시키고 발주과정을 필요 없게 하며 과잉재고를 방지할 수 있다. 그러기 위해서는 공급자와 정보를 실시간 공유해야 하며, 상호간에 파트너십을 통한 시너지 효과를 기대할 수 있다(권오순, 2008).

4) 선납제도

효율적인 재고관리를 위해 최근 선 사용 후 정산제도라 할 수 있는 선납제도를 운영함으로써 약품관리실(약품창고의 재고를 제로(zero)화), 조제실 재고만을 병원 자산으로 운영한 사례가 소개된 바 있는데 여기에서는 이를 통해 불용 자산을 줄이고 재고 부담 때문에 재고를 두지 못했던 고가의 응급의약품이나 사용부진 의약품의 공급이 원활해져 진료과의 만족도가 상승한 것으로 보고하고 있다(최단희 외, 2009).

5) 전담 의약품 공급업체 선정

의약품의 재고비용을 줄이기 위해 여러 도매업체에서 납품을 받던 의약품을 하나의 도매업체를 선정하여 의약품 공급을 전담하게 하고, 병원내의 한 공간을 병원과 계약한 도매업체에 임대하여 약품창고로 사용하게 한다. 그리고 주별 대량 발주를 일별 소량 발주로 변경하여 매일 필요한 약품만을 납품하도록 하여 약품 재고비용을 줄이는 방법을 사용하고 있다.

6) 소모품 구매대행(MRO : Maintenance, Repair, Operation)

소모품의 경우에는 인력과 재고비용을 줄이기 위해 병원내의 한 공간을 병원과 계약한 구매대행(MRO) 업체에 임대하고, 병원에서 사용하는 치료재료와 소모성 자재를 구매하여 납품하게 하거나, 물품을 청구한 각 부서로 배송하게 하는 업무까지 위임하여 운영하는 병원이 늘어가는 추세에 있다.

3. 적정재고

1) 정의 및 내용

적정재고란 수요의 서비스 수준을 만족시키면서 발주비용, 재고유지비용, 재고부족으로 인한 손실을 최소화하는 것을 말한다. 적정재고를 산출하기 위한 고려요소로는 입력자료로서 재고관련비용, 조달기간(Lead Time), 수요량(Demand)이 있고 산출자료로서는 1회 주문량을 얼마로 하여야 하는가? 언제 주문하여야 하는가? 어느 정도의 재고수준을 유지하여야 하는가? 하는 문제가 있다(염용권, 1998).

2) 발주모형

적정한 재고수준을 유지하기 위해서는 일정한 시점에 일정한 양을 주문하여 적정한 재고를 확보하여야 한다. 이러한 발주모형에는 계속적으로 재고수준을 파악하여 정해진 수준(발주점)에 이르면 미리 정해진 수량(경제적 주문량)을 발주하는 방법(정량발주모형)과 일정시점마다 최대재고수준까지 즉(최대재고량−현재고량)을 발주하는 방법(정기발주모형), 주기적으로 재고수준을 파악하지만 미리 정해진 수준(발주점) 이하일 때만 최대재고수준까지 발주하는 방법(절충형 발주모형) 등이 있다.

3) 재고관련 비용

(1) 발주비용

① 입찰비용, 신용장 개설비용, 통신료 등 주문과 관련해서 발생되는 비용
② 물가조사비, 거래처 신용조회비용 등 가격 및 거래처에 대한 조사비용

(2) 재고유지비

저장장소의 임대료, 유지경비 보관료, 재고와 관련된 보험료 및 세금, 인건비 등의 보관비용

(3) 재고부족으로 인해서 발생되는 손실

4) 적정재고량의 산출

병원에서 필요한 물품(약품, 진료재료, 의료소모품)의 적정재고량을 산출하기 위해서는 환자구분별(외래, 입원), 환자종류별(건강보험, 산재보험, 자동차보험), 진료과별로 환자당, 진료건당 필요한 수량을 산출해야 한다. 또한 계절별로 기간별로 수요의 추세변동을 분석하여 적정한 재고수준을 확보하여야 한다. 일반적인 적정(안전) 재고의 계산은 3개월 소모량을 가지고 월평균 소모량을 계산하고 이를 다시 4로 나누어 주단위로 평균 소모량을 계산한다.

보다 정확한 계산을 위해서는 발주비용, 재고유지비용, 재고부족으로 인한 손실 등을 고려하여 다음과 같이 경제적 발주량을 산출한다.

(1) 재고부족이 허용되지 않는 경우의 경제적 적정재고량(EOQ : Economic Order Quantity)

$$\text{경제적 적정재고(발주량)} = \sqrt{\frac{2DC}{PH}}$$

D = 년간 소요량

C = 1회발주비용

P = 구매단가

H = 단위당 연간 재고유지비율

(2) 적정재고를 유지하기 위한 발주주기는 다음 식에 의해 계산한다.

$$\frac{EOQ}{D} \text{ 혹은 } \sqrt{\frac{2C}{PHD}}$$

(3) 수요가 변하고 조달기간이 일정한 경우의 재고부족에 대비하기 위한 최소한의 재고수준은 다음 식에 의해 계산한다.

(최대1일 소요량－평균 1일 소요량)×조달기간

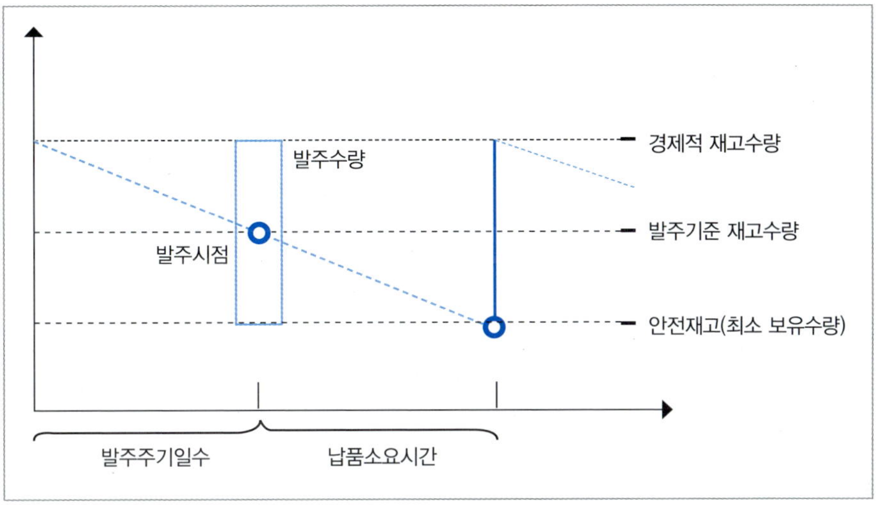

[그림 5-3] 적정재고관리 모형

※ 출처 : 염용권, 적정재고관리모형, 물자관리 과정, 한국보건의료관리연구원, 1986.

실무 재고자산관리와 실사업무 처리

각 부서에서 물품관리 담당자가 물품청구나 구매요구를 하기 위해 수행하는 재고파악이나 병원의 내부감사 차원에서 재고조사반을 구성하여 수행하는 각 부서의 재고실사 방법은 기본적으로는 동일하다. 이 과정을 수행하기 위하여 부서별 물품 리스트, 부서별 현재고 목록, 기초재고 수량, 재고자산 수불부, 사진(약품, 소모품, 장비) 등의 자료가 필요하다.

일반적으로 재고량을 파악하는 과정은 다음과 같다.

1) 매월 또는 매주 1회 실재고를 소모품별로 계수하여 전산상 재고 수량과 확인한다.
2) 재고파악 전 처방소모입력, 부서출고, 차용출고(차용입고)를 모두 전산에서 정리한다.
3) 전산에 등록되어 있는 현재고를 출력한 종이를 가지고 창고로 가서 재고량과 맞추어 본다.
4) 재고수량이 전산재고와 일치하지 않는 경우 입고, 출고 서류를 검토한다.

5) 누락 및 단위, 수량 오류를 확인하고 야간차용 등을 다시 확인한다.
6) 재고실사 시행 후 불일치 품목에 대해 의뢰가 올 때마다 창고의 재고를 다시 확인한다.
7) 수시로 소모품 수납장의 재고를 파악하여 적정재고량 보다 실재고가 부족한 소모품을 청구하면서 실재고를 기록한 후 실재고와 전산재고와 맞는지 확인하여 불일치 품목에 대해 위와 같은 방법으로 재고를 확인하여 오류를 바로 잡는다.

재고량을 파악하거나 재고실사를 처리하는 과정은 다음의 8가지 단계로 구분할 수 있다.

[1] 재고조사반을 구성하는 단계
[2] 입고량을 등록하는 단계
[3] 소모(사용)량을 등록하는 단계
[4] 부서별 재고물품의 현재고 목록을 확보하는 단계
[5] 장부상 재고와 실재고를 확인하는 단계
[6] 재고 수량의 차이를 정리하는 단계
[7] 보고서의 작성과 소모부진 품목을 처리하는 단계
[8] 재고파악 자료를 활용하는 단계로 이루어져 있다.

이제 각 단계별로 하나씩 확인해 보자.

[1] 재고조사반을 구성한다.

재고조사반을 구성하는 단계는 수작업이나 물류정보시스템의 영역이 아니므로 통합하여 설명한다. 재고조사반의 구성은 병원의 조직이나 내규에 따라 다르지만 다음의 자료를 참고하기 바란다.

1 재고실사 시 주의 사항

(1) 재고실사는 재고조사반을 구성한 뒤 부서별, 품목별로 재고실사를 실시한다.
(2) 실사 중에는 절대로 물품의 이동이 있어서는 안 된다.
(3) 재고실사 도중에 이동이 있을시 재고조사반에 통지하고 전표를 증거자료로 제시해야 한다.

(4) 재고실사를 시행한 날의 일시를 명확히 구분(Cut-off)하고 최종전표발생일을 확인한다.

(5) 재고실사를 완료한 후 재고실사 결과보고서를 제출한다.

2 재고조사반을 구성하여 재고실사를 실시한다.

(1) 재고조사반을 구성하여 1차 실사는 각 부서별로 시행하고, 2차 조사 시에는 물품관리부서 직원과 타부서의 직원이 참여하는 조사반을 구성하여 재고실사를 시행한다.

(2) 1차 실사는 해당부서 직원이 전 품목을 대상으로 정밀하게 재고실사를 하며, 2차 실사는 전체품목 중 10% 정도의 물품에 대해 시행한다.

(3) 재고실사는 년 1회 이상 시행하며 가능하다면 품목별, 부서별로 매월 실시하는 것이 좋다.

(4) 재고실사를 완료하면 재고실사반의 책임자는 재고실사보고서를 제출한다.

(5) 재고실사결과 잔고와 실사수량간의 차이가 없는 품목은 기재하지 아니하고 차이가 나는 품목은 다음과 같이 집계하여 보고한다.

(6) 재고실사가 완료된 후 원가적용의 가정에 따라 기말재고의 단가를 결정한다.

[서식 5-1] 재고실사 결과보고서

코드번호	품명	단위	장부상재고	실사재고	차이량	비고

[2] 입고량을 등록한다.

1 수작업으로 입고된 물품을 장부에 등록하는 단계는 물품청구서에 의해 물품이 입고되면 재고를 관리하는 물품장부에 물품코드를 하나씩 찾아가면서 입고된 수량을 기재하고 계산기를 이용하여 재고량을 등록한다. 물품장부는 대학노트나 금전출납부를 사용하며, 사용량이 많은 경우에는 3-4장을 사용하고, 사용량이 적은 경우에는 1장을 사용하게 된다. 물품 장부에는 물품의 이름을 기록한 견출지들이 부착되어 있어서 물품을 쉽게 찾을 수 있도록 도와준다.

[서식 5-2] 재고자산 관리카드

<table>
<tr><td colspan="11" rowspan="2">품　명 ________
규　격 ________　　단 위 ________
제조회사 ________</td><td colspan="3">안전
재고량</td><td colspan="3">경제적
주문량</td></tr>
<tr><td colspan="3">재주문점</td><td colspan="3">월평균
사용량</td></tr>
<tr><th rowspan="3">년월일</th><th colspan="5">입고</th><th colspan="5">출고</th><th colspan="3">재고</th><th rowspan="3">증빙서 No.</th><th rowspan="3">책임자</th><th rowspan="3">비고</th></tr>
<tr><th rowspan="2">수량</th><th rowspan="2">단가</th><th rowspan="2">금액</th><th colspan="2">누계</th><th rowspan="2">수량</th><th rowspan="2">단가</th><th rowspan="2">금액</th><th colspan="2">누계</th><th rowspan="2">수량</th><th rowspan="2">단가</th><th rowspan="2">금액</th></tr>
<tr><th>수량</th><th>금액</th><th>수량</th><th>금액</th></tr>
<tr><td></td><td></td><td></td><td></td><td></td><td></td><td></td><td></td><td></td><td></td><td></td><td></td><td></td><td></td><td></td><td></td><td></td></tr>
<tr><td></td><td></td><td></td><td></td><td></td><td></td><td></td><td></td><td></td><td></td><td></td><td></td><td></td><td></td><td></td><td></td><td></td></tr>
<tr><td></td><td></td><td></td><td></td><td></td><td></td><td></td><td></td><td></td><td></td><td></td><td></td><td></td><td></td><td></td><td></td><td></td></tr>
</table>

2 물류정보시스템을 사용하는 경우에는 물품을 수령한 부서에서는 장부 등록을 할 필요가 없다. 그 이유는 불출부서에서 물품청구서를 보고 출고로 등록하는 순간 청구 부서에서는 입고로 계산이 되어 자동으로 품목코드별 장부에 입고된 물품의 수량이 등록되고 재고량이 늘어나게 되기 때문이다. 그러므로 입고된 물품의 장부 등록은 8장에서 청구물품의 출고를 설명할 때에 자세히 하기로 한다.

[3] 소모(사용)량을 등록한다.

1 수작업으로 소모(사용)량을 파악하는 것은 매우 어려운 일이다. 해당 부서에서 사용하는 약품이나 소모품이 많고, 입원환자도 많다면 매일매일 소모량을 수작업으로 파악하기는 더 힘들게 된다. 그 이유는 환자에게 처방되어 사용된 약품이나 소모품을 파악하기 위하여 처방지나 물품전표를 하나씩 모아서 물품코드별로 정리하여 계산하려면 매우 많은 시간이 소요되기 때문이다. 해당 부서에서 근무하는 직원들이 모두 성실하고 정직하다는 전제하에 도난이나 손상된 물품은 하나도 없으며 환자에게 모두 정상적으로 투여되었다고 간주하고 계산한다.
해당 부서에서 가지고 있는 재고량을 먼저 확인하고 거꾸로 소모량을 파악하기도 한다. 정상적으로 처리해야 한다면 아래의 소모실적 보고서처럼 작업을 해야 하는 것이다.

[서식 5-3] 소모실적 보고서 (약품)

코드	품명	규격	단위	전월 재고량	당월 입고량	당월 소모량						당월 재고량
						1일	2일	3일	4일	→	합계	
	A정 50mg	정	BOX	50	100	5	10	7	5		90	60
	B캅셀 100mg	캅셀	DOZ	20	150	5	6	4	10		155	15
	C캅셀	캅셀	PAK	30	70	2	3	2	5		55	45
	D시럽	1mℓ	BOT	35	55	5	2	3	5		55	35
	E시럽	10mℓ	BOT	40	120	4	3	5	2		130	30
	F정	정	BOX	25	50	3	2	2	3		50	25
	생리식염수	1ℓ	BOT	100	550	20	10	15	30		580	80

2 물류정보시스템에서 소모(사용)량을 등록하는 방법은 전산개발이 어느 수준까지 진행되어 있는지에 따라 달라진다. 물류관리시스템과 처방전달시스템이 연동이 되는 경우에는 환자에게 처방되어 사용되는 약품과 소모품이 물류관리시스템에서 자동으로 차감되어 소모량이 파악되고 정리된다.

다만, 환자에게 비용을 발생시키지 않는 산정불가 품목으로 단가가 0원인 경우 처방전달시스템에는 물품코드가 존재하지 않고 물류정보시스템에서만 존재하므로 이 물품코드에 대한 소모품의 파악은 수작업으로 해야 하며, 물류정보시스템과 처방전달시스템이 연동되어 있지 않다면 소모품의 파악은 모두 수작업으로 해야 한다.

※ 산정불가 품목은 건강보험심사평가원에서 행위료에 재료대가 포함되었다고 유권해석을 내린 약품이나 소모품으로 환자에게 실제로 사용되기는 하지만, 비용을 산정할 수 없는 것을 말한다. 예를 들어 소변을 스스로 볼 수 없는 환자에게 장기간 사용하는 유치카테터는 행위료와 치료재료(실리콘 카테터)를 모두 산정하지만, 1회용으로 사용되는 도뇨관 삽입용 치료재료(넬라톤 카테터)는 행위료만 인정하기 때문에 재료대는 환자에게 비용으로 산정할 수 없으므로 처방전달시스템에는 수가가 0원이거나 물품코드 자체가 없고, 물류정보시스템에서만 치료재료 수가가 존재한다.

(1) 물류정보시스템에서 소모(사용)량을 등록하는 방법은 2가지가 있다.

① 처방전달시스템 자료를 가져와서 [처방소모입력] 프로그램으로 장부를 정리하는 방법

② 물품을 사용한 다음에 [부서출고]를 하여 장부를 정리하는 방법

(2) 환자에게 처방되고 소모(사용)된 약품이나 치료재료는 처방전달시스템(OCS)에 있는 자료를 물류정보시스템(ERP)으로 가져와서 [처방소모입력]이라는 프로그램을 이용하여 자동으로 재고 장부에서 사용내역을 정리할 수 있다.

[처방소모입력]을 하기 위해서는 처방전달시스템과 물류정보시스템이 연동되어 있어야 하고, 물품의 전산코드가 일치해야 한다. 처방전달시스템과 물류정보시스템에서 사용하는 코드가 다르다면 처방전달시스템에서 사용하는 코드가 물류정보시스템에 등록되어 있어야 한다. 이러한 조건이 충족되면 해당 정보를 확인하여 물류정보시스템으로 가져올 수 있다. 환자에게 처방되고 사용된 물품의 수량을 확인하기 위해서는 [처방소모입력] 프로그램을 실행시켜야 한다. 해당 일자에 환자에게 처방되고 사용된 물품은 다음과 같이 조회가 된다.

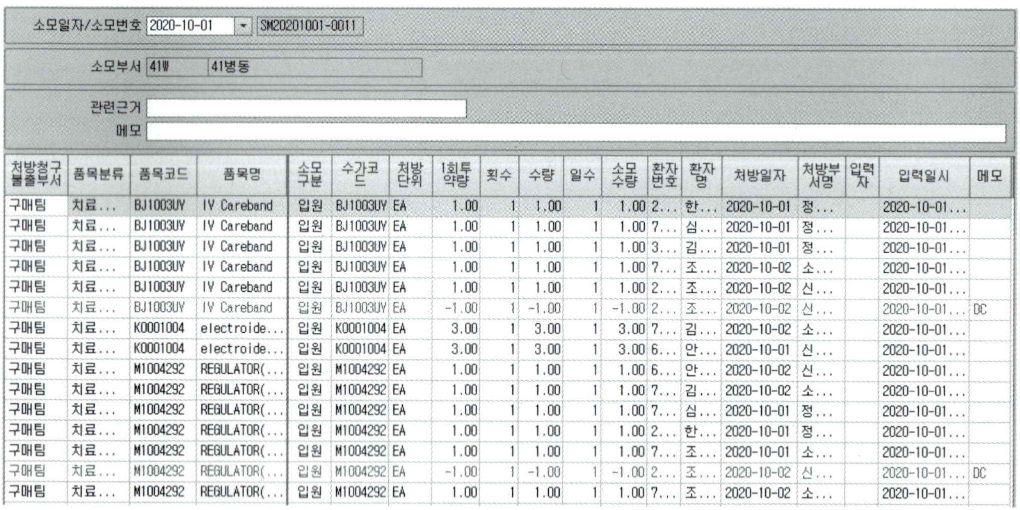
소모일자/소모번호 2020-10-01 SM20201001-0011
소모부서 41W 41병동
관련근거
메모

처방청구불출부서	품목분류	품목코드	품목명	소모구분	수가코드	처방단위	1회투약량	횟수	수량	일수	소모수량	환자번호	환자명	처방일자	처방부서명	입력자	입력일시	메모
구매팀	치료...	BJ1003UY	IV Careband	입원	BJ1003UY	EA	1.00	1	1.00	1	1.00	2...	한...	2020-10-01	정...		2020-10-01...	
구매팀	치료...	BJ1003UY	IV Careband	입원	BJ1003UY	EA	1.00	1	1.00	1	1.00	7...	심...	2020-10-01	정...		2020-10-01...	
구매팀	치료...	BJ1003UY	IV Careband	입원	BJ1003UY	EA	1.00	1	1.00	1	1.00	3...	김...	2020-10-01	정...		2020-10-01...	
구매팀	치료...	BJ1003UY	IV Careband	입원	BJ1003UY	EA	1.00	1	1.00	1	1.00	7...	조...	2020-10-02	소...		2020-10-01...	
구매팀	치료...	BJ1003UY	IV Careband	입원	BJ1003UY	EA	1.00	1	1.00	1	1.00	2...	조...	2020-10-02	신...		2020-10-01...	
구매팀	치료...	BJ1003UY	IV Careband	입원	BJ1003UY	EA	-1.00	1	-1.00	1	-1.00	2...	조...	2020-10-02	신...		2020-10-01...	DC
구매팀	치료...	K0001004	electroide...	입원	K0001004	EA	3.00	1	3.00	1	3.00	7...	김...	2020-10-02	소...		2020-10-01...	
구매팀	치료...	K0001004	electroide...	입원	K0001004	EA	3.00	1	3.00	1	3.00	6...	안...	2020-10-01	신...		2020-10-01...	
구매팀	치료...	M1004292	REGULATOR(...	입원	M1004292	EA	1.00	1	1.00	1	1.00	6...	안...	2020-10-02	신...		2020-10-01...	
구매팀	치료...	M1004292	REGULATOR(...	입원	M1004292	EA	1.00	1	1.00	1	1.00	7...	김...	2020-10-02	소...		2020-10-01...	
구매팀	치료...	M1004292	REGULATOR(...	입원	M1004292	EA	1.00	1	1.00	1	1.00	7...	심...	2020-10-01	정...		2020-10-01...	
구매팀	치료...	M1004292	REGULATOR(...	입원	M1004292	EA	1.00	1	1.00	1	1.00	2...	한...	2020-10-01	정...		2020-10-01...	
구매팀	치료...	M1004292	REGULATOR(...	입원	M1004292	EA	1.00	1	1.00	1	1.00	7...	조...	2020-10-01	소...		2020-10-01...	
구매팀	치료...	M1004292	REGULATOR(...	입원	M1004292	EA	-1.00	1	-1.00	1	-1.00	2...	조...	2020-10-02	신...		2020-10-01...	DC
구매팀	치료...	M1004292	REGULATOR(...	입원	M1004292	EA	1.00	1	1.00	1	1.00	7...	조...	2020-10-02	소...		2020-10-01...	

[그림 5-4] 처방전달시스템에 있는 자료를 물류정보시스템으로 가져오는 화면

화면에서 검정색으로 보이는 부분은 처방이 이루어진 부분이고, 빨간색으로 보이는 부분은 처방이 나서 입력이 되었지만, 처방이 취소(DC)되거나 잘못 입력된 수량이나 횟수의 착오 때문에 입력한 내용을 변경한 것이다.

한 품목의 예를 들면 화면에 보이는 [품목명] IV Careband는 5명의 환자에게 처방되

었고, 1명은 처방이 취소되어, [2010-10-01] 총 사용량은 4개가 된다. [품목명] electrode(2223H)성인용은 취소된 처방이 없으므로 총사용량은 6개가 된다.

[2010-10-01]에 [처방소모집계]되고 [처방청구생성]된 자료는 [재고입출고현황] 프로그램에서 조회가 되는데, 환자별로 보이던 자료가 품목코드별로 합산되어 정리된 것을 확인할 수 있다. IV Careband는 4개, electrode는 6개가 조회된다.

재고부서	재고일자	재고번호	입출고방법	출고부서	입고부서	품목분류	품목코드	EDI코드	품목명	규격	단위	처방구분	수량	단가	금액	입력자	입력일시	메모
41병동	2020-...	ST20201001-0011	처방소모집계	41...		치료...	BJ1003UY	BJ1003UY	IV Careband		EA	비급여	4.00	2,200.00	8,800	4465-이...	2020-10...	
41병동	2020-...	ST20201001-0011	처방소모집계	41...		치료...	K0001004	K0001040	electroide(2223H)성...	222...	EA	급여	6.00	230.00	1,380	4465-이...	2020-10...	
41병동	2020-...	ST20201001-0011	처방소모집계	41...		치료...	M1004292	M1002041	REGULATOR(20ea)45cm	45cm	EA	급여	7.00	2,480.00	17,360	4465-이...	2020-10...	
41병동	2020-...	ST20201001-0011	처방소모집계	41...		치료...	M3032489	M3032489	메디터치 보더(7.5*7.5)	7.5...	EA	급여	1.00	2,960.00	2,960	4465-이...	2020-10...	

[그림 5-5] 처방전달시스템에서 가져온 자료를 합산하는 화면

[4] 부서별 재고물품의 현재고 목록을 확보한다.

부서별 현재고의 파악은 수작업이나 물류관리시스템이나 업무처리 방법이 동일하다. 전 품목에 대한 재고파악을 해야 하기 때문에 장부상 재고와 실물 재고를 하나씩 확인한다.

❶ 수작업으로 부서별 재고물품의 현재고 목록을 확보하기 위하여 물품 출납 장부를 확보하여 복사하여야 한다. 장부를 들고 가서 하나씩 장부와 재고량을 맞추어 보는 것이다. 수작업으로는 전체 품목의 실재고를 파악하기 매우 어렵지만, 재고를 확인하기 전에 물품장부를 기준으로 전체 품목에 대한 재고 목록을 엑셀 파일로 작성하고 출력해야 한다.

<table>
<tr><td colspan="6" rowspan="3">재고/수불대장</td><td colspan="2">부 서 명</td><td colspan="2"></td></tr>
<tr><td colspan="2">작 성 자</td><td colspan="2"></td></tr>
<tr><td colspan="2">일 자</td><td colspan="2">년 월 일</td></tr>
<tr><th>코드번호</th><th>보관위치</th><th>품명</th><th>규격</th><th>전월재고</th><th>입고량</th><th>현재수량</th><th>출고량</th><th>로트번호</th><th>이월재고</th></tr>
<tr><td>123</td><td>○○○</td><td>○○○</td><td>○○</td><td>20</td><td>30</td><td>40</td><td>10</td><td>○○○</td><td>10</td></tr>
<tr><td></td><td></td><td></td><td></td><td></td><td></td><td></td><td></td><td></td><td></td></tr>
<tr><td></td><td></td><td></td><td></td><td></td><td></td><td></td><td></td><td></td><td></td></tr>
</table>

[그림 5-6] 재고수불대장

❷ 물류정보시스템을 이용하여 재고물품의 목록을 확보할 경우 부서별 현재고 조회를

하고 조회된 물품을 출력하면 된다. 현재고를 파악할 때에는 작업의 효율성을 위해 전산시스템 또는 엑셀 등 전자적인 장부를 통해 전산상 실시간 재고수량의 일치를 확인한다. 전산을 통해 품목재고현황을 [조회]하여 각각의 물품에 대한 정보와 입출고와 재고정보를 확인한다. 다음은 출력된 파일을 가지고 창고로 가서 전산상의 재고와 창고에 보관되어 있는 재고의 숫자가 일치하는지 확인한다.

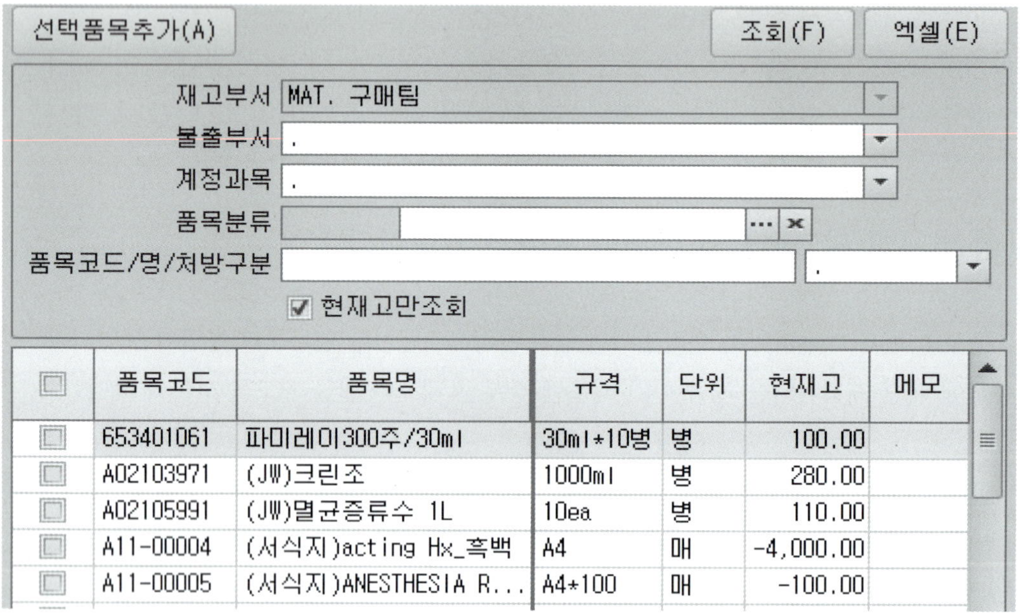

[그림 5-7] 재고입출고품목에서 확인한 현재고

[5] 장부상 재고와 실재고를 확인한다.

위에서 학습한 내용대로 입고량과 사용량을 빠짐없이 정확하게 등록하면 우리가 확인하여야 하는 장부상의 현재고가 얼마나 되는지 알 수 있게 된다. 현재고가 확인되었다면 이제는 현재고 목록을 가지고 창고로 가서 각 부서가 실제로 가지고 있는 재고와 맞추어 보는 작업이 필요하다.

[현재고] 목록을 엑셀로 출력하든지, 모바일 기기를 가지고 가서 하나씩 조회하든지, 병원의 전산상황에 맞게 작업을 하면 된다. 현재고 목록에 해당 물품이 적치되어 있는 창고의 위치번호가 기재되어 출력된다면, 더 빠르게 장부상 재고와 실재고의 일치를 확인할 수 있게 된다.

재고를 파악하는 방법은 수작업과 물류정보시스템을 사용하는 방법에서 차이가 없으므로 설명은 생략한다. [현재고] 목록을 들고 창고로 가서 실제로 확인해보자.

창고에 가서 장부상 재고와 실재고를 확인하는 과정은 다음과 같이 이루어진다.

(1) 당일 청구분에 대한 출고를 완료시키고 창고를 깨끗하게 정리한다.

(2) 의약품, 진료재료, 수술재료 등 분야별로 2명씩 재고조사를 실시한다. 2명씩 실시하는 이유는 한명은 수량을 카운트 하고 한명은 기입하는 방식이 효율적으로 재고조사를 할 수 있기 때문이다.

(3) 전산 또는 장부상에 더하거나 뺄 재고를 모두 정리한 후 재고실사를 위한 최종 품목, 규격, 수량을 기입한 재고조사용 장부를 출력한다.

(4) 정확한 품목임을 확인하기 위해 바코드가 부착된 경우 휴대용 PDA 또는 태블릿 기기 등으로 스캔하여 장부상 품목과 일치하는지 확인하면서 재고실사를 실시한다.

(5) 장부 또는 전산상 수량이 일치하는지 조사와 더불어 유효기간 및 불량품 여부를 함께 조사한다. 특히 온도에 민감한 제품들은 세심하게 살펴보아야 한다.

(6) 재고실사는 병원 내 재고관리규정에 따라 월, 분기, 년, 몇 회 등으로 실시한다.

(7) 재고실사 후 재고관리상 나타난 문제점은 반드시 목록화하고 개인 및 부서의 업무성과지표를 설정하여 관리감독한다.

재고파악을 한 후에는 보고서를 작성하고, 수량의 불일치가 발견되는 경우에는 조정하는 절차가 필요하다.

<table>
<tr><td colspan="8">월별 재고조사서</td></tr>
<tr><td colspan="2">문서분류</td><td colspan="3">☐ 구매 ☐ 자재</td><td>작성일</td><td colspan="2">년 월 일</td></tr>
<tr><td colspan="2">페이지번호</td><td colspan="3"></td><td>작성자</td><td colspan="2">홍 길 동 (인)</td></tr>
<tr><td>No.</td><td>품 명</td><td>규 격</td><td>단 위</td><td>장부재고</td><td>실물재고</td><td>차이수량</td><td>원 인</td></tr>
<tr><td>1</td><td>○○○</td><td>○○</td><td>kg</td><td>10</td><td>9</td><td>1</td><td>○○○의 사용</td></tr>
<tr><td></td><td></td><td></td><td></td><td></td><td></td><td></td><td></td></tr>
<tr><td></td><td></td><td></td><td></td><td></td><td></td><td></td><td></td></tr>
</table>

[그림 5-8] 월별 재고조사서

[6] 재고 수량의 차이를 정리한다.

❶ 수작업으로 재고실사를 시행한 결과 재고수량에 차이가 나면 물품장부에 하나씩 찾아서 기재하고, 보고서를 작성한다. 물품을 청구하기 위하여 시행하는 재고파악은 시간과 인력이 부족하기 때문에 정확하게 실시되기 어렵다.

❷ 물류정보시스템을 이용하는 경우에는 재고실사 후 장부상 재고와 실 재고가 차이가 나는 부분을 프로그램을 통하여 모자라는 부분이나 남는 부분에 대하여 수량을 조정한다. 부서에서 자체적으로 실시하는 재고실사 후에 장부상 재고보다 실재고가 적을 경우에는 환자에게 사용하고 물품코드를 입력하지 않았거나 도난이나 물품의 관리 소홀에 대한 오해를 받을 수 있게 된다. 재고실사 후에 증감으로 나타난 부분은 재고관리를 잘못하였다고 판단하기 때문에 대부분의 경우에는 물품을 청구하기 위하여 재고파악을 시행한 후에 착오가 나는 부분이 확인되면 [부서출고]로 조정을 하는 경우가 발생한다.

❸ 장부상 재고와 실제 재고가 일치하지 않는 문제점을 처리하는 방법
재고실사를 마친 후 과잉재고, 부족재고, 불량재고, 유효기간경과 재고 등은 처리지침에 따라 과잉재고는 반출, 부족재고는 추가 구매, 불량재고 및 유효기간경과 재고는 교환 등의 방법으로 처리하여 장부상 재고와 실물재고의 수량을 일치시킨다.

(1) 전산재고가 실물재고보다 많은 경우에는 재고자산의 평가손실(잡손실)로 처리한다.
※ **잡손실** : 영업 외 비용에 속하는 항목 중에서 정상적 영업 활동과 관계가 없고 일시 우발적 활동에서 발생하는 비용, 또는 그러한 항목을 기록하는 계정, 교통 범칙금, 도둑맞은 금액 따위가 있다.

(2) 전산재고가 실물재고보다 적은 경우에는 부외자산으로 보아 잡이익으로 처리한다.
※ **잡이익** : 이익이 드물게 발생하거나 매우 적기 때문에 독립 과목으로 설정할 필요가 없으며 특별히 설정된 수익이나 이익 계정의 어느 항목에도 속하지 않는 수익, 가치가 적은 부산물이나 작업 폐물 따위를 판매하여 얻는 이익이 있다.

[7] 보고서의 작성과 소모부진 품목을 처리한다.

1 재고실사 결과보고서를 작성한다.

(1) 수작업으로 재고실사를 시행하였으면 그 결과에 대한 보고서를 작성하여야 한다. 부서에서 사용하는 약품(소모품)에 대하여 월 물품 수불현황을 기록하여 물품의 입출고와 잔고를 파악한다.

[서식 5-4] 월 물품 수불부 (약품)

코드	품 명	규 격[1]	단위[2]	전월 잔고			금월 입고			금월 불출			금월 재고		
				수량	단가	금액	수량	단가	금액	수량	단가	금액	수량	단가	금액
	A정 50mg	정	BOX	50			100			90			60		
	B캅셀 100mg	캅셀	DOZ	20			150			155			15		
	C캅셀	캅셀	PAK	30			70			55			45		
	D시럽	1mℓ	BOT	35			55			55			35		
	E시럽	10mℓ	BOT	40			120			130			30		
	F정	정	BOX	25			50			50			25		
	생리식염수	1ℓ	BOT	100			550			580			80		

(2) 재고실사를 마친 후 장부 또는 전산재고의 수량, 유효기간, 불량여부가 기입된 재고실사용 장부에 재고조사 담당자 2명, 과장, 차장 등 상위관리자의 이름과 사인을 기입한 후 원본과 함께 1부 복사본을 만들어 놓는다.

[서식 5-5] 재고조사 결과보고서

작성부서 : 약국

코드번호	품 명	단위	장부상재고	실사재고	차이량	비 고
〈약물〉 ×××	D 약품	병	100병	95병	⊖ 5병	비고란에는 차이 원인이나 처리방안 등을 제시

(3) 재고실사 후 결과 차이가 확인되면 창고담당자와 입출고 기록 담당자가 공동으로 원인을 규명한다. 그 결과와 원인이 사무적으로 해결할 수 있는 경우를 제외하고는 아래의 구분에 의해 원인을 기록하여 입출고 기록 담당자에게 통보한다.

---

1 다른 품명과 구분 지을 수 있는 품명이 가지고 있는 기술적 특성이며 일반적으로는 공산품에 대한 기술 표준이다. 규격에는 업계 규격, 국가 규격, 국제 규격 등이 있을 수 있다.

2 박스(BOX), 다스(DOZEN), 개(EACH) 등 주문을 위한 최소 단위

① **물품 취급상의 원인** : 입출고시 수량과 품목 착오기재, 거래처 또는 물품청구서 전표기록의 착오 등

② **보관상의 원인** : 파손, 누출, 소실, 풍수해, 도난, 충해 등

③ **품질상의 원인** : 자연감소, 풍화, 균열, 성능 불량 등

④ 전표의 분실, 중복 발행 등에 의한 전표의 재발행시 중복된 것은 삭제한다.

⑤ 최종적인 차이 수량에 대해서는 재고실사 결과보고서를 작성한다.

(4) 물류정보시스템을 통하여 장부상 전산재고와 실재고를 일치시킨 경우에는, 보고서의 내용을 언제든지 엑셀파일로 출력할 수 있다. 병원의 정책이나 규정에 따라서 보고서를 출력하여 비치한다. 보고서의 형태는 전산 프로그램에 따라서 조금씩 다르지만 수작업 보고서와 대부분 일치한다. [수불집계표(원가)]는 일정 기간 동안의 입고, 출고, 재고가 합산되어 한 줄로 조회하는 화면이다.

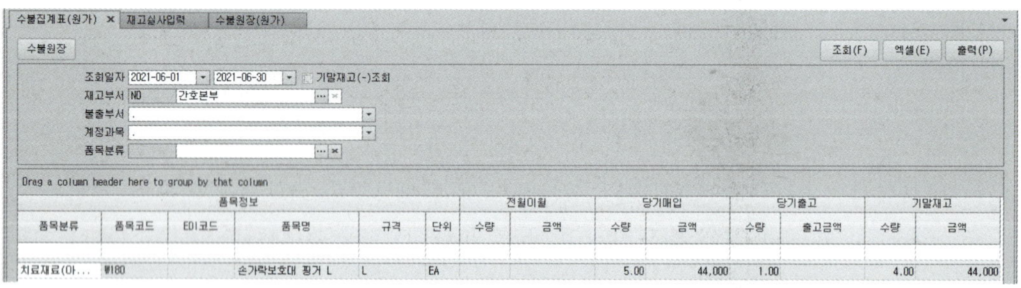

[그림 5-9] 수불집계표(원가)

❷ 소모부진 품목을 관리한다.

(1) 매월 초에 재고관리시스템에서 소모부진 사항을 파악하여 창고 재고물품 중 출고가 없거나 장기간 보유하고 있는 물품에 대한 관리를 한다.

(2) 장기간 보유하면서 사용부서에 불출하는 물품은 유통기한 등을 염두에 두어 가급적 소량의 물품을 재고화하도록 노력하되, 제작이나 특수한 상황으로 장기간 보유하게 될 경우에는 주기적으로 사용기간을 점검하여 수시로 물품을 신품과 교환하도록 한다.

(3) 모델 변경이나 소모가 부진한 물품은 공급 업체와 협의하여 출고가 빈번한 물품과 교환하여 출고한다.

(4) 인쇄물 등 전산화 도입이나 양식 변경 혹은 변질, 부패 등의 사유로 사용이 불가한

물품의 경우 결재권자의 결재를 받은 후 폐기한다.

(5) 재고로 보유중인 물품 중에서 소모 부진이 계속되는 경우에는 폐기 또는 관리전환, 처분, 외부에 매각 등의 방법으로 처리한다.

(6) 사용부서에 이미 출고된 물품일지라도 사용부서에서 소모가 부진한 경우에는 이를 회수하여 사용 빈도가 많은 부서에 재출고하여야 하며, 여의치 않을 경우 매각 또는 폐기한다.

Tip

✔ 재고조사 시에는 물품의 이동이 있어서는 안 되며 물품의 이동이 있을 시는 전표에 기입하여 보고해야 한다.

[8] 재고파악 자료를 활용한다.

1 재고목록을 작성한다.

(1) 수작업으로 이루어지는 재고목록의 작성은 쉽지 않은 일이다. 그 이유는 병원에서 소모되는 약품(소모품)에 대해 소모실적보고서, 재고리스트를 작성하여 월평균 소모량, 적정재고량, 유통기한 등을 계산해야 하기 때문이다. 약품이나 소모품(진료재료)이 많을수록 작업은 힘들어진다.

(2) 물류정보시스템을 이용하는 경우에는 [현재고] 목록이 자동으로 작성되므로 언제든지 프로그램에 있는 자료를 엑셀로 변환하고 필요한 때에 출력하여 사용하면 된다. [재고실사품목]을 선택하고 [현재고]를 조회하면 [입고량], [출고량], [보유량]을 볼 수 있다.

[서식 5-6] 재고 리스트

대분류	소분류	제품명	제조사(거래처)	월평균 소모량	주단위	적정 재고량	유통기한
재고자산	약품	A정 50mg	A사	90	25	30	1년
		B캅셀 100mg	B사	155	38	50	1년
		C캅셀	C사	55	13	20	1년

❷ 재고자산 관리카드를 작성한다.

(1) 수작업의 경우 재고자산 관리카드는 병원에서 사용되는 모든 물품에 대해 작성할 수 없으므로 ABC분석에 의해 사용금액이 많은 품목을 위주로 월평균 사용량, 재주문점, 안전재고량, 경제적 주문량 등을 계산하여 기입해둔다.

[서식 5-7] 재고자산 관리카드

<table>
<tr><td colspan="11" rowspan="2">품　　명 ____________
규　　격 ____________　　단　　위 ____________
제조회사 ____________</td><td colspan="3">안전
재고량</td><td colspan="3">경제적
주문량</td></tr>
<tr><td colspan="3">재주문점</td><td colspan="3">월평균
사용량</td></tr>
<tr><th rowspan="3">년월일</th><th colspan="5">입고</th><th colspan="5">출고</th><th colspan="3">재고</th><th rowspan="3">증빙서
No.</th><th rowspan="3">책임자</th><th rowspan="3">비고</th></tr>
<tr><th rowspan="2">수량</th><th rowspan="2">단가</th><th rowspan="2">금액</th><th colspan="2">누계</th><th rowspan="2">수량</th><th rowspan="2">단가</th><th rowspan="2">금액</th><th colspan="2">누계</th><th rowspan="2">수량</th><th rowspan="2">단가</th><th rowspan="2">금액</th></tr>
<tr><th>수량</th><th>금액</th><th>수량</th><th>금액</th></tr>
<tr><td></td><td></td><td></td><td></td><td></td><td></td><td></td><td></td><td></td><td></td><td></td><td></td><td></td><td></td><td></td><td></td><td></td></tr>
<tr><td></td><td></td><td></td><td></td><td></td><td></td><td></td><td></td><td></td><td></td><td></td><td></td><td></td><td></td><td></td><td></td><td></td></tr>
</table>

※ 출처 : 정기선, 임배만, 병원경영학 개론, 일지사, 2008.

(2) 물류정보시스템의 경우에는 입고와 출고에 관한 모든 사항이 자동으로 계산되고 보고서가 만들어지므로 별도로 재고관리카드를 만들 필요가 없다. [수불원장(원가)]는 입고와 출고가 발생할 때마다 재고를 계산하여 보여주는 화면인데, [재고부서]와 [품목코드/품목명]을 입력하면 입고, 출고, 재고에 관한 자료가 언제든지 조회된다.

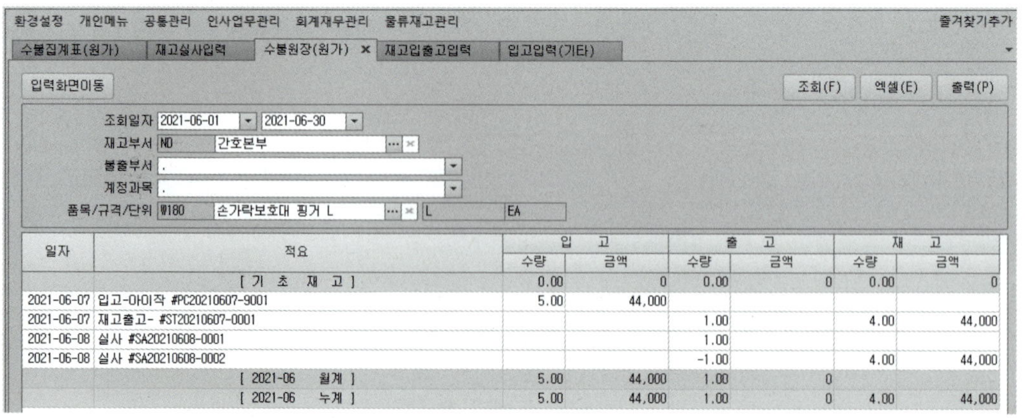

일자	적요	입고		출고		재고	
		수량	금액	수량	금액	수량	금액
	[기 초 재 고]	0.00	0	0.00	0	0.00	0
2021-06-07	입고-아이작 #PC20210607-9001	5.00	44,000				
2021-06-07	재고출고- #ST20210607-0001			1.00		4.00	44,000
2021-06-08	실사 #SA20210608-0001			1.00			
2021-06-08	실사 #SA20210608-0002			-1.00		4.00	44,000
	[2021-06 월계]	5.00	44,000	1.00	0		
	[2021-06 누계]	5.00	44,000	1.00	0	4.00	44,000

[그림 5-10] 수불원장(원가)

❸ 부서별 적정(안전)재고를 파악한다.

(1) 수작업으로 적정(안전)재고를 파악하는 방법은 이미 작성된 재고목록이나 재고자산 관리카드를 이용하여 적정재고량을 관리하는 것이다. 재고자산 관리카드에는 지난달의 월평균사용량, 발주점, 경제적 주문량, 안전재고량 등의 모든 정보가 기재되어 있으므로 담당 직원은 불출요구량을 내어주고 나면 발주점을 넘어서는가의 여부만을 검토하여 적정재고량을 관리한다.

총 1452건이 검색되었습니다. [1/146 page]

No.	공급사명	물품코드	물 품 명	규 격	단 위	현 재고수량	안전재고	차이수량	안전비 (%)	최종변경일
1	국전약품(주)	AA	아세틱에시드	500G	BTL	0	0	0	0	2005-04-22
2	조명약품(5)	AAA	아세타졸아마이드	250MG 100T	BTL	0	8	-8	0	2005-10-19
3	태영약품(79)	AAAI	아세트아졸아마이드	500MG	VIAL	80	63	17	127	2005-10-17
4	알엠에스코리아(주)	AAP3	아세트아미노펜	300MG 1000T	BOX	1	1	0	100	2005-10-18
5	알엠에스코리아(주)	AAP6	아세트아미노펜 이알	650MG 500T	BTL	16	17	-1	94	2005-10-19
6	알엠에스코리아(주)	AAP8	아세트아미노펜	80MG 200T	BOX	5	1	4	500	2005-10-10
7	알엠에스코리아(주)	AAPR	아세트아미노펜좌제	125MG 5PILL	BOX	40	6	34	667	2005-10-04
8	알엠에스코리아(주)	AAPS	아세트아미노펜	320MG/10ML	BTL	12	12	0	100	2005-10-19
9	알엠에스코리아(주)	ABCV	아바카비어	300mg	TAB	0	37	-37	0	2005-10-19
10	부림약품(30)	ABK100	아베카신	100mg/2ml	AMP	0	0	0	0	2005-02-15

Page Jump [1] [2] [3] [4] [5] Excel

[그림 5-11] 적정재고 현황

병원에 따라서 물품의 공급시기를 주단위로 하느냐, 월단위로 하느냐에 따라서 적정(안전)재고량은 달라지는데, 부서별 적정재고량을 산출하여 구매부서와 청구부서의 장이 협의하여 결정한다.

• 적정재고 보유일수 14 • 안전재고 보유일수 14 조회 계산 반영

적정재고산출 목록

물품코드	물품명	규격	단위	직전3개월사용량	일평균사용량	적정재고량	안전재고량	현재고량
C2000001	수액세트IV SET	무침	EA	6	1	14	7	74
C2000002	syringe (CPL):1cc	26G-1/2``	BOX	10	1	14	7	0
C2000003	syringe (CPL):3cc	23G-1``	BOX	50	1	14	7	19
C2000004	syringe (CPL):5cc	23G-1``	BOX	0	0	0	0	0
C2000005	syringe (CPL):10cc	23G-1``	BOX	0	0	0	0	28
C2000006	syringe (CPL):20cc	21G-1 1/4``	BOX	0	0	0	0	0
C2000007	syringe (CPL):30cc	21G-1 1/4``	BOX	0	0	0	0	0
C2000008	syringe (CPL):50cc		BOX	0	0	0	0	0
C2000009	Bovie Cleaner		EA	0	0	0	0	0

[그림 5-12] 사용부서 적정재고산출 목록

부서별 소모량에 대하여 정량 보충방법을 도입하고 있는 경우에는 각 사용부서별, 물품별로 사용량을 감안하여 사전에 정한 수량이 적정(안전)재고가 된다.

① 현황파악표의 적정재고(A)항목에서 재고수량(B)항목을 빼면 부족재고(A－B)의 수

량 및 부족 재고율(%)을 구할 수 있다.

② 표의 첫 번째 품목인 종이컵(대)는 적정재고가 192,950개 인데 현재 보유하고 있는 재고는 71,667개로 적정재고 대비 121,283개 부족하고 이것은 100%를 기준으로 약 63%의 재고가 부족한 것으로 긴급하게 물품을 요청해야 하는 것이다. 두 번째 품목인 눈가리개도 적정재고대비 약 17%가 부족하여 물품 요청을 해야 하나 긴급을 필요로 하지는 않는다.

③ [그림 5-13]과 같이 작성하여 부족재고가 몇%일 때 어떻게 처리하겠다는 처리기준을 정하고 부족한 물품이 발생하지 않도록 재고물품의 적정 재고 현황을 가능하면 매일 파악하도록 한다.

■ 재고물품 적정재고 현황파악(표)

상품정보			적정재고(A)	재고수량(B)	부족재고(A-B)	부족재고율(%)	비고	처리
상품코드	상품명	규격						
8809021780135	종이컵 (대)	대	192,950	71,667	121,283	63%	가. 부족재고	긴급물품요청
2005347600010	눈가리개(시력검사용	11Cm(5.5+3.5+2	40,000	33,333	6,667	17%	나. 부족재고	물품요청
8806371493074	DISPOSABLE MASK	82001(귀걸이형)	59,650	60,117	0	0%	다. 충분재고	-

[그림 5-13] 적정재고 현황파악표

(2) 물류정보시스템인 경우에는 적정재고량을 쉽게 파악할 수 있으므로 화면을 검색하여 사용하면 된다. 월평균 소모량, 적정재고량, 유통기한 등을 파악하는데 용이하다.

병원마다 물품의 청구시기와 기간이 다르고, 부서마다 소모량의 편차가 크기 때문에 적정(안전)재고량을 계산하는 프로그램을 사용하지 않고 임의로 적정(안전)재고량을 입력하여 사용하다가 수량을 나중에 조정하여 사용하는 병원도 있다. 적정재고량의 결정은 위에 기술한 내용들과 입원한 환자수의 변화, 병원 창고의 크기, 주문횟수, 재고관리 비용에 따라 다르게 결정된다. 그리고 안전재고량을 무시하고, 부서장의 결정에 따라서 사용량을 관리하는 병원들도 많이 있다.

적정재고를 계산해주는 프로그램이 병원의 실정에 맞게 작성된 경우에는 전산에 들어있는 자료들을 바로 사용하면 되지만, 프로그램이 없는 경우에는 3개월분 소모(출고)자료를 합산한 다음에 월 평균이나 주 평균을 계산해서 청구주기별 적정(안전)재고량을 파악할 수 있다.

4 물품청구서와 구매요구서의 작성에 활용

각 부서가 창고에 보관하고 있는 물품에 대한 재고는 특정시간, 특정일이 아닌 필요시 수시로 파악해야 한다. 재고를 파악하는 목적은 예상 사용량(청구부서) 또는 청구량(창고부서) 대비 실재고가 충분한지 여부를 파악하기 위함이며 따라서 재고관리 담당자는 재고부족으로 진료에 차질이 없도록 매일 재고 현황을 파악해야 하고 부족한 수량은 물품청구서나 구매요구서로 물품을 요청해야 한다.

Tip

- 3개월마다 재료수가를 정리한다(타 거래처의 동일제품가격 비교에도 사용).
- 평소에 물품의 수불에 대해 꼼꼼히 기록한다.
- 소모품은 ABC분석에 따라 수는 적으나 비용의 대부분을 차지하는 A품목 중심으로 관리한다.

학습문제

학습목표 1. 재고관리의 규칙과 목표를 이해한다.

1. 재고자산관리의 규칙과 목표를 설명하시오.

학습목표 2. 기말재고자산을 평가하고 재고자산의 단가를 결정할 수 있다.

2. 재고물품의 가격을 정하는 방법 중 가장 많이 쓰이는 보편적인 방법은?

① 선입선출법 ② 후입선출법
③ 평균이익률법 ④ 현재가치법

3. 주사기 10CC를 지난달 쓰고 남은 것이 50BOX인데 가격은 100원, 이번 달에 새로 들어온 것이 100BOX인데 가격은 200원 이번 달에 사용한 것은 80BOX이다. 이를 선입선출법에 의해 다음 장부에 기록하시오.

품 명	규 격	단위	전 월 잔 고			금 월 입 고			금 월 불 출			금 월 재 고		
			수량	단가	금액	수량	단가	금액	수량	단가	금액	수량	단가	금액

학습목표 3. 재고실사를 진행하고 실사보고서를 작성할 수 있다.

4. 재고량을 파악하거나 재고실사를 처리하기 위한 8단계를 설명하시오.

5. 바코드보다 진전된 인식기술로써 전파를 발신하여 자동인식하는 기술은?

① PDF ② OCR ③ EAN ④ RFID

학습문제

6. 바코드를 활용하여 판매와 동시에 필요한 유통정보를 파악하여 물품관리를 자동화하는 방법을 의료분야에 적용하여 환자진료와 동시에 물품관리에 필요한 정보를 파악하는 시스템을 무엇이라고 하는가?

① POS ② POC ③ SPD ④ ERP

학습목표	**4.** ABC 분석, 선납제도, 구매대행 등 재고관리의 기법에 대해 이해한다.

7. RFID와 바코드의 차이점과 장단점

8. ABC분석과 관계없는 것은?

① 경제학자인 빌프레도 파레토에 의해 개발된 것으로 파레토법칙이라고도 함
② 가짓수는 적으나 사용금액은 대부분을 차지하는 물품을 중심으로 관리
③ 청구를 받아서 공급하지 않고 미리 정해진 양만큼 정기적으로 사용부서 공급
④ 주요품목을 중점적으로 관리함으로 노력과 비용을 줄이고 최대의 효과를 봄

9. 다음에서 ABC분석의 A품목에 해당하는 것?

① 가짓수는 적으나 사용금액은 대부분을 차지하는 것
② 가짓수는 많으나 사용금액은 적은 것
③ 가짓수도 중간이고 사용금액도 중간인 것
④ 가짓수는 중간이고 사용금액은 대부분을 차지하는 것

10. 선납제도에 대해 잘못된 것은?

① 병원창고를 업자에게 대여해주고 실제 사용한 물품에 대해서만 정산한다.
② 창고에서의 재고관리, 유통기한 관리, 손망실에 대한 것은 병원이 책임진다.
③ 병원은 재고관리에 대한 부담을 덜고 물품관리업무의 대부분을 업자에게 위탁한다.

학습문제

④ 필요한 물건을 필요한 때 마음껏 쓴다는 COCK 시스템과도 유사한 제도이다.

학습목표	5. 적정재고를 유지하기 위한 안전재고, 발주주기와 경제적 주문량에 대해 이해하고 이를 계산할 수 있다.

11. 다음 중 경제적 주문량을 옳게 설명한 것은?

① ERP : 물건이 떨어졌을 때 바로 주문하여 진료에 지장이 없도록 하는 것
② SCM : 가능하면 많은 양을 주문하여 충분히 쓸 수 있도록 하는 것
③ EOQ : 안전재고를 남겨두고 많지도 적지도 않은 양을 적기에 주문하는 것
④ EOQ : 가능하면 적은 량을 주문하여 비용을 줄이는 기법

12. 적정(안전)재고의 계산은 일반적으로 3개월 소모량을 가지고 월평균 소모량을 계산하고, 다시 4로 나누어 주단위로 평균 소모량을 계산하여야 한다. 그리고 주단위 평균 소모량에 일정 퍼센트(예를 들면 30%)를 곱하여 적정(안전)재고량으로 계산하여야 하는 매우 어려운 작업이다. 다음 3개의 약품에 대한 적정재고량을 계산해 보자.

제품명 (3개월간 월별사용량)	3개월 소모량	월평균 소모량	주평균 소모량	적정재고량 (주평균×30%)
A정 50mg (150 + 250 + 200)				
B캅셀 100mg (310 + 190 + 220)				
C캅셀 (300 + 220 + 320)				

13. [학습과제] 3～4명으로 이루어진 팀을 구성하여 병원의 재고관리와 관련하여 다음 사항을 조사하여 발표해보자.

1) 재고실사는 어떻게 하고 있는가.
□ 부서별로 나누어 실시 □ 품목을 구분하여 실시(예: ABC품목으로 구분)
□ 혼합식(예: 약국의 A품목 재고조사 등)

학습문제

2) 재고실사반 구성 시 참여 인원은?
□ 창고담당부서 직원만
□ 창고담당부서 직원과 사용부서 직원이 공동으로 참여

3) 재고조사의 횟수
□ 몇 년에 1번 □ 년 1회 □ 년 2회 □ 분기별 □ 매월 □ 거의 안함

4) 재고조사의 범위
□ 전체품목 □ 일부품목 : ______________________
□ 기타 : ______________________

5) 재고조사와 관련된 문제점
□ 장부상 재고와 실제 재고가 일치하지 않는다.
□ 시효가 경과된 품목이 발견된다.
□ 품목별 재고수준이 정해져 있지 않다.
□ 물품재고 부족으로 진료에 문제를 야기하는 경우가 발생
□ 재고조사가 제대로 행해지지 못하고 있다.
□ 재고조사 결과가 정식으로 보고되고, 차이에 대한 원인, 책임 소재 및 처리 방안이 마련되어 있지 않다.
□ 마약, 혈액 등 특별보관을 요하는 재고자산의 관리가 소홀

6) 적정재고 관리모형에 해당되는 것은?
□ 정해진 수준, 발주점에 이르면 정해진 수량을 주문하는 정량발주모형
□ 일정시점마다 최대 재고수준까지 발주하는 정기발주모형
□ 주기적으로 재고수준을 파악하되 발주점 이하일 때 최대 재고수준을 발주하는 절충형발주모형

7) 수요량의 추정은 어느 방식에 의거하고 있는가?
□ 절반 또는 2점 평균법 □ 이동평균법 □ 지수평활법 □ 최소자승법

객관식 문제 정답 2. ① 5. ④ 6. ② 8. ③ 9. ① 10. ② 11. ③

제 6 장

물품청구와 구매요구

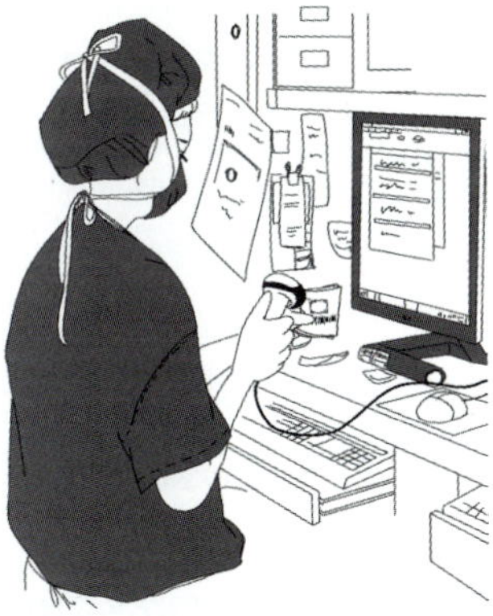

학습목표

1. 부서에 필요한 물품에 대하여 물품청구서와 구매요구서를 작성할 수 있다.
2. 창고의 중앙화와 물류업무의 일원화의 장점을 이해한다.
3. 신규구매 요청서를 작성할 수 있다.
4. 장비 구매에 필요한 심의를 요청할 수 있다.

1. 물품청구와 구매요구

각 사용부서에서는 일상의 진료나 사무처리에 필요한 물품의 재고와 사용량을 정확히 파악한 후 저장품과 비저장품을 구분하여 필요한 물품이 부족하지 않도록 정기적으로 관리과(중앙창고부서)에 청구하거나 구매요구를 해야 한다.

물품코드가 있는 의약품과 소모품에 대한 물품청구나 구매요구는 저장품인가 비저장품인가에 따라 달라지는데 저장품인 경우에는 물품청구서를 비저장품인 경우에는 구매요구서를 사용한다.

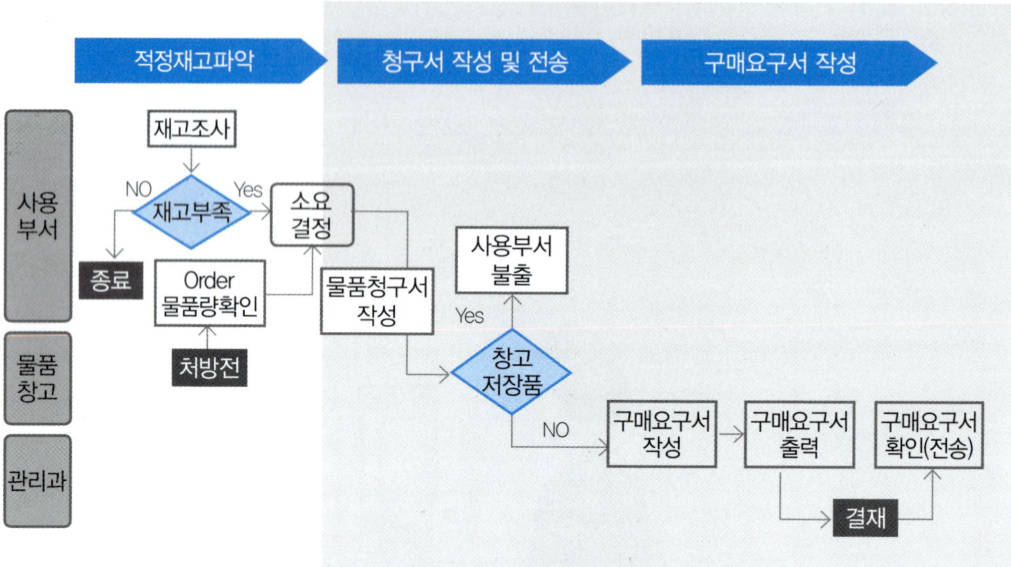

[그림 6-1] 물품청구와 구매요구 업무의 흐름도

1) 저장품에 대한 물품청구와 비저장품에 대한 구매요구

(1) 저장품에 대한 물품청구

저장품으로 코드가 등록된 물품에 대하여 모든 사용부서에서 창고부서로 물품청구서에 의해 해당 물품을 지급받을 수 있다. 물품청구서는 병원내부의 창고에 보관되어 있는 저장품에 대하여 각 사용부서가 물품을 관리하는 담당부서(창고부서)로 해당 부서에서 필요로 하는 물품(낱개 단위)을 신청하는데 사용한다. 물품청구서는 매주 1회 물품관리센터에 제출한다.

최근에는 저장품의 경우에도 최소한의 수량만 병원내부의 중앙창고에 보관하거나, 구매대행 업체의 병원내부 업체창고에서 불출하는 경우가 늘고 있어서, 저장품이라 하더라도 출고해야 하는 수량이 모자라는 경우가 많이 발생한다.

이러한 경우에 모자라는 수량에 대해서는 구매 부서에서 병원 각 부서의 전체 청구량과 중앙창고의 보관량을 비교하여 검토한 다음 구매요구서를 직접 작성하여 구매 처리하게 되는데, 이 내용은 구매요구서의 작성에서 설명하고자 한다.

사용부서에서는 담당자가 물품청구서를 작성하여 부서장의 승인을 받아 관리과로 필요한 물품을 청구하고, 창고부서에서는 이를 받아 사용량 등을 검토하여 적절한 양이 청구되었는지 확인 후 낱개 단위로 불출한다.

각 사용부서에서 물품을 받아와 수납장 등에 보관한 후 입출고 내역을 기록하고 매일 재고현황을 파악한 후 물품이 부족해 요청시기가 되면 이를 확인하여 미리 해당부서에 필요한 양만큼 그때 그때 청구하는 일은 매우 번거롭고 시간이 걸리는 일이다. 병원에 따라 정량보충방식을 사용하고 있는 병원이나 물품구매대행을 맡기고 있는 병원에서는 이러한 번거롭고 시간이 걸리는 물품 재고파악과 일일이 청구하는 수고를 덜 수 있다.

(2) 저장품과 비저장품의 구매요구

① 저장품의 구매요구

청구주기(보통 주 1회)별로 각 사용부서에서 청구한 물품청구서(저장품)를 집계하여 합산한 물품 수량이 창고에 비축되어 있는 재고 수량보다 많을 경우에는 물품을 불출할 수 없기 때문에 중앙창고를 운영하고 있는 구매 부서에서도 모자라는 출고량과 비축량 등을 감안하여 구매요구서를 작성하여야 한다.

② 비저장품의 구매요구서

병원내부의 중앙창고에 보관하지 않는 비저장품에 대하여는 중앙공급실, 수술실, 진단검사의학과, 인공신장실, 영상의학과, 심혈관조형실, 핵의학실, 내시경센터 등 소규모 창고를 운영하도록 허가를 받은 해당 부서에서 구매요구서를 작성하여 구매부서로 보내 그때그때 구입하도록 한다. 상비물품에 등록되지 않은 것, 구입물품에 등록되지 않은 것, 새로운 인쇄물 등은 다시 사무장, 원장의 결제가 필요하게 되므로, 각 필요부서의 품의를 거쳐 결제를 받은 후에 발주 또는 채택불가라는 회신을 한다.

2) 물품청구와 구매요구 업무처리 과정

창고 공간 부족으로 재고 물품의 보관이 불가능하거나, 사용빈도가 적은 물품은 필요시마다 물품청구를 하거나 구매요청을 해야 한다. 병원에서 자동구매시스템을 도입하고 있으면 재주문점에 도달한 물품은 자동적으로 구매요구를 하게 된다. 예를 들어 기초재고가 7,000병인데 30일 후 재고가 완전 소진되는 물품이 있다고 가정할 때 이 물건의 주문 후 도착 시까지 걸리는 기간이 3일, 경제적 주문량이 6,000개, 최저수준의 재고를 가져야 하는 안전재고량이 1,000병이라면 3일전에 경제적 주문량과 안전재고를 포함한 7,000개를 자동으로 주문하는 것이다.

자동구매제도를 체택하고 있는 병원의 경우 물품의 카드 상에 지난달의 월평균 사용량, 발주점, 경제적 주문량, 안전재고량 등의 모든 정보가 기재되어 있으므로 담당 계원은 불출요구량을 내어주고 나면 발주점을 넘어서는가의 여부만을 검토하여 경제적 주문량만큼을 자동적으로 구매 요구한다.

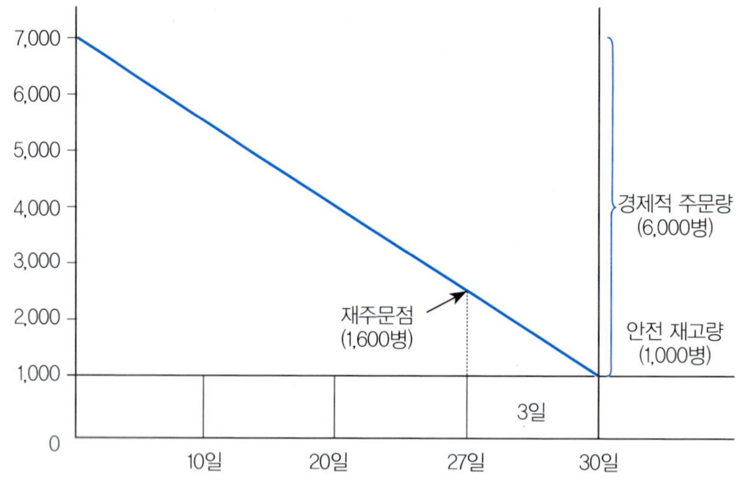

※ 출처 : 정기선 · 임배만, 병원경영학 개론, 일지사, 2008.

[그림 6-2] 자동구매방법에 의한 구매방법

중요 저장품인 경우에는 경제적 주문량만큼만 구매요구를 하고, 비저장품이나 자동구매방식을 쓰지 아니하는 경우에는 과거소모실적과 예상소모량을 감안하여 구매요구서를 제출한다. 재고 자산의 구매요구서에는 다음과 같은 기본적인 정보가 필요하다.

① 구매 대상 물품명, ② 단위, 규격, 성분 등 내용표시, ③ 구매수량, ④ 조달시기

구매요구와 물품청구는 업무처리 절차가 같다. 다른 부분은 다음의 7가지로 정리된다.

① 물품청구는 창고에 보관하고 있는 저장품을, 구매요구는 비저장품을 청구하는 것이다.

② 물품청구는 낱개 단위를 사용하고, 구매요구는 상자 단위를 사용하는 것이다.

③ 물품청구는 부서장의 승인으로 처리되지만, 구매요구는 상급부서장의 결재가 필요

하다.

④ 물품청구는 모든 부서에서, 구매요구는 허락받은 부서에서만 할 수 있었지만, 최근에는 모든 부서에서 구매요구를 할 수 있도록 규정이 변경되고 있다.

⑤ 구매요구는 각 부서의 물품청구서를 집계하여 작성하는 과정이 추가된다.

⑥ 구매대행업체가 상주하는 경우 물품청구서를 직접 대행업체로 전송하여 배송하게 한다.

⑦ 물품청구서는 [품목코드] 순서나 [품목명] 순서대로 정렬하여 출력할 수 있지만, 구매요구서는 [주거래처명] 순서대로 정렬하여 출력된다.

이 과정을 수행하기 위하여 물품코드, 각 부서의 물품청구서, 현재고 보고서, 이전 구매요구서, 재고자산 수불부 등의 자료가 필요하다.

3) 청구 및 공급방식과 정량공급방식에 의한 비교

(1) 청구 및 공급방식

각 부서에서 필요한 약품을 조달하는 경우 각 사용부서에서 물품관리부서로 청구하여 약품을 공급받는 방식과 사전에 일정량을 정해놓고 정해진 양만큼만 공급받는 방식이 있다. 정기적으로 사용하는 약품의 경우에는 주로 정량공급방식에 의해 공급을 받고 사용빈도가 많지 않는 경우에는 청구 후 공급받는 방식이 적합하다. 청구 후 공급방식에는 다음과 같은 단점이 있다.

① 각 사용부서로부터의 청구내용은 자주 「필요한 물품 = Need」가 아닌, 「갖고 싶은 물품 = Want」가 되어버리기 때문에, 과잉재고가 발생되기 쉽다.

② 중앙 창고의 재고량 및 구매 관리를 효율적으로 하기 어렵다.

③ 사용부서에서의 전문직 직원이 그 전문 직능에 전념하기 어렵다.

(2) 정량공급방식

병원에는 다양한 직종의 인력이 다종다양한 물품을 사용하고 있다. 종합병원에서는 대략 약 20,000종 이상의 물품을 사용하고 있는 것으로 알려지고 있다. 이렇게 다양한 물품을 취급하다보니 창고도 여러 곳에 분산되어 있고 이를 관리하는 부서도 서로 달라 각 사용부서에서는 필요한 물품을 모두 조달하기 위해 약은 약국으로, 소독재료는 중앙공급실로, 의료소모품이나 사무용품은 중앙창고로, 의료기기는 의용공학과로 여러단계를 거쳐 청구를 해야 하고 또 물품의 수령을 위해 이들 여러 곳을 전전하여 필요한 물품을 수령해 와야 한다.

이러한 시스템에 의해 물품을 청구하고 수령할 경우 청구하는 부서에서 근무하고 있는 간호사나 임상병리사, 방사선사 등 전문직의 직원이 그 전문 직무에서 손을 떼고, 물품을 점검하고 수량을 확인하여 청구서를 작성하지 않으면 안 된다. 물건이 들어오고 사용되었을 때에도 그때그때 장부작성 등에 시간을 빼앗기지 않을 수 없다. 사용부문의 청구서는 제출부서에 의하여 서로 다른 형태를 띠거나 기입 물품명이 다를 경우도 있어 이들 자료의 정리에도 많은 시간을 빼앗기게 된다.

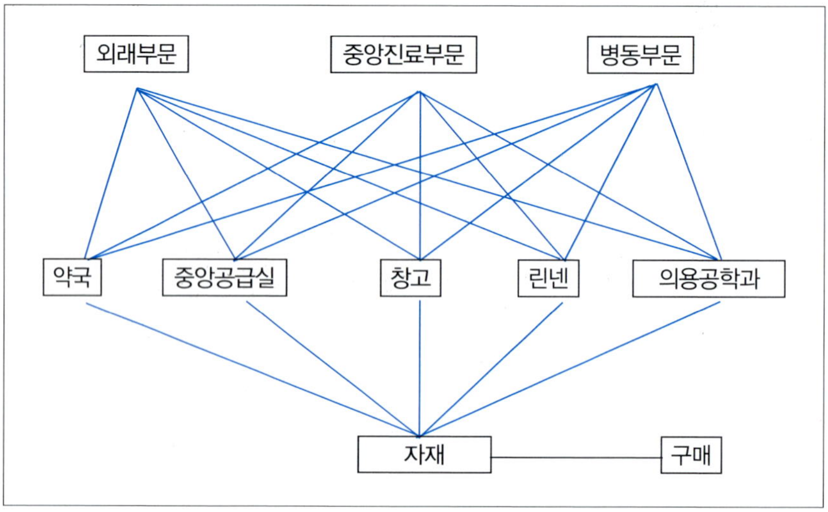

[그림 6-3] 공간과 조직이 분산되어 여러 단계를 거쳐야 하는 청구과정

최근에는 의료용소모품, 위생재료 등도 더욱 다양해져 사용부문에서 사용, 관리하고 있는 물품수도 증가하여 이러한 물품의 확인, 점검에 많은 시간이 걸리고 사장품, 불량재고의 원인이 되고 있다. 무엇보다도 환자진료와 간호에 전념해야 할 전문 의료인력이 물자관리로 인한 사무 때문에 환자에게 투입되어야 할 시간을 빼앗기고 있다는 것은 병원을 위해서나 환자를 위해서나 불행한 일이다. [그림 6-4]는 외래, 중앙진료부문, 병동 등에서 필요한 물품의 조달을 위해서는 여러번 복잡한 단계를 거쳐야 하는 물품청구서의 흐름을 나타낸 것이다.

이러한 문제를 해결하기 위한 하나의 방법으로 창고를 통합하여 일원화하고 물자관리

업무를 중앙화시켜 정해진 소모량을 물품관리부서에서 일괄적으로 공급하고 필요한 물품을 구매함으로 각 부서에서의 물품관리에 대한 업무를 해소시켜주는 방법인 SPD시스템이 도입되고 있다.

이렇게 창고가 하나로 합쳐지고 물품관리가 중앙화, 일원화되면 몇 단계에 걸쳐 여러 곳에 물품을 청구해야 하거나 물품수령을 위해 여러 차례 왕복할 필요가 없어지게 된다. 여기에 사용부문의 물품의 정수보관과 정수보충방식을 채용하면 사용부문에서 장부작성을 하거나 재고조사를 하는 수고를 덜 수 있어 그 만큼 각자의 전문 업무에 전념하는 것이 가능하다.

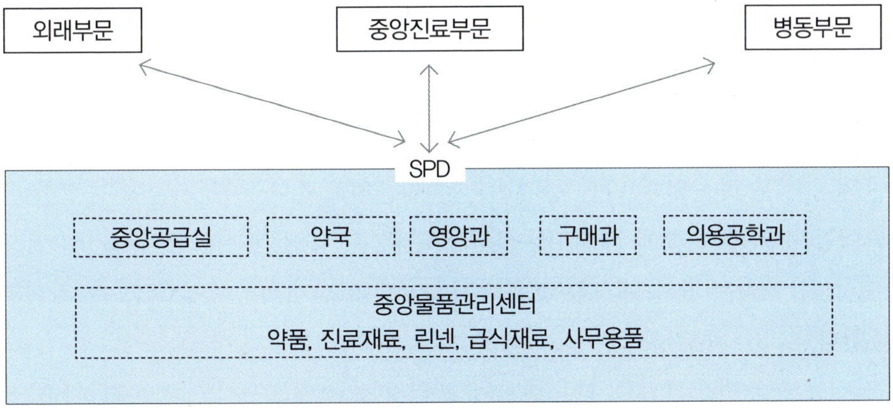

[그림 6-4] 공간과 조직을 일원화, 중앙화 함으로 단순화된 물류의 흐름

2. 신규 구매요청서(구매의뢰서) 작성

기존 물품 등록 마스터에 등록이 되어 있는 물품은 별도의 승인이 필요없이 구매요청을 할 수 있으나 병원에서 사용한 적이 없는 신규물품은 반드시 별도의 신규 구매요청을 한 다음 승인절차를 거쳐 구매를 할 것인지 여부를 결정하게 된다.

1) 약품의 구매요청

정규적으로 1년에 2회 정도 개최되는 의약품도입위원회(신약위원회)에 신규구입이 필요하게 된 약품의 목록을 제출한다. 성분별로 오리지날 약품 1품목과 카피 약품 2품목을 도입한다. 의사별로 신약은 1품목만을 신청할 수 있다.

2) 소모품의 구매요청

진료재료도입위원회를 1년에 4회 정도 정규적으로 개최하여 필요 진료재료(소모품)의 신청을 받는다. 진료재료도입위원회를 개최하지 않고 신규 구매요청서만으로 진료재료(소모품)를 구매하는 병원도 있다.

3) 장비의 구매요청

장비의 구매요구는 진단방사선과, 임상병리과, 수술실 등의 사용부서에서 한다. 장비를 구매하는 일은 자산의 원가를 증가시키는 지출임으로 자본적 지출에 해당한다. 자본적 지출이란 수익적 지출에 대비되는 용어로 자산의 내용연수를 증가시키든가, 자산이 의료서비스의 양과 질을 증대시킨다든가 지출금액이 상대적으로 중요할 때 자본적 지출로 간주한다.

의료장비는 고정자산임으로 사용부서의 책임자는 구매요구서인 자본적 지출 신청 및 승인서와 구매요구를 뒷받침 하는 증빙서와 사유서 등을 자산관리부서에 제출해야 한다.

※ **내용연수** : 건물이나 기계, 설비 따위의 고정자산을 사용할 수 있는 전체 기간을 햇수로 나타낸 것을 말한다.

(1) 장비의 구매요청 시 고려해야 할 사항

장비를 구입하기 위해서는 장비판매업자와 아래와 같은 사항을 협의해야 한다.

① 기기의 부품 및 부속품 등이 장비의 가격에 포함된다는 것을 명시한다.

② 대금 지급은 물품이 완전히 설치되어 시험가동을 거친 후에 병원에서 이의를 제기하지 않을 경우 지급한다.

③ 모든 기기는 일반적으로 인정되는 품질검사기준 또는 규격기준에 합격해야 하며 구입 시 의료장비 전문가의 검수가 이루어져야 한다.

④ 대금지급이전에 사용설명서, 부품명세서, 회로도(전기 회로를 보기 편리하게 그림으로 표시한 것) 등을 국문으로 번역된 매뉴얼을 받아야 한다.

⑤ 업자는 설치 및 가동에 대하여 병원직원에게 충분한 사전 교육을 실시해야 한다.

⑥ 보증수리기간을 명시하고 이를 가급적 연장할 수 있도록 노력해야 하며 무상 보증수리기간이 경과한 이후의 수리에 대해서도 계약서상에 명기하는 것이 좋다.

⑦ 물품이 설치 가동되기 이전에 발생하는 모든 하자는 업자의 책임으로 해야 한다.

⑧ 업자와 물품구매에 관한 모든 사항을 협의할 수 있도록 구매 부서에서 담당자를 선정하고 모든 권한과 책임을 지운다. 협의사항은 가능한 계약서에 명기한다.

⑨ 병원은 장비이외에도 많은 품목의 구매를 하게 되며 구매과정의 협상은 매우 중요하다. 협상이란 항상 상대가 있어야 가능하다. 협상이란 값만 깎는 것이 아니다. 유리한 조건을 만드는 일이며 가격이 고정될 경우 무상 보증수리기간(A/S)을 연장하든지, 부속품을 더 확보하는 것은 병원 입장에서 볼 때 좋은 조건에 구매하는 일이다. 특히 신설병원의 의료장비 도입 시에는 나중에 사장의료장비가 발생하지 않도록 전문가에 의한 면밀한 장비도입계획이 작성되어야 한다. 의료장비도입계획은 설계시기를 고려하여 설계 전에 해야 할 작업과 설계 후에 해야 할 작업을 구분하는 것이 좋다. 신설병원의 장비도입에 있어 유의해야 할 점은 다음과 같다.

㉠ **설계전에 의료기기리스트, Room schedule, Technical Specification 작성**
설립할 병원의 개설 진료과, 진료수준, 처치내용, 시술할 수술종류 등을 먼저 정하고 이에 합당한 의료기기 리스트를 작성한다.

㉡ **병원실정에 맞는 장비의 선택**
첨단의 최고급 장비만을 선택하기 보다는 병원의 시설규모, 인력수준, 기타 부속품의 구입이나 사용되는 시약, 소모품의 조달을 고려한다.

㉢ **기기도입 후의 유지, 보수, 관리를 생각한다.**
Operational Manual, Service Manual의 확보와 사후유지보수 계약 등 의료기기 기획 시 단순히 의료기기의 선택에 그치지 말고 의료기기 도입 후의 의료기기 운영체계를 감안한 기획이 되도록 한다. 즉 장비를 운용할 사람, 기기작동에 대한 사전교육의 필요성, 유지 및 보수를 담당할 인력 등을 고려한다.

㉣ 전문가에 의한 완벽한 도입계획 작성

의료장비 기획 시부터 선정, 구입에 이르기까지 어느 정도의 비용이 들더라도 전문가의 자문을 받도록 하여 사장의료기기의 발생 등으로 인한 기회비용의 발생을 사전에 방지한다.

㉤ 장비구입은 단계적으로

자금이 확보되었다고 하여 한꺼번에 필요한 모든 장비를 구입하지 말고 병원의 수준에 맞추어 꼭 필요한 장비부터 차츰 단계적으로 구입해 나간다.

㉥ 구매타당성의 검토

병원의 성격상 수익성만을 따져 장비를 구입할 수는 없으나 가능한 한 기기운영에 드는 비용과 효과의 분석, 손익분기 분석 등을 통해 경제성을 충분히 고려한 후 무리한 선택이 되지 않도록 한다.

실무 물품청구 및 구매요구 업무처리 절차

1. 물품청구 업무처리 과정

물품청구는 주 1회 또는 월 1회 등 각 청구부서의 업무특성에 따라 다르게 이루어진다. 물품청구서의 작성은 진료부, 간호부, 약무부, 진료지원부, 행정부 등 모든 부서에서 이루어질 수 있다. 물품청구서는 기본적으로 낱개 단위로 불출이 이루어지는 것을 말한다.

이 과정을 수행하기 위하여 물품코드, 부서별 물품장부, 현재고 보고서, 이전 물품청구서, 재고자산 수불부 등의 자료가 필요하다.

물품청구서는 해당 물품을 관리하는 부서로 청구서를 보내야 하는데, 일반적인 소모품은 중앙창고에서 관리하며, 간호부에서 환자치료에 반복적으로 사용하는 특정재료들은 중앙공급실에서 관리하는 경우도 있다. 약품의 경우에는 의사의 처방에 의해 비용이 발생하는 처방성 약품의 청구는 약국에서 관리하며, 간호부 등에서 사용하는 소독성 약품 등의 비처방성 약품은 약창고에서 관리하므로 어느 부서로 물품을 청구할 것인지 확인하고 청구서를 작성해야 한다.

우리는 청구에 필요한 기본 코드를 만들었고, 부서별 현재고를 파악하는 방법을 지난 시간까지 모두 완료하였다. 이제는 어느 품목이 모자라는지, 어느 품목은 재고량을 넉넉하게 가지고 있는지 알게 되었다. 지금은 필요한 물품의 청구는 어떻게 하여야 하는지 학습할 차례가 되었다. 그러면 물품청구가 어떠한 과정으로 작성되는지 확인해 보도록 하자.

물품청구 업무처리 과정은 다음의 5가지 단계로 진행된다.

[1] 물품청구용 약속코드를 작성하는 단계
[2] 물품청구용 적정(안전)재고를 작성하는 단계
[3] 물품청구서를 작성하는 단계
[4] 물품청구서를 승인하는 단계
[5] 물품청구서를 제출하는 단계로 이루어져 있다.

이제 각 단계별로 하나씩 확인해 보자.

[1] 물품청구용 약속코드를 작성한다.

수작업으로 청구부서별 물품청구서에 적용할 약속코드를 만드는 것은 불출(창고)에 저장되어 있는 물품 중에서 해당 부서에서 많이 사용되는 물품의 목록을 만들고 불출창고별로 장부에 기록하였다가 사용하는 것인데, 창고에 저장되어 있는 물품 중 사용량이 많은 것을 기록해 놓은 것이 물품청구용 약속코드이다.

물류정보시스템을 이용하여 청구부서별 물품청구서에 적용할 약속코드를 만들기 위해서는 약속코드를 먼저 만들고, 약속코드에 필요한 품목코드를 등록하는 것이다.

[2] 물품청구용 적정(안전)재고량을 설정한다.

사용량을 컴퓨터가 계산하여 자동으로 청구명세서를 만들어줄 때 사용하는 청구부서별 적정(안전)재고량의 설정은 수작업으로는 할 수 없으므로 물류정보시스템을 이용한 경우로 설명한다. [청구품목(MRP)](자재소요계획)은 청구부서별 물품의 적정(안전)재고량을 설정하여 처방되고 환자에게 사용된 물품에 한하여 자동으로 물품청구서를 만들어 주고 보충해 주는 프로그램이다.

※ MRP(Material Requirement Planning, **자재소요계획**) : 미리 등록된 적정(안전)재고 기준 이하로 물품의 재고수량이 감소되었을 때에 자동으로 물품청구서가 작성되는 것을 말한다.

선택품목제거(R) 저장(S) 엑셀(E) 초기화(C)

☐	품목분류	품목코드	EDI코드	품목명	규격	단위	처방구분	안전재고량	메모	입력자 ▲	입력일시
☐	인쇄물	A11-00001		(서식지)5.간기능 ...		EA	기타	10.00		000000-홍...	2021-06-08.
☐	잡화	A12-00011		반코팅장갑(적,10EA)		타래		10.00		000000-홍...	2021-06-08.
☐	잡화	A12-00023		스파크 5kg		EA		10.00		000000-홍...	2021-06-08.
☐	사무용품	A14-01002		포스트 잇(플래그)	43x12mm	묶음	기타	10.00		000000-홍...	2021-06-08.
☐	사무용품	A14-01003		포스트 잇(플래그)	43x12mm	묶음	기타	10.00		000000-홍...	2021-06-08.
☐	사무용품	A14-01006		포스트 잇(플래그) 5색	44x12mm	묶음	기타	10.00		000000-홍...	2021-06-08.

[그림 6-5] 적정(안전)재고량의 등록

[3] 물품청구서를 작성한다.

수작업으로 물품청구서를 작성하는 경우에는 청구부서에서 가지고 있는 재고량과 1주일 또는 병원이 정한 청구단위 기간 동안 사용될 물품(약품, 소모품)의 예측치를 확인한 후 필요한 수량만큼 물품청구서에 품명과 단위, 규격, 성분 등의 표시와 재고량, 구매수량, 조달시기 등을 인쇄된 물품청구서에 기재하여야 한다.

물류정보시스템으로 물품청구서를 작성하는 경우에는 해당 병원의 전산 프로그램의 특성에 따라서 다르지만 기본적으로 다음의 4가지로 구분할 수 있다.

(1) 물품코드를 검색하여 물품청구서를 작성하는 방법

(2) 약속코드를 불러와서 물품청구서를 작성하는 방법

(3) 적정(안전)재고를 이용하여 물품청구서를 작성하는 방법

(4) 물품코드 검색과 약속코드를 중복 사용하여 물품청구서를 작성하는 방법이 있다.

[필요청구량]은 다음과 같은 수식으로 계산한다.

① [현재고] + [입고예정] − [출고예정] = [부족분]

② [부족분] + [안전재고량] ± [α] ≤ [재고상한량] = [필요청구량]

[서식 6-1] 소모품의 물품청구서

□ 의료 □ 일반 □ 소모품 □ 비품 □ 인쇄물

접수번호 :

접 수 일 : 20 . . .

부서코드 :

계	계장	과장	관리부장	병원장	결재

자재번호	품명	규격	단위	수량	단가	금액	비고
	Plaster, cloth	7×10	EA	1			
	plaster, paper	2×900 cm	EA	10			

예산구분		총 액	

일자	201 . . .	부서명		청구자 ㊞	부서장 ㊞

[4] 물품청구서를 승인한다.

물품청구서는 낱개 단위로 청구되고, 청구비용이 구매요구서에 비해서 상대적으로 적으므로 상급부서장의 결재 없이 청구부서 부서장의 승인과 불출부서 부서장의 승인으로 처리된다.

물품청구서는 평소의 사용량 등과 비교한 후 과잉재고가 되지 않는 선에서 물품청구서의 내용을 승인하게 되는데, 청구부서와 불출부서의 부서장은 물품청구서의 내용과 수량에 문제가 없는지, 착오 청구가 없는지 검토해야 한다. 검토가 끝났으면 청구부서와 불출부서의 부서장은 청구담당자와 상의 후 일부 항목의 구매 취소 또는 청구량 수정을 요구할 수 있다.

(1) 수작업으로 물품청구서를 승인하는 경우에는 물품청구서를 출력하여 1차로 청구부서 부서장의 승인을 받아 불출부서에 제출한다. 2차는 창고를 관리하는 불출부서에서 청구된 서류를 심사하고 승인을 받아야 출고할 물품을 준비하게 된다.

(2) 물류정보시스템으로 청구부서의 부서장이 물품청구서를 승인하는 경우에는 물품청구담당자가 입력한 물품청구서의 청구번호를 선택하여 [청구부서현재고]와 [청구량]을 확인하고 승인해야 한다. [승인]을 한 후에는 청구명세서를 출력할 수 있다.

청 구 서

청구부서 : 41병동　　청구일자 : 2021-06-09　　확 정 자 : 000000-홍길동

불출부서 : 총무팀　　청구번호 : J020210609-0003　　확정일시 : 2021-06-09 13:08:10

청구방법 : 일반청구　　청구구분 : 불출요구

순번	품목분류	품목코드	품목명	규격	단위	청구량	불출량	미불출량	메모
1	잡화	A12-00008	모기약훈증기	플러그형	EA	1.00	0.00	1.00	신형으로 주세
2	잡화	A12-00009	모기약훈증기(리필)	액체형	EA	3.00	0.00	3.00	모기가 많아서 급해
3	잡화	A12-00017	삼선 슬리퍼	240mm	EA	10.00	0.00	10.00	240mm
4	잡화	A12-00020	세면비누(LG)	140g	EA	2.00	0.00	2.00	
	[합 계]					16.00	0.00	16.00	

[그림 6-6] 청구부서 부서장의 승인이 결정된 후 출력한 물품청구서

[5] 물품청구서를 제출한다.

물품청구서는 불출부서로 등록되어 있는 중앙창고나 약창고에 저장되어 있는 저장품에 한하여 물품청구를 하는 것으로서 물품 청구부서 부서장의 승인 후 매주 1회 불출부서로 제출한다. 불출부서 부서장의 추가 승인 후, 지정된 날짜(요일)에 물품의 출고준비를 하여 출고한다. 수작업으로 물품청구서를 제출하는 경우에는 부서장의 승인이 완료된 물품청구서를 창고를 관리하는 불출부서로 보내는 것이다.

모든 부서의 물품청구서가 도착하면, 불출부서 부서장의 검토와 승인을 거쳐서 해당 물품을 관리하는 출고담당자에게 전달된다. 중앙창고나 약창고를 관리하는 담당자는 창고에 보유하고 있는 재고량이 청구한 물품을 불출하기에 문제가 없는지 확인해야 한다. 창고에 보유하고 있는 재고물품이 부족하면 창고 담당자는 구매요구서를 작성하여 모자라는 수량을 확보한 후 각 부서에 청구물품의 출고를 준비해야 한다,

물류정보시스템을 운영하는 병원이라 할지라도 전자결재시스템의 운영 유 · 무나 창고에서의 모바일 장비를 이용한 출고물품 준비 유 · 무에 따라서 물품청구서의 출력이 필요하게 된다.

청구부서 부서장이 [확정]버튼을 눌러서 물품청구서를 승인하게 되면, 물품청구서의 내용은 전산을 통하여 물류를 담당하는 불출부서로 전송이 된다. 불출부서에서 물품청구서를 검토할 때에는 출력되고 부서장의 승인을 받은 물품청구서와 전산에 입력된 내용을 비교하여 검토하든지, 출력물 없이 전산에 입력된 내용만을 조회하여 전자결재로 승인하기도 한다.

전자결재시스템이 준비되지 못한 병원에서는 청구부서에서 출력하고 부서장이 승인한 서류를 불출부서로 제출하여야 한다.

전자결재시스템을 사용하는 병원에서는 청구부서에서 물품청구서의 출력은 생략된다. 다만, 창고부서에서의 청구된 물품의 출고는 모바일 장비로 청구된 물품의 출고를 준비하여야 하는데, 모바일 장비가 준비되지 못한 경우에는 창고부서의 담당자가 출력하여 출고될 물품을 준비하게 된다.

Tip

✓ 저장품과 비저장품을 구분하고 과거실적을 바탕으로 물품청구서를 작성한다.

2. 구매요구 처리절차

물품청구와 동일한 프로그램을 사용하는 경우 내용이 중복되므로 설명을 하지 않고, 물품청구와 다른 부분만을 설명을 하고자 한다. 이제 각 단계별로 하나씩 확인해 보자.

구매요구 업무처리 과정은 다음의 6가지 단계로 진행된다.

[1] 부서별 구매요구용 약속코드를 작성하는 단계. 물품청구와 별개의 프로그램을 사용
[2] 불출부서별 구매요구용 적정(안전)재고를 작성하는 단계. 물품청구와 동일한 프로그램 사용
[3] 구매요구서를 작성하는 단계
[4] 구매요구서를 결재하는 단계
[5] 구매요구서를 제출하는 단계
[6] 물품청구서와 구매요구서의 통합사용단계

[1] 부서별 구매요구용 약속코드를 작성한다.

(1) 수작업으로 물품청구서와 구매요구서 작성하기

수작업으로 구매요구서에 적용할 약속코드를 만드는 경우, 물품청구담당자는 어떤 물품은 창고에 보관하고 있다가 출고를 하기 때문에 물품청구서를 작성하여야 하고, 어떤

물품은 창고에서 보관하지 않고 거래처에서 직접 배송을 오기 때문에 구매요구서를 작성하여야 하는지 알고 있어야 한다.

불출부서의 창고에 물품을 저장하지 않는 비저장품의 목록을 별도로 관리하는 장부를 보고, 부서에서 많이 사용되는 물품의 목록을 만들어 두었다가, 부서의 재고량이 감소되면 구매요구서를 작성하여야 하는데, 사용량은 많은데 창고에 물품이 저장되어 있지 않은 물품을 기록한 것이 구매요구용 약속코드이다.

(2) 물류정보시스템을 이용하여 구매요구서에 적용할 약속코드 만들기

[구매약속코드]를 만드는 순서는 [청구약속코드]를 만드는 것과 동일한 과정으로 이루어진다.

구매요구서를 작성할 때 구매용 약속코드를 불러서 사용하면 된다. 등록된 약속코드는 구매요구서의 작업을 편하게 하기 위하여 품목코드, 품목명, 자주 사용하는 품목의 순서 등으로 위치를 바꾸거나 수량을 등록하여 [저장]한 다음에 사용할 수도 있다. 동일한 방법으로 이미 존재해 있는 약속코드도 품목코드를 추가하거나 삭제할 수 있다.

[2] 불출부서별 구매요구용 적정(안전)재고를 작성한다.

사용량을 컴퓨터가 계산하여 자동으로 구매요구서를 만들어줄 때 사용하는 불출부서별 적정(안전)재고량의 설정은 수작업으로는 할 수 없으므로 물류정보시스템을 이용하여야 한다. 다만, 구매요구용 적정(안전)재고량을 설정하는 프로그램은 물품출고용 적정(안전)재고량을 설정하는 프로그램 [물류부서안전재고설정]과 동일한 프로그램을 사용하므로 설명은 생략한다.

[3] 구매요구서를 작성한다.

1) 수작업으로 구매요구서 작성하기

수작업으로 구매요구서를 작성하는 경우에는 창고부서에서 가지고 있는 재고량과 해당 창고로 물품을 청구한 모든 청구부서의 청구물품의 총량, 그리고 긴급 상황을 위해 보유해야 하는 보유량을 확인한 후 필요한 수량만큼 구매요구서를 작성하여야 한다. 구매요구서를 작성할 때 거래처별로 물품이 기재되어 있다면 구매 발주에 바로 사용할 수 있다.

(1) 구매요구서를 바로 작성하는 경우

① 원칙적으로 구매요구서는 창고부서로 등록된 불출부서에서만 사용하도록 정의되어 있다.

② 창고에 저장하지 않는 비저장품에 대하여는 불출부서로 등록되지 아니한 내시경실, 인공신장실, 중앙공급실, 수술실, 영상의학과, 핵의학실 같은 소규모 창고부서에서도 물품청구서와 별도로 구매요구서를 바로 작성하도록 되어 있다.

③ 최근에는 상급부서의 결재를 받아야 하는 구매요구서를 작성하지 않고, 부서장의 승인으로도 청구가 가능한 물품청구서로 대체하여 사용하기도 한다.

(2) 소규모 창고부서에서 작성하는 구매요구서의 기본 기재 사항은 다음과 같다.

① No(물품 청구 번호), ② 자재코드 ③, 자재명(품명), ④ 규격/단위, ⑤ 수량/예상단가/금액, ⑥ 구매 이유, ⑦ 작성 부서, ⑧ 작성자, ⑨ 결재 방법 : 전자 결재 or 수기 결재(공사, 장비 등), ⑩ 결재 라인 : 담당(요구자) – 요구부서장 – 부원장(사무장) – 병원장 등

(3) 각 청구부서에서 제출한 물품청구서를 집계하여 구매요구서를 작성하는 경우

중앙창고나 약창고 같은 대규모 창고에서는 각 부서에서 청구한 물품청구서를 모두 모아서 합산을 한 다음 창고에 보유하고 있는 재고량과 비교하여 구매요구서를 작성해야 하므로 시간이 더 많이 소요된다.

① 구매부서에서 중앙창고의 재고량을 감안하여 구매요구서를 작성 : 물품코드별로 합산된 출고 예정량이 중앙창고에 보관되어 있는 재고량보다 많을 경우에는 비상시 사용할 긴급출고를 감안하여 적정량을 산출하고 구매요구서를 작성한다.

② 구매 발주를 감안하여 구매요구서는 거래처별로 물품코드를 모아서 작성하여야 다음 단계가 단순화될 수 있다.

※ 출처 : 정기선 · 임배만, 병원경영학 개론, 일지사, 2008.

2) 물류정보시스템으로 구매요구서 작성하기

물류정보시스템으로 구매요구서를 작성하는 경우에는 해당 병원의 전산 프로그램의 특

성에 따라서 다르지만 물품청구보다는 하나 더 많은 다음의 5가지로 구분할 수 있다.

① 각 부서에 청구한 물품청구서를 가지고 구매요구서를 작성하는 방법

② 물품코드를 검색하여 구매요구서를 작성하는 방법

[서식 6-2] 구매요구서 양식

수 신 : 구 매 과　　　　20 년 월 일

발 신 :

건 명 :

NO.	재고자산코드	물 품 명	구 매 요 구			예상단가	금 액
			규격	단 위	수량		
1							
2							
3							
4							
5							

구매이유 :

직 위	요구서 작성자	부서장	사무국장	원장
서 명				
날 자				

비 고 : 지난 3개월간 사용실적

	3월	4월	5월	평균
NO.1	0개	4개	2개	2개

NO.2 ....

NO.3 ....

③ 약속코드를 불러와서 구매요구서를 작성하는 방법

④ 적정(안전)재고를 이용하여 구매요구서를 작성하는 방법

⑤ 물품코드 검색과 약속코드를 중복 사용하여 구매요구서를 작성하는 방법이 있다.

구매요구서를 작성하는 방법은

㉠ 품목코드를 조회하여 구매요구서를 작성한다.

㉡ 부서장의 확인을 받아 구매요구서를 제출하면 구매요구서가 [불출부서]로 이동된다. 구매요구서는 문서를 프린터로도 출력할 수 있다.

㉢ 상급부서장의 결재과정을 거쳐서 구매요구서가 제출되고, [제출서류확인]을 마치면 발주 과정으로 들어간다.

구 매 요 청 서

요청부서 : 구매팀　　요청번호 : PR20210318-0002　　요청일자 : 2021-03-18

관련근거 : aaaa

메　　모 : aaaa

담 당	부서장

품목분류	품목코드	EDI코드	품목명	규격	단위	납기예정일	수량	단가	금액	거래처	비고
인쇄물	A11-00035		(서식지)대봉투(한림병원)	A4*100	권		2	14800.00	29,600	(기타)오피스넥스	
인쇄물	A11-00035		(서식지)대봉투(한림병원)	A4*100	권		1	14800.00	14,800	(기타)오피스넥스	
인쇄물	A11-00035		(서식지)대봉투(한림병원)	A4*100	권		3	14800.00	44,400	(기타)오피스넥스	
인쇄물	A11-00049		(서식지)병원소봉투	A4*100	권		5	5000.00	25,000	(기타)오피스넥스	
인쇄물	A11-00049		(서식지)병원소봉투	A4*100	권		5	5000.00	25,000	(기타)오피스넥스	
인쇄물	A11-00049		(서식지)병원소봉투	A4*100	권		1	5000.00	5,000	(기타)오피스넥스	

[그림 6-7] 거래처별로 작성되는 구매요구(요청)서

이제는 하나씩 구매요구서를 작성하는 방법을 알아보자.

(1) 각 부서에서 청구한 물품청구서를 가지고 구매요구서를 작성하는 방법

① 요청일자를 입력하여 각 부서에서 청구한 물품청구서를 불러와서 합산을 하고, 출고에 필요한 재고가 부족한 물품을 선택하여, 구매(요청)량을 입력한다.

② [청구기간] 시작일과 종료일은 병원의 규정과 청구주기별로 다르지만, 보통은 매주 1회 작업을 하고, 응급구매가 필요한 경우에는 매일 작업을 하기도 한다.

요청자료생성(청구) | 구매요청품목 | 구매요청품목(MRP) | 엑셀파일 불러오기 | 행삭제(F8)

품목분류	품목코드	EDI코드	품목명	청구부서 ▲	규격	단위	처방구분	납기예정일	현재고	발주묶음개수	요청량	포장단위	단위개수	환산요청량
인...	A110222	TTA4	A4용지	41병동	30...	매	급여		0	1	1.00	묶음	100	100.00
잡화	A12-00008		모기약훈증기	41병동	플...	EA			0	1	1.00	EA	1	1.00
잡화	A12-00009		모기약훈증...	41병동	액...	EA			0	1	3.00	EA	1	3.00
잡화	A12-00017		삼선 슬리퍼	41병동	240mm	EA			0	1	10.00	EA	1	10.00
잡화	A12-00020		세면비누(LG)	41병동	140g	EA			0	1	2.00	EA	1	2.00
인...	A110222	TTA4	A4용지	간호본부	30...	매	급여		0	1	1.00	묶음	100	100.00
잡화	A12-00004		매직블럭	간호본부	사...	EA			0	1	1.00	EA	1	1.00
잡화	A12-00002		고무장갑	구매팀	M(중)	EA			0	1	13.00	EA	1	13.00
잡화	A12-00004		매직블럭	구매팀	사...	EA			0	1	2.00	EA	1	2.00
잡화	A12-00006		면수건	구매팀	31*32	EA			0	1	10.00	EA	1	10.00

[그림 6-8] 각 부서의 청구명세서를 불러온 화면

각 부서가 작성한 물품청구서를 불러올려서 착오 청구된 것이 없는지 추가로 검토하고 각 부서가 작성한 물품청구서를 구매요구서로 변환시키는 작업을 종료한다.

병원에서 물품을 구매하고 창고에 보관하였다가 각 부서로 출고하는 경우에는 각 부서에서 작업한 물품청구서들을 같은 [품목코드]들끼리 합산하고 창고에 있는 물품의 수량과 대조하여 필요한 수량을 확인한 다음에 구매요구서를 작성하고 구매발주를 하였지만, 최근에는 물류대행업체들이 병원 내부에 물류창고를 가지고 각 부서로 직접 배송까지 하고 있으므로 구매요구서를 만들 때 같은 [품목코드]들을 합산하지 않고, 각 부서에서 작성한 물품청구서를 가공하지 않고 원 자료 그대로 물류대행업체로 전송하여 발주한다.

(2) 물품코드를 검색하여 구매요구서를 작성하는 방법

물품코드를 검색하여 구매요구서를 작성하는 방법은 물품청구서와 동일한 과정으로 수행된다. 필요한 품목코드는 [조회]를 눌러서 간략하게 조회할 수 있다.

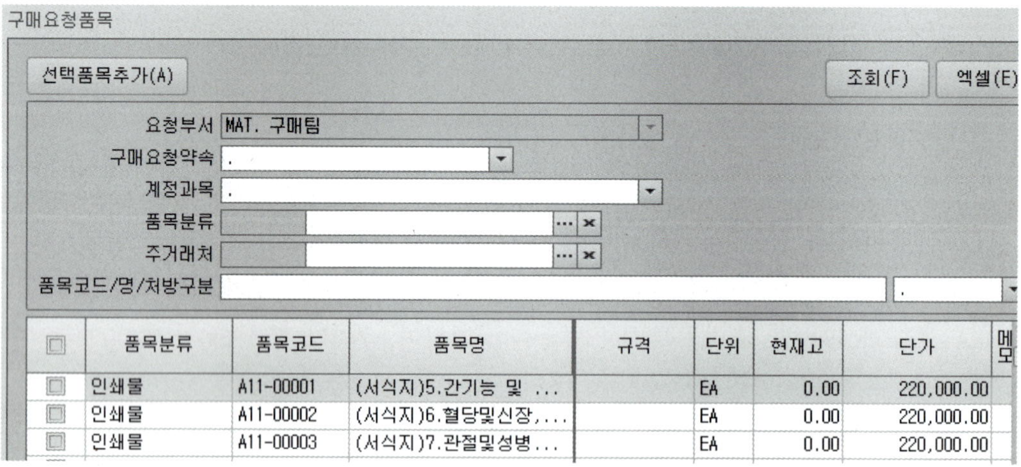

[그림 6-9] 구매요구서 작성을 위하여 물품코드를 검색하는 화면

① [구매요청약속]은 각 부서에서 필요한 물품을 여러 형태로 나누고 조합하여 구매요구를 간편하게 하도록 미리 만들어놓은 구매용 약속코드를 말하는데, 약속코드를 불러와서 구매요구서를 작성하는데 사용된다.

② [계정과목]은 회계를 관리하는 계정이 동일한 내용의 물품들을 분류해 놓은 것을 말한다,

③ [품목분류]는 불물품의 유형이 유사한 물품들을 분류해 놓은 것을 말한다.

④ [주거래처]는 물품을 납품하는 거래처의 이름으로 필요한 물품을 조회하는 것을 말한다.

⑤ [품목코드/명/처방구분]으로도 필요한 물품을 조회할 수 있다.

약속코드를 불러와서 구매요구서를 작성하는 방법도 물품청구서를 작성하는 방법과 동일하다. 물품코드를 검색하는 화면에서 [구매요청약속] 코드를 불러서 사용하면 된다.

(3) 적정(안전)재고를 이용하여 구매요구서를 작성하는 방법

[구매요청품목(MRP)]은 처방전달시스템이나 물류정보시스템에 있는 자료를 가져와서 물류부서안전재고에 입력된 [안전재고량]을 기준으로 하여 [현재고]와 비교한 다음 [필요청구량]을 계산하여 자동으로 구매요구서를 만들어준다.

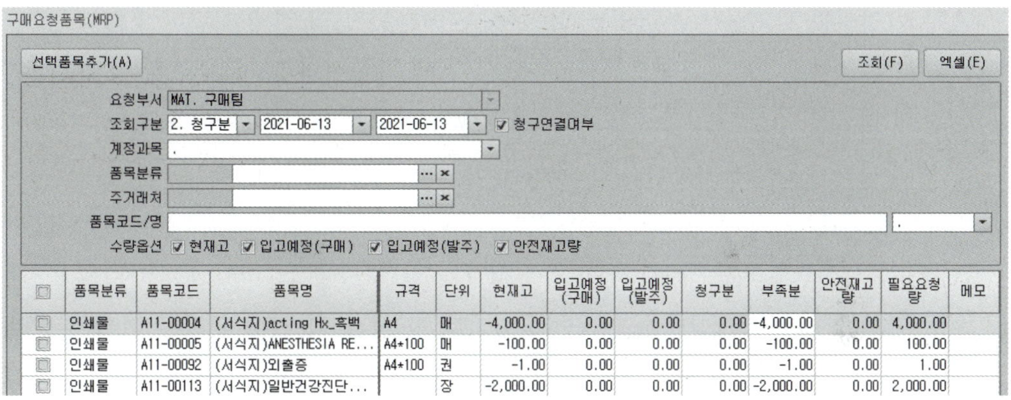
구매요청품목(MRP)

선택품목추가(A) 조회(F) 엑셀(E)

요청부서 MAT. 구매팀
조회구분 2. 청구분 2021-06-13 2021-06-13 ☑ 청구연결여부
계정과목 .
품목분류
주거래처
품목코드/명 .
수량옵션 ☑ 현재고 ☑ 입고예정(구매) ☑ 입고예정(발주) ☑ 안전재고량

☐	품목분류	품목코드	품목명	규격	단위	현재고	입고예정(구매)	입고예정(발주)	청구분	부족분	안전재고량	필요요청량	메모
☐	인쇄물	A11-00004	(서식지)acting Hx_흑백	A4	매	-4,000.00	0.00	0.00	0.00	-4,000.00	0.00	4,000.00	
☐	인쇄물	A11-00005	(서식지)ANESTHESIA RE...	A4*100	매	-100.00	0.00	0.00	0.00	-100.00	0.00	100.00	
☐	인쇄물	A11-00092	(서식지)외출증	A4*100	권	-1.00	0.00	0.00	0.00	-1.00	0.00	1.00	
☐	인쇄물	A11-00113	(서식지)일반건강진단...		장	-2,000.00	0.00	0.00	0.00	-2,000.00	0.00	2,000.00	

[그림 6-10] 적정(안전)재고를 이용하여 구매요구서를 작성하는 화면

구매요구를 할 때에는 물품청구와는 달리 [재고상한량]을 사용하지 않는다. 특정 물품의 경우 생산량의 감소나 중단, 허가사항 변경 등 수급에 불안정을 초래하여 진료에 차질을 초래할 수 있으므로 구매부서의 판단을 존중한다. [필요청구량]은 다음과 같은 수식으로 계산한다.

① [현재고] + [입고예정(구매)] + [입고예정(발주)] − [청구분] = [부족분]

② [부족분] + [안전재고량] ± [α] = [필요청구량]

재고상한량은 창고부서에서 보유하고 있어야 하는 특정 물품에 대한 재고량의 최대치를 말한다.

(4) 약속코드나 품목코드를 이용하여 구매요구서를 작성하는 방법

기본적으로는 약속코드로 작업을 하고, 추가로 다른 약속코드를 불러오거나 품목코드를 검색하는 방법을 함께 사용해서 구매요구서를 작성하는 방법도 있다.

약속코드를 불러와서 기본적인 구매요구서를 만들어 놓고 추가할 물품이 더 있을 경우에는 위에서 설명한 것과 같은 방법으로 다른 약속코드를 불러오거나 물품코드를 하나씩 조회하여 필요한 품목코드를 추가할 수도 있다. 그 이후에는 앞에서 설명한 것과 동일한 과정을 거쳐서 구매요구서가 완성된다.

[4] 구매요구서를 결재한다.

(1) 수작업으로 결재하는 경우, 구매요구 비용이 물품청구 비용보다 크게 되므로 구매요구서에 기재된 내용을 가지고 1차로 구매요구 부서장의 승인을 받고, 2차로 재무와 경리를 관리하는 부서의 장 또는 사무장(부원장)의 결재를 받아야 한다. 상급부서의 결재를 받은 구매요구서는 구매부서에 제출한다. 3차로 구매부서의 부서장이 서류를 검토하고 승인을 하여야 구매할 물품을 발주하게 된다. 서식은 앞에서 제시한 수작업에 의한 구매요구서를 참고하기 바란다.

(2) 물류정보시스템으로 구매요구서를 결재하는 방법은 구매요구담당자가 작성한 [저장완료] 상태의 구매요구서를 부서장이 검토한 다음 더 이상 추가할 물품이 없을 때 [제출하기] 버튼을 누르면 완료된다.

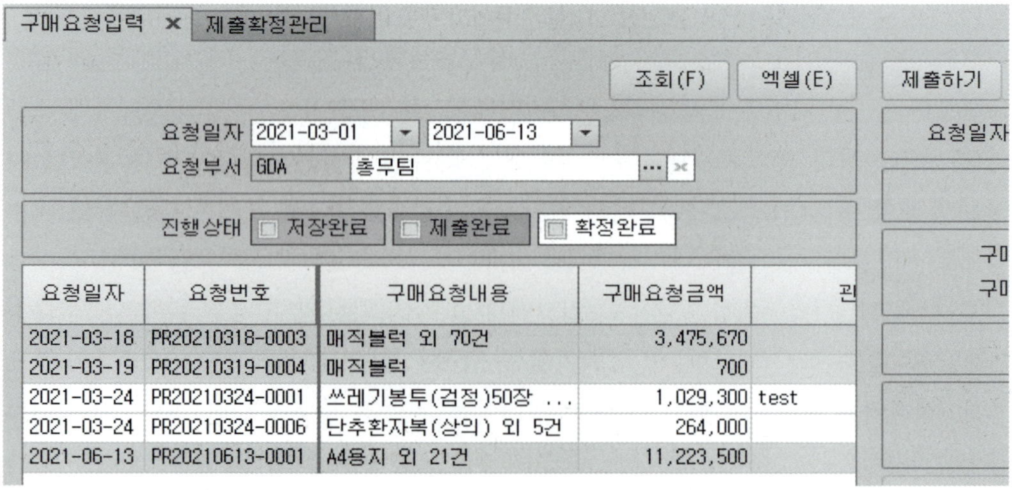

[그림 6-11] 결재를 위하여 구매요구서를 제출하는 화면

구매요구서를 결재해야 하는 결재권자는 청구부서에서 작성한 구매요구서를 전자적으로 조회하여 승인여부를 결정하면 된다.

[5] 구매요구서를 제출한다.

수작업이나 물류정보시스템을 이용한 구매요구서에 대한 서식은 앞에서 제시한 것을 참고하기 바란다.

(1) 수작업으로 구매요구서를 제출하는 경우에는 구매요구 부서장의 승인과 상급부서장의 결재가 완료된 물품청구서를 중앙창고를 관리하는 구매부서로 보내는 것이다.

모든 창고부서의 구매요구서가 도착하면, 구매부서 부서장의 검토와 승인을 거쳐서 구매발주 담당자에게 전달되고 거래처로 발주를 하게 된다.

(2) 물류정보시스템을 운영하는 병원이라 할지라도 전자결재시스템의 운영유무에 따라서 구매요구서의 출력이 필요하게 된다.

최종 결재권자의 결재가 완료되면, 구매부서에서는 발주를 하기 전에 구매요구서의 작성에 문제가 없는지 구매부서 부서장이 서류를 검토한다. [제출서류확인] 버튼을 누르면 구매요구의 마지막 단계가 완료된다. 구매부서 부서장의 승인으로 구매요구서는 구매발주 담당자에게 전달되고 발주업무를 시작할 수 있게 된다.

상급부서의 결재를 받을 경우에 서류로 결재를 받을 것인가, 아니면 전자결재로 할 것인가는 병원의 특수한 상황과 전산개발의 정도에 따라서 달라진다. 구매요구서에 결재권자의 도장이 찍혀있는 서류가 필요하고 일정기간 동안 구매요구서를 보관해야 한다면, 구매요구서를 [출력]하여 결재를 받은 다음에 구매부서로 제출하여야 한다.

[6] 물품청구서와 구매요구서를 통합하여 사용한다.

최근에는 부서별 경영과 관련하여 부서장의 책임하에 부서를 운영하고, 부서장이 평가를 받는 병원이 늘어나고 있다.

이러한 경우에는 각 부서에서 물품청구서와 구매요구서를 각각 작성해야 하는 부담과 상급부서의 부서장에게 결재를 받아야 하는 수고를 덜어주고자 구매요구서를 사용하지 않고, 물품청구서 하나로 통합하여 사용하는 병원도 늘어나고 있다.

병원 구내에 물류창고를 가진 구매대행 업체가 상주해 있고, 구매대행 업체가 물품의 구입에서부터 배송까지 책임을 지고 있는 경우 병원의 구매부서에서 물품청구서를 구매대행 업체로 전송하면 해당 업체가 구매발주–검수–입고–출고–거래명세서 전표발행까지의 모든 과정을 처리하고 있으므로 구매요구서를 사용하지 않아도 물품공급에 문제가 발생하지 않는다.

Tip

✔ 구매요구서 작성 시에는 소모실적을 기준으로 적정량을 청구한다.

3. 신규 물품의 구매요청 업무처리 과정

신규 물품의 구매요청 업무처리 과정은 다음과 같이 2단계로 이루어져 있다.

[1] 구매요청서를 작성하는 단계
[2] 구매요청서를 접수하는 단계

이제 단계별로 하나씩 확인해 보도록 하자.

[1] 구매요청서를 작성한다.

(1) 수작업으로 신규 물품(약품, 소모품, 장비)의 구매요청서를 작성하는 경우에는 해당 부서에서 필요한 물품에 대한 자료를 첨부하여 구매요청서가 인쇄된 서류에 기록한다.

약품, 의료용 소모품, 의료용 장비는 신규 물품 도입을 위한 위원회의 결정에 따라 구매를 하게 되지만, 일정 금액 미만의 일반 소모품 등의 신규 도입은 위원회 없이 재무와 경리를 담당하는 부서장의 결재와 구매부서장의 승인으로 처리하는 경우도 있다.

[서식 6-3] 신규 물품 구입 심의 신청서

(전면)

수 신 : (약품, 의료소모품) 구입 심의위원장

본 과에서 아래의 (약품, 소모품)을 소정의 자료를 별첨하여 신청하오니 심의하여 주시기 바랍니다.

품 명	영 문 :	국 문 :	
성분명		예상가격	
규 격 :		월사용량 :	
제 조 국 :	제 조 원 :	국내대리점 :	
분류번호 :	의보수가 :	유 · 무	

신청사유 :

본원사용 유사품명 :
현사용품과 신청품과의 차이점 :

신청일 : 년 월 일

신청부서명 : ____________ 과 신청인 : ____________ 인 부서장 : ____________ 인

의료장비 구매 요구 및 심의 신청서

☐ 신청부서명 :

<table>
<tr><td rowspan="2">품명</td><td>국문</td><td colspan="2"></td><td>수량</td><td rowspan="2">추정단가
₩.________
($.________)</td><td rowspan="2" colspan="2">총 금 액
₩________
($.________)</td></tr>
<tr><td>영문</td><td colspan="2"></td><td>(대, Set)</td></tr>
<tr><td rowspan="4">모델</td><td>순번</td><td colspan="2">모 델 명</td><td>제조국</td><td>제조회사</td><td colspan="2">국내대리점</td></tr>
<tr><td>1</td><td colspan="2"></td><td></td><td></td><td colspan="2"></td></tr>
<tr><td>2</td><td colspan="2"></td><td></td><td></td><td colspan="2"></td></tr>
<tr><td>3</td><td colspan="2"></td><td></td><td></td><td colspan="2"></td></tr>
<tr><td rowspan="4">취득구분(해당란 √표시)</td><td></td><td colspan="2">• 대체 : 기존장비 대체 구입 - 현재 보유( )대
- 장비상태 : 노후(대), 폐품(대)</td><td rowspan="4">공동활용가능성</td><td></td><td colspan="2">• (   )과 전용</td></tr>
<tr><td></td><td colspan="2">• 신규 : 최신품 신규 도입</td><td></td><td colspan="2">• 공동활용
(과)</td></tr>
<tr><td></td><td colspan="2">• 확충 : 추가 소요에 따른 구입
- 현재 보유대수(대), 부족대수(대)</td><td></td><td colspan="2">• 중앙화</td></tr>
<tr><td></td><td colspan="2">기타(   )</td><td></td><td colspan="2">• 기 타</td></tr>
<tr><td>설치장소</td><td colspan="3">과·실 :
면 적 :
설치 시 타부서 협의 여부 :</td><td>용도</td><td colspan="3"></td></tr>
<tr><td rowspan="6">수익/비용</td><td colspan="3">구분</td><td>내용</td><td colspan="3">산출식</td></tr>
<tr><td colspan="3">1. 월간 진료 예상능력(건수, 환자수)</td><td>건, 명</td><td colspan="3"></td></tr>
<tr><td colspan="2" rowspan="3">2. 월간 예상 수익</td><td>예상 총 수익(A)</td><td>천원</td><td colspan="3"></td></tr>
<tr><td>예상 총 비용(B)</td><td>천원</td><td colspan="3"></td></tr>
<tr><td>총 수입(A-B)</td><td>천원</td><td colspan="3"></td></tr>
<tr><td colspan="3">3. 추가 소요 인력(명)</td><td>명</td><td colspan="3"></td></tr>
<tr><td>구입 필요성 및 규격 설명 자료</td><td colspan="7"><첨 부>
1. 의료장비 활용계획서(별지 2호 서식)
2. 자체평가서(별지 3호 서식)
3. 기준사양 결정서(별지 4호 서식)
4. 특정모델 지정사유서 (특정모델 지정은 원칙적으로 불가하며, 부득이한 경우 상세한 내역이 있는 '지정사유서'를 별도 작성)
5. 의료장비 배치도(이동이 가능한 소형 장비는 제출 제외) (별지 5호 서식)
6. 국문 규격서, 관련 카다로그, 복수 견적서, 수지분석자료
7. 장비업체 기술소견서(노후 교체 또는 사용불가 장비구매 시)</td></tr>
<tr><td>작성자</td><td colspan="3">직명 :   성명 :   (인)</td><td>확인자
(부서장)</td><td colspan="3">직명 :   성명 :   (인)</td></tr>
<tr><td colspan="8">20 년 월 일

의료장비 심의위원회 위원장 귀하</td></tr>
</table>

[그림 6-12] 의료장비 구매 및 심의 신청서

(2) 물류정보시스템을 이용하여 신규 물품의 구매요청서를 작성하는 과정은 프로그램마다 운영하는 방식이 다른데, 신규물품의 구매요청서 서식만 만들어 놓고 출력해서 사용하거나, 구매요청서 서식에 들어가는 내용을 메모장 같이 전산에 입력하여 출력해서 사용하는 방법으로 구분한다. 한 단계 더 나아가서 엑셀에 정리하는 기능과 유사한 프로그램을 만들어 구매요청서를 전산에서 정리하여 사용하기도 한다.

가나다 병원 정보 프로그램에서는 신규 물품을 처리하는 단계에 대해 전산 지원을 하지 않으므로 더 이상의 내용은 추가할 수 없다. 다만, 전에 병원에서 사용하던 프로그램에 있던 신규 제품에 대한 물품구입의뢰서 서식만 조회가 되어 자료를 제공한다.

물품 구입 의뢰서

의뢰부서 : **제 출 자 :**

처리부서 : **확 정 자 :**

의뢰부서 확인					검토부서확인		결재부서	
담당	주임	계장	팀장	과장	과장	부서장	본부장	병원장

접수번호	
접수일자	
의뢰번호	
의뢰일자	

1. 의료기기/일반비품/전산기기를 구분하여 각각 서류를 작성합니다
2. 물류정보과에 물품구입의뢰서와 견적서 등 구매관련 자료를 제출합니다.
3. 검토부서 : (1) 의공팀(의료기기) (2) 안전관리부(가구-전기-비품)
   (3) 전산실(컴퓨터-모니터-프린터 등)
4. 단, 의료기기, 산정불가 품목 그리고 고가의 일반비품은 결재부서 결재를 받아야 합니다.

순번	품목명	규격	단위	의뢰량	단가	공급가액	메모
합		계					

의뢰부서	
구매부서	
검토부서	
결재부서	

[그림 6-13] 신규 물품구입의뢰서 서식

[2] 구매요청서를 접수한다.

구매요청서의 접수는 수작업인 경우에는 구매요청서가 인쇄된 서류로 접수를 받고, 물류정보시스템을 사용하는 경우에는 구매요청서를 전자적으로 접수를 받고, 요청 부서에서 구매가 어디까지 진행되었는지 확인할 수 있도록 하고 있다.

1 구매 부서장의 전결로 구매가 가능한 일정 금액 이하의 물품은 구매하려는 물품에 대한 사양서 등을 포함하여 요청 부서장 또는 상급 부서장의 결재를 득한 후 구매부서에 신규 물품에 대한 구매요청서를 제출한다.

상비물품에 등록되지 않은 것, 구입물품에 등록되지 않은 것, 새로운 인쇄물 등은 다시 사무장, 원장의 결제가 필요하게 되므로, 각 필요부서의 품의를 거쳐 결제를 받은 후에 발주 또는 채택불가라는 회신을 한다.

타 부서에 대한 청구서는 그 해당부서에, 예를 들면 임상공학실, 시설과, 급식과, 환경 정비과 등으로 구분을 하고 검인 후에 사무장에게 결제를 받아 제출한다.

2 타 부서의 검토가 필요한 물품의 경우에는 해당 부서장의 검토를 받은 후 구매요구서류를 구매부서에 제출한다. 검토를 요청받은 부서의 장은 요청받은 미사용 물품이 창고에 보관되어 있는지, 현재 사용하는 것을 수리해서 사용할 수 있는지, 퇴직을 한 사람이 사용하던 물품을 대체하여 사용할 수 있는지, 창고에 보관되어 있는 여분의 물품이 없으므로 신규 구매가 필요한 것인지 등을 검토하고 구매부서에 검토 사항을 회신하여야 한다. 타 부서의 검토가 필요한 제품들은 다음과 같다.

(1) 컴퓨터, 모니터, 프린터 등의 전산장비는 전산을 담당하는 부서의 검토를 받아야 한다.

(2) 책상, 의자, 책장 등의 비품은 시설을 담당하는 부서의 검토를 받아야 한다.

(3) 냉장고, 에어컨, 전자레인지, 공기청정기 등의 전자제품은 전기용량의 과부하 등과 관련되므로 전기를 담당하는 부서의 검토를 받아야 한다.

3 위원회의 결정이 필요한 의료용 물품(약품, 소모품, 장비)은 해당 위원회의 개최 공고가 있은 후 구매요청서와 필요한 자료들을 해당 위원회(약품, 소모품, 장비)를 관리하는 자에게 제출하여야 한다. 구매부서에서는 위원회에서 결의된 내용으로 구매를 위한 준비를 하게 된다. 신규물품도입위원회는 병원마다 부르는 이름은 다르지만 다음과 같다.

(1) 신규 약품 도입을 위한 약무위원회

(2) 신규 진료재료 도입을 위한 진료재료위원회

(3) 신규 의료장비 도입을 위한 의료장비심의위원회

학습문제

학습목표	1. 부서에 필요한 물품에 대하여 물품청구서와 구매요구서를 작성할 수 있다.

1. 물품코드가 등록된 경우와 등록되지 않은 물품의 구매요구의 절차에 대하여 비교하여 설명하시오.
2. 저장품과 비저장품의 물품청구와 구매요구에 대해 아는대로 기술하시오.
3. 자동구매 시스템에 대해 설명하시오.
4. 구매요구를 할 때 대개 몇 개월치를 가지고 평균을 내는가?

   ① 1개월　② 2개월　③ 3개월　④ 4개월

학습목표	2. 창고의 중앙화와 물류업무의 일원화의 장점을 이해한다.

5. 물품청구에 있어 청구 및 공급방식과 정량공급방식의 차이점에 대해 기술하시오.

학습목표	3. 신규구매 요청서를 작성할 수 있다.

6. 신규 구매요청은 어느 경우에 하는가?
7. 신규로 물품을 구입할 경우 신규의료소모품 구입신청서를 작성하여 신규물품 구입심의 위원회의 심의를 거쳐야 하는데 신청서에 기재할 필요가 없는 사항은?

   ① 본원사용 유사소모품
   ② 신청사유
   ③ 현사용품과 신청품과의 차이점
   ④ 신규물품을 사용할 사람의 자격과 경력

학습문제

학습목표	**4.** 장비 구매에 필요한 심의를 요청할 수 있다.

8. 장비 구매요청시 고려해야 할 사항을 아는대로 쓰시오.

객관식 문제 정답

4. ③ 7. ④

제 7 장

시장조사와 구매결정

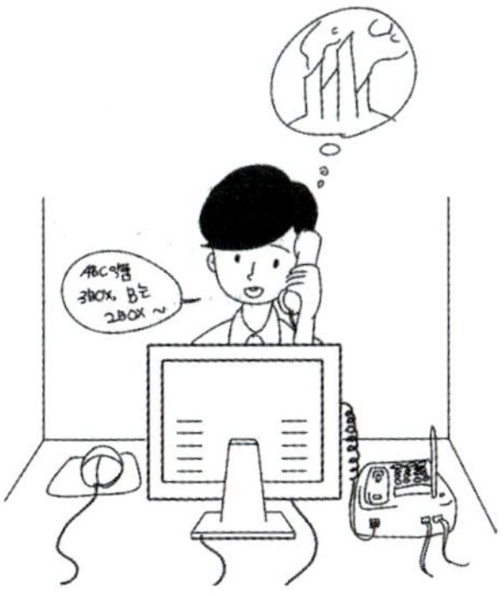

학습목표

1. 구매물품에 대한 시장조사의 방법과 절차를 수행할 수 있다.
2. 신규물품 구입심의 위원회에 필요한 업무를 수행할 수 있다.
3. 가치분석과 공공구매 등 효율적인 구매제도를 이해하고 시행할 수 있다.
4. 의료장비 구매를 위한 타당성 분석과 구매계획을 세울 수 있다.
5. 입찰준비과정을 이해하고 시행할 수 있다.

1. 시장조사와 가격결정

신규 물품 구입의뢰서가 도착하고, 구매결정을 하기 위한 자료를 수집하는 시장조사 업무는 매우 중요하다. 부정확한 자료를 수집하였기 때문에 잘못된 판단을 하면 병원에 손해가 될 수도 있고, 반대로 병원의 경영에 큰 도움을 줄 수도 있기 때문이다.

신규물품도입위원회에서 결정하는 약품, 장비, 의료용 소모품을 제외하고, 비용이 비교적 작은 일반 소모품 등은 구매부서장의 판단과 권한으로 구입이 결정되기 때문에 시장조사는 신중하고 정확하게 시행되어야 한다.

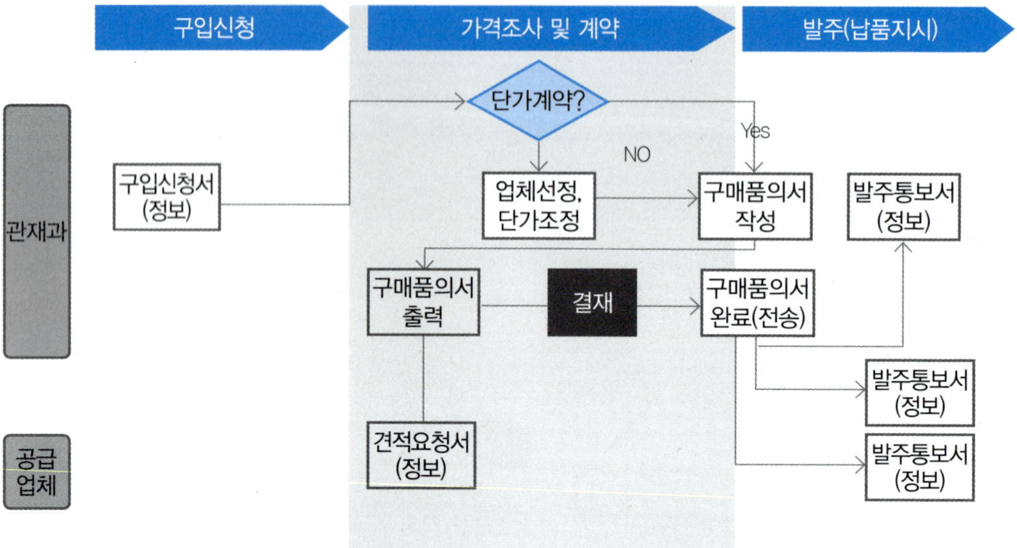

[그림 7-1] 시장조사 업무의 흐름도

이 과정을 수행하기 위하여 견적서, 원가계산서, 장비관련 자료, 의료장비 공급 현황, 의료장비 수익분석, 신규물품 도입을 위해 제출받은 서류 등의 자료가 필요하다.

1) 시장 조사

(1) 신규 구매요구 물품의 분석에 필요한 자료

① 업체에서 제시한 견적서를 포함한 신규물품도입위원회에 제출하여야 하는 자료 (예 : Price List, 타병원 납품자료, 수입면장 등)

② 관련 전문지 및 잡지, 인터넷 쇼핑몰에서 확인한 가격(컴퓨터, 사무용기기 분야) 등의 자료

③ 타병원 구매부서에 직접 확인하여 획득한 자료

④ 공신력 있는 정부 물가지표 자료

⑤ 직접 시장을 방문하여 획득한 자료

(2) 신규 구매요구 물품에 관한 자료를 얻기 위한 방법

시장조사는 대상을 어떻게 조사하는 가에 따라 다음과 같이 분류할 수 있다.

① **직접조사** : 업체 상담

② **간접조사** : 인터넷, 타병원 등

③ **조사대상** : 도매업체, 수입업체, 제조사, 제약사, 다른 병원, 전문지, 잡지 등

④ **조사방법** : 직접방문, 전화, 조사서 송부 등으로 종전가격, 보험 상한가, 타 병원 구입가격 등을 조사하여 분석한다.

(3) 영업직원을 통한 시장 정보 탐색

① 영업직원은 병원 산업 전반에 대한 이해가 충분하고 관련 지식을 많이 가지고 있으므로, 상담을 통하여 시장 전반을 이해할 수 있도록 노력한다.

② 상대 회사의 재무구조, 조직 형태, 사회적 평판, 의사결정 규모 등을 파악하고 협상에 임한다.

③ 당장 구매계약 하고는 관계없는 정보라도 취득하면 언젠가 활용할 기회가 온다.

(4) 시장조사의 유의 사항

① 사용부서의 구매요구에 따라 해당 물품의 가격에 관한 시장조사를 시작한다.

② 거래처 또는 제3자를 통하여 다른 업자들의 납품 가격이나 다른 병원의 구입 가격을 확인한다.

③ 보험수가를 확인하고 실제구입 단가와의 차이를 확인한다.

④ 물품 구입량과 구입 시기, 구매대금 지불기간을 파악한다.

⑤ 결재조건에 따라 거래처에 견적을 부탁하여 비교자료를 만든다.

⑥ 비교자료를 가지고 책임자에게 결재를 얻어 계약을 진행한다.

⑦ 구매방법을 결정한다. 입찰여부, 상품명 구입, 성분명 구입 등

2) 약품 시장조사

2020년 12월 말 기준 우리나라 완제의약품을 공급하는 업체수는 3,654개소로, 도매상 3,170개소(86.8%), 제조사 299개소(8.2%), 수입사 185개소(5.0%)로 구성돼 있다. 의약품산업의 도매유통업 경향을 보면 2000년 초반 약 550개의 의약품도매업체가 2014년에

는 2,000개 이상, 2020년에는 3,000개소를 넘어 의약품 유통의 선진화보다는 도매업체 난립으로 인한 치열한 경쟁으로 적자까지도 감내하는 약가 덤핑과 불법 리베이트 판촉 등을 촉발시켜 업체 존속이 불가능할 정도로 수익성을 악화시키고 있는 실정이다. 우리나라의 의료기기의 유통구조를 병원측면에서 보면 국공립병원은 병원이 주체가 되어 제품을 입찰로 구매하는 구조이므로 공급사에서 직접 제품을 공급받아 운영하는 구조를 취하고 있다. 반면에 대형사립병원들은 설립재단 중심으로 간납사와 독점계약을 하여 운영하는 방식을 취하고 있으며 공급사는 대리점 혹은 자사유통조직으로 병원에 납품하는 구조를 취하고 있다(건강보험심사평가원 '2020년 완제의약품 유통 통계집').

(1) 국내의약품 유통의 특징

① 의약품은 제약회사에서 도매업체를 거친 후 병원과 약국으로 유통되는 형태로 이루어져 있다. 제약회사가 개발, 마케팅, 유통까지 감당할 수 있는 경우에는 병원(약국)과 직거래를 하기도 한다.

② 의약품 품목 수가 많으므로 한 도매업체가 모든 의약품을 구비하는 게 현실적으로 쉽지 않아서 다른 도매업체의 의약품을 구매하는 등 도매상에서 도매상으로 거래가 발생하게 된다.

③ 의약품 유통업체와 요양기관 간 거래에서 '매출 규모에 따른 '백마진(리베이트)'이 존재할 수 있다.

(2) 의약품 유통

① 계약 경로

- 약품 도매상 ↔ 병원
- 제약사 ↔ 병원

② 공급 경로

- 제약업체 → 도매상 → 병원
- 제약업체 → 1차 도매상 → 2차 도매상 → 병원
- 제약업체 → 병원

(2) 의약품 물류 및 업무 프로세스

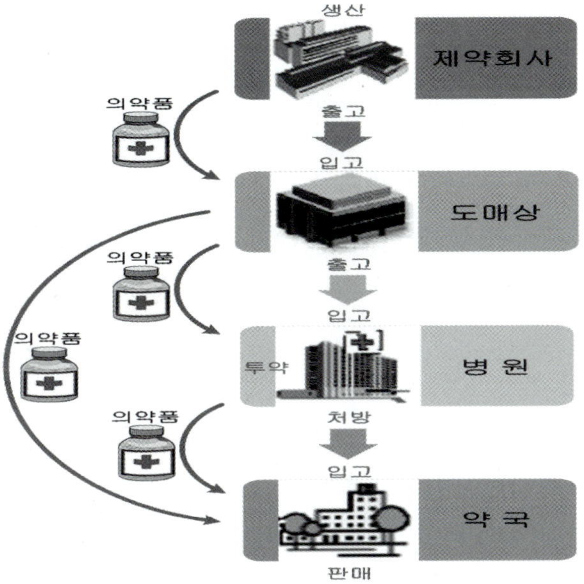

※ 출처 : 병원 내 신속대응을 위한 RFID 기반의 의약품 물류시스템, 한국콘텐츠학회논문지, 2008, Vol.8, No.10.

[그림 7-2] 의약품 물류 및 업무 프로세스

(3) 약가제도

① 실거래가 상환제도

㉠ 1999년 보험약가제도 전면개정에 의해 실시

㉡ 요양기관에서 실제 구입한 가격이 아닌 고시가격으로 약제비를 상환하던 것을 요양기관에서 실제로 구입한 가격에 약제 관리비용 및 저가 필수약제 사용 장려비용(incentive)을 가산한 금액으로 약제비를 상환하는 제도로 전환

② 시장형 실거래가제도 도입배경

㉠ 의약품 유통을 선진화하고, 제약산업의 국제경쟁력을 강화하기 위해 리베이트에 의한 거래관행을 근절하고 R&D 투자 확대 필요

㉡ 의약품 구매이윤을 인정하지 않는 실거래가상환제도('99.11.15.~)가 음성적 리베이트 구조화의 원인 중 하나로 작용하고 있어, 의약품 거래 시 시장원리가 작동하도록 보험약가 상환제도 개선 추진

③ 시장형 실거래가제도

㉠ 요양기관이 의약품을 싸게 구입한 만큼 요양기관과 환자가 혜택을 공유하는 제도

㉡ 환자부담금은 요양기관이 구입한 실거래가를 기준으로 환자본인부담률에 따라 부담

㉢ 보험자부담금은 정부가 고시한 상한금액과 실거래가의 차액의 70%를 추가로 청구

※ 상한금액이 1,000원인 약제를 900원에 구입한 경우, 환자본인부담률이 30%인 경우 약가차액 100원 중 환자는 30원 본인부담 경감, 요양기관은 70원의 약제 상한차액 보장

3) 장비의 시장조사

의료기기의 선정을 올바르게 하기 위해서는 객관적인 평가기준이 있어야 한다. 장비 사용자, 구매부서, 기술부서 모두가 만족할 수 있는 장비를 선정하기 위해서는 장비구입 계획 단계부터 장비 선정을 위해 많은 정보를 얻어야 하며 원칙을 정하여 진행하여야 한다.

(1) 의료기기의 성능

① 의료기기의 사용자가 필요한 기능상의 요구를 가능한 자세히 제시해야 올바른 의료기기가 선정될 수 있다. 사용자의 요구를 반영하지 않은 필요이상의 성능을 지닌 의료기기를 구입하게 되면 가격은 더욱 비싸지고, 사용방법이 복잡하여 효율적으로 진료하기가 어렵고 보수 및 유지에 많은 비용이 소요된다.

② 반면에 가격을 고려하여 필요한 기능에 미치지 못하는 기기를 구입하게 되면, 적정한 진료를 수행할 수 없게 되는 문제점이 발생한다. 따라서 사용자의 요구가 충분히 반영된 의료기기 구입이 이루어져야 한다.

③ 의료기기의 성능은 가격과 비례하는 경우가 많아 적정한 사양을 고려한 선정이 요구된다.

(2) 건축설비와의 관계

① 건축규모와 내용에 알맞는 기기의 규격, 전원용량, 전기설비, 급·배수관계, 온도 및 습도 등 Technical Data를 구체적으로 검토해야 한다. 공간을 너무 적게 설계하여 설치를 못하고 벽을 허물거나 전기용량 등이 맞지 않는 경우는 흔히 일

어나는 일이다.

② 건축과 의료장비는 장비도입에 가장 많은 비용을 차지하게 된다.

(3) 가격

① 의료기기의 가격은 회사마다, 제품의 성능에 따라 큰 차이를 보이며 동일품목, 동일기종이라 하여도 구입선에 따라 가격차이가 많다.

② 따라서 도입예정 장비의 가격을 타 병원의 자료 등과 비교 검토한 후 장비별 비교분석표를 만들어 적정한 의료기기를 선정하여야 한다.

③ 사양에 따른 가격차가 커 세심한 고려를 해야 한다. 또한 장비의 비교평가는 기기의 사용기간 동안 소요될 전체적인 비용도 함께 고려해야 한다.

④ 특히 소모품 가격, 정기유지비 보수료, 수리용 예비부품가격, 보증기간 등도 중요하다.

⑤ 임상병리 장비의 경우 장비가격은 저렴하나 검사 당 시약 값이 비싼 경우도 많다.

(4) 가격과 함께 고려되어야 하는 사항

① 언제부터 수익이 발생할 것인가(장비사용을 통하여 발생한 수입과 장비 구매가격이 상쇄되는 기간)

② 정기유지보수료

③ 수리용 예비부품의 공급 용이성 및 가격

④ 소모품의 가격 및 구입용이성(소모품의 경우 타 회사 제품을 사용할 수 있는지)

(5) 의료장비 구입 시 고려해야 할 사항

① 설립할 병원의 개설 진료과, 진료수준, 처치내용, 시술할 수술종류 등을 먼저 정하고 이에 합당한 의료기기 리스트를 작성한다.

② 첨단의 최고급 장비만을 선택하기 보다는 병원의 시설규모, 인력수준, 기타 부속품의 구입이나 사용되는 시약, 소모품의 조달을 고려한다.

③ 의료장비 기획시부터 선정, 구입에 이르기까지 어느 정도의 비용이 들더라도 전문가의 자문을 받도록 하여 사장 의료기기의 발생 등으로 인한 기회비용의 발생을 사전에 방지한다.

④ 자금이 확보되었다고 하여 한꺼번에 필요한 모든 장비를 구입하지 말고 병원의

수준에 맞추어 꼭 필요한 장비부터 차츰 단계적으로 구입해 나간다.

⑤ 병원의 성격상 수익성만을 따져 장비를 구입할 수는 없으나 가능한 한 기기 운영에 드는 비용과 효과의 분석, 손익분기 분석 등을 통해 경제성을 충분히 고려한 후 무리한 선정이 되지 않도록 한다.

⑥ 의료기기 기획 시 단순히 의료기기의 선택에 그치지 말고 의료기기 도입후의 의료기기 운영체계를 감안한 기획이 되도록 한다. 즉 장비를 운용할 사람, 기기 작동에 대한 사전교육의 필요성, 유지 및 보수 담당 인력 등을 고려한다.

※ 출처 : 남상요, 신설병원의 의료장비 기획 및 운용현황, 연세대학교 보건대학원 석사학위논문, 1985.

(6) 장비의 시장조사방법

의료장비는 비용이 크므로 효율적인 시장조사를 통하여 싸게 구입하는 것이 원가 절감의 가장 빠른 길이다. 특히 의료장비의 경우 사용부서의 책임자가 직접 특정한 물품을 지정하여 구매를 요구하는 경우가 있는데 구매부서에서는 사용부서의 구매하고자 하는 물품이 합리적인지 조사하여 낮은 가격을 통해 이윤의 확대를 가져오게 하여야 한다.

① 장비 구매에 있어 시장 가격 즉, 타 병원에서 실제 구입하고 있는 가격을 정확히 파악하는 것은 매우 중요하다. 이것은 구입단가 결정을 위한 귀중한 참고자료가 되기 때문이다.

② 현재 병원간의 구입단가에 대한 정보교환이 잘 이루어지지 않고 있어 병원별로 많은 차이를 보이고 있다. 때로는 이중계약서를 작성하는 방법도 있고 대형장비를 구입하면 값싼 장비를 덤으로 끼워주는 사례까지 있어 신뢰성 있는 정보를 얻기란 쉬운 일이 아니다.

③ 장비 시장조사는 고도의 기술이 요하는 것으로 많은 지식과 경험이 있어야 한다. 장비가격은 경쟁을 하게 되면 상당히 가격이 낮게 형성된다.

(7) 구입 수량은 의료기기의 경우, 업무 비용과의 관련성에 대해 목표를 세운다.

의료기기는 그 기기의 내용 연수를 걱정할 만큼 빈번히 사용되는 기기는 소수라고 봐도 될 것이다. 따라서 그 의료기기의 도입에 의해, 수지의 밸런스가 맞춰질지에 대한 예측을 세밀히 조사하는 것이 중요하다. 기기의 도입은 의료상 필요성이 최우선인 것은 이해하지만, 구입 자금의 고정화 및 수지 예측에서 분명히 손실이라는 것을 알게 되면, 도입 시 좀 더 검토할 필요가 있다.

2. 신규물품 구입심의 위원회

병원에서 사용되는 의료용 신규물품은 주로 다음의 위원회의 결정으로 도입이 이루어진다.

1) 약무위원회
2) 진료재료위원회
3) 의료장비심의위원회

1) 약무위원회

약무위원회는 신규 약품의 도입과 약품이 도입되어 현재 사용 중인 약물의 평가 등을 통하여 약물의 안정성과 관련된 자료들을 정규적으로 1년에 2-3차례 검토하게 된다.

주로 신규 의약품의 신청이나 다른 약품으로 교체, 약품의 수급 불안정을 해소하기 위한 대체 의약품의 선정이나 제형의 추가와 관련된 자료와 병원에서의 신규 의약품 신청에 관한 규정 등을 검토하여 결정한다.

(1) 약무위원회의 업무

① 신약의 심의 및 약품의 선정
② 재고약품 및 사용부진 품목의 처리
③ 약화사고, 의약품 유효성 및 부작용에 관한 사항
④ 특수 의약품 취급 및 관리 규정(마약, 향정신성의약품, 제한 항균제, 독극약 등)
⑤ 희귀 의약품 사용
⑥ 표준처방 및 의약품집 작성에 관한 사항
⑦ 투여약제에 관한 사항
⑧ 기타 원장이 필요하다고 인정되는 사항

(2) 약무위원회의 절차

① 약무위원회 개최 공고

② 신규 의약품 신청 접수

③ 신청 받은 자료의 정리 및 배포

④ 신규 항균제 사전 심사(감염관리위원회 또는 감염내과전문의), 약무위원의 서류 사전 심사

⑤ 약무위원회 개최

약무위원회에서 결정된 의약품은 물품코드 등재와 납품 도매업자 선정, 구매계약, 발주, 검수 및 입고를 통하여 병원에서 사용된다.

(3) 약무위원회 신약 신청 규정

① 신청일 현재까지 식품의약품안전처의 허가가 완료되어 시판되고 있어야 한다.

② 병원내 동일 성분, 동일 제형의 의약품(복제약품)이 없어야 한다.

③ 임상 진료과 교수 이상의 자격이 있는 사람(병원의 규모에 따라 다름)에 한해 신청이 가능하지만, 전임의(펠로우)나 전공의는 신약 신청을 할 수 없다.

④ 한 사람 앞에 두 품목 이상 신청이 불가능하다.

⑤ 항균제의 경우에는 감염관리위원회의 사전 심사를 받아야 한다.

2) 진료재료위원회

병원의 규모나 형태에 따라서 진료재료위원회를 운영하는 병원과 운영하지 않는 병원으로 구분할 수 있다.

의사의 퇴직이 발생하였을 때 의사를 구하는 일이 어렵지 않고, 병원의 형태가 큰 상급종합전문병원에서는 진료재료위원회를 운영하고 있지만, 의사를 구하는 일이 어려운 대부분의 병원에서는 대부분 진료재료위원회를 운영하지 못하고 있다.

새로 병원에 입사한 의사들은 전에 근무하던 병원에서 사용하던 진료재료나 수술기구들을 계속해서 사용하려는 경향이 있고, 의사의 진료에 제한을 가하면 의사가 병원에 오래 근무하지 않기 때문에 진료재료는 의료장비나 신약의 도입에 비해서 제약이 적은 편이다. 이러한 병원에서는 의사의 입사에 따라서 새로운 진료재료가 도입되므로 비슷한 종류의 진료재료들이 많고, 의사의 퇴사로 인해 미사용 진료재료도 많이 남아 있게 되므

로 진료재료 관리에 어려움이 많게 된다.

그러나 진료재료도입위원회는 구매에 필요한 사항을 심의하여 병원장의 자문에 응함으로써 진료재료소모품 구매의 합리화를 기함을 목적으로 한다. 그래서 비용효과에 관한 자료나, 병원에 이미 도입되어 사용되고 있는 유사 제품들에 대한 자료, 의사의 퇴직으로 창고에 재고로 남아 있는 미사용 진료재료의 처리방향 등을 결정하는 일들을 하고 있다.

■ 비용효과에 관한 자료

① 제조 또는 수입허가(신고)를 받는 경우 제조(수입)품목허가증이나 제조(수입)품목신고수리서 또는 수입관련서류

② 재료에 대한 설명서(임상적응증, 용도, 사용방법, 재질, 구성 및 부품내역서, 카탈로그 등)

③ 국내에서 동일 목적으로 사용되고 있는 재료와의 비교표(장 · 단점 및 가격 등)

④ 제조국에서의 판매현황(최초 판매시기, 판매실적, 판매가) 및 국내 판매가격

⑤ 수입면장

3) 의료장비심의위원회

(1) 의료장비심의위원회의 업무

의료장비심의위원회는 해당 년도에 계획된 예산의 범위 안에서 노후 장비의 교체와 필수 의료기능 확충을 위한 신규 장비의 구매위원회로 1천만원 이상의 의료장비를 구매하기 위하여 년 1회 개최되는데 그 기능은 다음과 같다.

① 중장기 장비 확충 계획의 수립 및 조정에 관한 사항

② 장비 선정 및 구매에 관한 사항

③ 장비관리 및 활용계획에 관한 사항

④ 장비예산 심의에 관한 사항

⑤ 주요 장비의 처분에 관한 사항

의료장비는 대부분 수입제품이고, 기능 · 규격 등이 제각각이어서 관련 지식 없이는 활용 목적에 적합한 성능을 가진 제품을 정당한 가격에 구매하기 어렵고, 해당 지식을 구비한 구매 담당인력도 부족한 상황이다. 또한 장비 구매 후 관리 규정이 미비하여 활용

도가 낮은 장비를 구매하거나 구매 후 장비가 방치되는 사례를 방지하기 위하여 위원회를 개최하고 있다.

(2) 의료장비심의위원회의 절차

① 의료장비심의위원회 개최 공고
② 신규 의료장비의 신청 접수
③ 신청 받은 자료의 정리 및 배포
④ 의료장비도입 심의자문회의 개최(병원에 따라 생략하는 병원도 있음)
⑤ 의료장비심의위원회 개최

(3) 신규 구매 의료장비의 선정기준

① 신규 진료과 개설, 시설 확충 등에 따라 필수적으로 확보해야 하는 장비
② (종합)병원급 의료기관의 필수장비로 활용도가 높은 장비
③ 기타 병원 운영상 필요한 장비로 활용도가 일정수준 이상(이용건수 최소 연 100건 이상 등)인 장비

(4) 노후 교체 의료장비의 선정기준

① 내용연수가 경과되고 사용불가 장비
② 내용연수는 남아있으나 고장 등으로 사용이 불가하거나 수리비용이 잔존 가액 보다 높아 경제성이 없는 장비
③ 사용건수 대비 성능이 충족되지 않아 장비 교체가 기존 장비 사용보다 비용 측면에서 효과적인 경우

(5) 의료장비 규격의 결정기준

① 미세한 규격차이로 입찰참여를 제한하지 않도록 주 기능을 기준으로 선정한다.
② 두 개 이상의 제조사가 입찰에 참여할 수 있도록 공통규격으로 선정한다.
③ 특정 규격 지정은 원칙적으로 불가하며 부득이하게 특정 제조사 규격 지정 시에는 사유서를 제출하고, 의료장비심의위원회의 승인 절차를 거쳐야 한다.

(6) 의료장비 구매 결정시 평가 항목 및 기준

의료장비 구매 결정기준에 적합하지 않은 장비는 구매 대상에서 제외한다. 다음의 평가기준에 의하여 총점 100점 중에 평가점수(평가위원 산술평균)가 80점 이상일 경우에 신규 구매 적합장비로 분류하고, 평가점수에 따라 구매 우선순위를 결정한다. 최종 장비 구매 품목 결정은 다음 5가지 항목에 걸친 평가결과를 바탕으로 의료장비심의위원회의 의결에 따른다.

① 구매의 시급성(시급하게 구매가 필요한 장비)
② 활용도 및 활용 지속성(활용 빈도가 높고 지속적으로 사용 가능한 장비)
③ 인력 및 시설 충분성(장비운영에 필요한 기반 확보가 가능한 장비)
④ 비용 효과성(구매가격이 적절하고 비용효과를 창출하는 장비)
⑤ 장비 성능 및 규격 적절성(진료에 필요한 성능을 갖춘 범용사용여부 등)

[표 7-1] 의료장비 구매를 위한 평가항목 및 배점

구분	평가항목	배점
① 구매 시급성 (30)	• 신규 진료과 개설, 시설 확충과의 연관, 특수상황 발생에 따른 구매 시급 여부	10
	• 진료 상 필수 장비 여부	10
	• 기본장비 노후도 및 유사장비 보유(대체 가능) 여부	10
	소계	30
② 활용도 및 지속성 (25)	• 예상활용 건수	10
	• 진료과 유지 가능성, 진료과장 교체나 타 장비와 호환할 경우 지속적으로 사용 가능 여부	10
	• 여러 진료부서 공동 사용 가능 여부	5
	소계	25
③ 인력 및 시설 충분성 (15)	• 의료진 확보 및 장비운영 시점의 일치 여부	10
	• 장비 설치 공간 확보 가능 여부	5
	소계	15
④ 비용 효과성 (15)	• 구매가격 및 예상 유지보수 비용 적절성	10
	• 예상 진료수익 및 수지분석 적절성	5
	소계	15
⑤ 장비 성능 및 규격 적정성 (15)	• 장비 규격(사양) 선정의 타당성	5
	• 조작의 난이도 및 장비 내구성	5
	• 범용 사용 여부(타 기관 사용사례)	5
	소계	15
합계		100

(7) 의료원 장비 고가매입 사례

○○의료원이 억대의 의료장비를 두 배나 비싼 가격에 구매해 혈세를 낭비한 사실이 감사원 감사결과 드러났다. 감사원이 지난 6일 홈페이지에 공개한 공공의료체계 구축관리실태를 감사한 결과보고서에 따르면 ○○의료원은 지난 2012년 4월 의료장비 수입판매업체인 A사로부터 생화학분석기를 2억4975만 원에 구매했다. 똑같은 장비를 1억2500만 원에 산 부산의료원보다 1억2475만 원, 약 2배 비싸게 구입한 것이다. 특히 ○○의료원은 조달청 나라장터에 전자입찰공고를 내면서 특정 모델의 사양과 액세서리를 그대로 게시, 이 장비를 취급하는 A사만 입찰할 수 있도록 특혜를 제공한 결과도 초래했다. ○○의료원 측은 나라장터에서 거래 사례를 검색해 납품가를 사전 파악할 수 있었는데도 이를 소홀히 했던 것으로 밝혀졌다. A사도 당시 분당 서울대학교병원에 이 장비를 2억2800만 원에 팔고도 2억8800만 원에 납품했다는 허위 계약서를 꾸며 ○○의료원에 제출한 사실이 드러났다.

결국 ○○의료원은 거래 사례 조사를 부실하게 하고 한 업체의 장비를 특정해 공고한 탓에 '바가지 계약'을 체결한 꼴이 됐다. 감사원은 ○○의료원에 대해 허위 계약서를 제출한 A사를 부정당 업체로 지정해 입찰 참가제한 조치를 취하고 업무방해 · 사기 등의 혐의로 고발 조치하는 것은 물론 손해배상을 청구하라고 통보했다. 충청북도는 감사원의 징계 요구에 따라 지난 5일 인사위원회를 열고 생화학분석기 구매업무 지도 · 감독을 게을리 한 담당 부장 B씨에게 '불문 경고'했다. ○○의료원은 직원 C씨와 D씨에게 각각 견책 · 불문경고 처분했다.

(출처 : 중도일보 2015.02.08 http://www.joongdo.co.kr)

3. 효율적인 구매 제도

1) 가치분석

(1) 구매품의 가치분석(VA=Value Analysis)

가치분석의 목표는 첫째 최저 가격으로, 둘째 최고의 조건을 충족하여, 셋째 최대 가치를 이끌어내는 것이며, 이를 위해서는 다음의 사항을 검토해야 한다.

① **필요성** : 「있으면 편리」하다는 것은 필요한 것인가. 혹시 그것이 없다면 어떠한 장애가 있을지 깊이 생각해야 한다. 혹은, 업무량이 어느 정도 변화할지 수치로 표현하여, 그 필요성을 나타내는 것이 중요하다.

② **유용성** : 해당 물품의 이용 시, 작업이 어느 정도 효율적인지, 작업시간 또는 잔업시간이 어느 정도 단축 가능할지를 산출한다.

③ **원가 및 가치의 관련성** : 구입 가격 및 운용비용에 대해, 그것을 사용함에 따라 수익성이 어느 정도 있을지 등의 생산성을 계산한다.

④ **사용의 만족성** : 사용하기 편리한지를 따져본다.

⑤ **염가(저렴한 가격)성** : 같은 성분의 다른 약품과의 가격비교도 중요하다.

⑥ **표준화** : 약품구입절차의 표준화를 생각해야 한다.

(2) 의료장비 구입을 위한 가치분석(VA=Value Analysis)

물품구입 업무에 필요한 목표는 적정한 품질, 수량, 납입시기, 구입대금(가격)과 예정된 접선 장소 등을 명확히 하는 것이다. 물품구입시 유의할 점은 다음과 같다.

① 취급상 주의, 최근 기기류의 대부분은 컴퓨터 제재 기능이 내장되어 있으므로, 기기 취급의 설명이 필요하다. 예를 들면, 그 제재 방식과 그 조작방법 및 주의해야 할 점 등의 설명이다.

② 안전성

③ 설치하는 장소를 사전에 준비한다. 병원은 대체적으로 건물을 전부 사용하고 있는 것이 일반적이기 때문에, 신설의 경우는 어느 장소로 할지, 해체하여 용도를 바꿀 것인지를 생각해야 한다. 장소의 용도 변경이라든지 이동이 되면 의사들 간의 조정이 곤란하다.

④ 보존 약속의 유무 및 보존 약속 비용의 산출

⑤ 신설에 따른 공사비용의 산출

⑥ 작업 개시에 따른 인건비, 급수 광열비, 소모품 등 운영 비용의 산출

⑦ 구입 기기 체크 등

[표 7-2] 가격의 결정기준

항목	대 상	유 형	대상종목(의료원)
거래 시세 가격	적정한 거래가 형성된 경우	• 조달청장이 조사하여 통보한 가격 • 가격 정보지 게재 가격 • 계약담당직원이 2 이상의 업체로부터 직접 조사 확인한 가격 • 전문가격조사기관 : 공표가격	• 물품구매의 일반적인 방법 • 의료소모품, 문구류, 잡품, 위생재료, 동위원소 및 시약 급식재료, 보조기부
통제 가격	법령의 규정에 의하여 가격이 통제된 경우	• 표준가격 • 고시가격	• 약품 및 조영제
원가 계산 가격	• 계약의 특수성으로 적정한 거래사례 가격이 없는 경우 • 생산량의 100/50 이상을 정부에서 사용하는 물품을 구매할 경우	원가계산에 의한 예정 가격작성 준칙에 의하여 작성된 가격(재료비+노무비+경비+일반관리비+이윤)	• 신규개발품목 및 제조, 제작물품 • 인쇄물 • 직물류(유니폼 및 까운, 근무화, 각종 린렌류 등)
희망 (제시) 가격	적정한 거래가 형성되고 납품을 희망하여 납품가격을 제시한 경우	• 견적가격 • 유사실례가격	• 의료소모품 및 위생재료 • 인쇄물 및 문구, 잡품, 동위원소 • 직물, 시약, 식자재 • 약품, 조영재 · 보조기부, 임 · 대차 용역

주 : 예정가격 결정은 상기 기준에 의거 개별적인 항목에 의한 독립적으로 결정하지 않고, 각 항목을 상호보완, 종합적으로 처리한다.

2) 공동구매 제도

공동구매(group purchasing)란 재화 또는 용역의 구입을 원하는 다수의 경영주체가 협력하여 필요로 하는 품목을 공동구매함으로써 대량구매에 의한 가격경쟁력을 강화하고 불필요한 노력의 낭비를 제거하여 원가절감 및 경영합리화를 꾀하고자 하는 수요자 중심의 협력 사업을 의미한다.

공동구매 제도는 선진국에서는 이미 오래전부터 실시되어 원가절감효과가 매우 큰 것으로 인정되고 있다. 우리나라에서는 1960년대 이후에 일부 산업조합에서 이를 실시하기 시작하였으며, 병원계에서는 1970년대 후반에 들어서 공동구매에 대한 관심이 제기되어 많은 논의가 있었으나 경영주체가 다른 병원의 경우 참여병원의 응집력이 약하고 서로의 독립성이 보장되지 못하며 물품선정 등에 있어 일부병원의 불만이 야기될 수 있어 현재는 주로 동일 경영주체에 의해 운영되고 있는 병원들을 중심으로 실시되고 있다.

동일주체에 의해 운영되고 있는 병원에서 공동구매를 실시할 경우 의사결정이 신속하여 상황변화에 민감하게 대응할 수 있으며 표준화된 경영방식의 도입이 용이하고 비용절감의 효과가 매우 크다고 할 수 있다. 공동구매를 진행하기 위해서는 다음과 같은 분석이 필요하다.

(1) 공동구매 진행을 위한 분석

① 공급업체별 공급현황의 분석

- 동일품목을 동일업체에서 공급
- 동일품목을 서로 다른업체에서 공급
- 각각의 병원에서 단독으로 사용

② 가격의 분석

- 같은 품목으로 단가가 동일한 것
- 같은 품목으로 단가가 차이나는 것

③ 공동구매를 위한 전제조건의 검토

- 명칭
- 코드번호
- 물품의 분류
- 단위, 규격의 차이
- 제품의 선정
- 공동구매 품목의 설정
- 공동구매의 형태

(2) 공동구매 방안

병원의 구매사업유형은 다음과 같이 3가지 유형으로 분류해 볼 수 있다.

① 병원별로 구매부서의 독립성을 유지하는 경우, ② 공동구매 기구를 별도로 설립하는 경우, ③ 구매본부를 설립하는 경우.

병원별로 구매부서의 독립성을 유지하는 경우는 각 병원의 구매부서들이 연합하여 공동으로 구매계약을 체결한 다음 계약된 품목에 대해서는 각 병원이 직접 납품요구 대금결재 등을 시행하는 것으로 이러한 형태의 구매사업은 병원이 집단계약에 의하여 싼값으로 물품을 제공받을 수 있고 납품업자들로부터 수시로 정보와 서비스를 제공받을 수 있다는 장점이 있다. 반면에 참여 병원들의 응집력이 약해 계속성을 유지하기가 힘들고 구매단가의 절감이외에 인력절감의 효과는 크지 못하다.

공동구매 기구를 별도로 설립하는 경우는 참여병원들이 공동으로 별도의 구매기구를 설립하여 각 병원의 구매기능을 일괄 위임하는 것으로 참여 병원간의 응집력이 강하고 공동구매기능의 기능이 강력하며 업무처리가 신속하다. 구매가격도 매우 저렴하며 병원별로 구매부서를 존속시킬 필요가 없어 인건비 절감효과가 크다. 그러나 병원에 따라서는 시장정보에 어두워질 수도 있다.

구매본부를 설립하는 경우는 동일경영주체의 지배를 받는 병원들이 구매본부를 설치하여 일괄구입, 일괄납품을 하거나 별도의 구매회사를 설치하는 것으로 의사결정이 신속하여 상황변화에 민감하게 대응할 수 있으며 표준화된 경영방식의 도입이 용이하고 비용절감의 효과가 크다.

공동구매를 추진하기 위해서는 ① 명칭의 통일, ② 코드의 통일, ③ 분류의 통일, ④ 단위, 규격의 통일, ⑤ 제품의 통일 등이 이루어져야 한다. 또한 공동구매를 실시하기 위해서는 의료진, 간호부, 관리진으로 구성되는 의료소모품 공동구매위원회를 구성하여 공동구매의 대상이 되는 물품의 품목을 설정하고 여러 계층의 요구가 엇갈려있는 제품 선정에 있어 품질 및 가격에 대한 객관적이고 합리적인 기준이 설정되어야 한다. 구매관리에 있어서 유의할 점은 중앙화된 구매관리 체계를 갖추는 것이다. 과거의 각 부서별로 분산된 구매체계로는 효율적이고 전문화된 구매업무를 추진하는데 많은 어려움이 있다.

구매기능이 중앙화 되어야 하는 이유는 ① 종합적인 물자관리가 용이해 진다, ② 표준화를 가능하게 해준다, ③ 사용부서와 업자와의 결탁에 의한 구입을 방지할 수 있다, ④ 시간낭비를 줄일 수 있다 등을 들 수 있다.

공동구매는 구입액수가 큰 주요품목을 대상으로 단계적으로 실시되어야 한다. 그리하여 궁극적으로는 병원에 납품되는 모든 물품을 조달, 공급한다. 사용금액순위에 의한 주요 의료소모품 리스트는 공동구매를 실시할 경우 일차적인 고려대상이 될 수 있다.

병원자체적인 공동구매이외에도 공동구매의 또 다른 유형으로 의료기관 통합구매대행회사에 의한 공동구매방법(GPO: Group Purchasing Organizatin)이 있다. GPO란 외부의 공동구매 대행회사로서 회원병원을 대상으로 필요로 하는 각종 물품을 공동구매하여 납품하는 회사를 말한다. 최근의 대형 GPO업체에서는 첨단 정보통신기술(ICT)에 기반한 구매 · 물류시스템을 갖추고 병원의 전자의무기록(EMR)시스템과 처방전달시스템

(OCS)과 연동하여 필요한 물품을 자동으로 공급, 배송해주는 시스템을 갖추고 있다.

최근에는 대형병원 중심으로 이뤄지던 의료기관 GPO가 재정과 인력이 부족한 중소병원으로까지 확대되고 있어 내부 업무 효율화와 비용절감과 리베이트 관행으로 자재 부실과 병원 신뢰도 하락을 초래할 수 있는 문제해결에도 도움을 주고 있다.

병원의 요구에 따라 GPO업체는 물품의 조달뿐 아니라 의료기관의 의약품과 수술도구 등 각종 자재에 대한 재고관리를 대행해주기도 하는데 이러한 GPO에 의한 공동구매와 자재관리 업무의 위탁은 자재 주문 · 구매, 관리 등을 아웃소싱업체에 맡기고 의료진은 본래의 업무에 집중할 수 있게 되는 장점이 있다.

※ 아웃소싱(Outsoursing) : 기업이나 조직에서 제품의 생산, 유통, 용역 등 업무의 일부분을 외부의 전문기관에 위탁하는 것을 말하며, 반대의 개념으로 인소싱(Insoursing)이 있는데, 인소싱은 기업 내 사업 추진을 위한 서비스와 기능을 조직 안에서 총괄적으로 제공 · 조달하는 것이다.

이러한 GPO의 첨단 정보기술에 기반한 물류대행 시스템은 과거 전화나 팩스로 공급사에게 건별로 주문하던 관행에서 벗어나 전자시스템에 의한 구매로 바뀌고 있으며 의료기관과 구매대행업체 간 정보시스템 연동과 자재별 바코드 부착에 의한 생산부터 유통 · 소비까지 전체 이력 관리 등 실시간 물품 공급물류의 첨단 자동화를 실현시키고 있다. 우리나라의 대표적인 GPO로는 이지메디컴, 케어 캠프 등이 있다. 공동사업의 영역은 공동구매뿐 아니라 공동정보처리, 보험청구 업무, 교육훈련, 병리검사센터, 혈액은행, 세탁 · 청소, 경비, 주방운영, 의공학, 인쇄, 출판, 경영위탁에까지 확대될 수 있다.

(3) 공동구매의 효과

Merge라 하는 말은 합병하다, 합동하다, 협동하다 등의 의미로서 미국병원협회(AHA)가 1969년 이래 Merge위원회를 만들어 병원간의 합동, 합병 고가의료기기나 설비시설의 공동사용, 공유물품의 공동구매 등에 관한 조사연구를 추진하고 있다. 1973년 AHA가 merge에 관해 조사한 것을 보면 7,150병원 중 85%의 병원이 어떤 형태로든 병원 간에 협력하여 공동사용, 공동이용, 공동구매 등을 하고 있다고 하였다. 이중 가장 많은 것은 공동구매이었다. Chicago hospital council은 Chicago에 있는 150병원이 모여 조직한 단체로서 공동구매계약, 컴퓨터의 공동이용, 공동세탁서비스, 경영컨설팅을 주사업으로 하고 있는데 공동구매계약의 경우 91병원이 참가 X선 필름, 의약품(200종 이상), 외과용소모품, 사무용품, 급식재료 등을 취급하며 공동구매계약에 의한 효과는 약 12%,

500만$의 코스트다운 효과를 보고 있다.

우리나라의 경우 전체적으로 조사된 것은 없으나 서울지역의 종합병원을 대상으로 한 이평원의 조사에 의하면 조사대상병원의 28.1%가 공동구매를 실시하고 있는 것으로 나타났다. 규모별로는 병상규모가 큰 병원일수록 실시하는 경우가 많았는데 이는 그 효과가 크기 때문인 것으로 풀이된다. 공동구매 형태로는 77.8%가 그룹병원별 공동구매를 실시 서울시내 종합병원 중 21.8%가 직영 도매상을 운영하고 있었다.

공동구매사업의 효과로는 구매단가의 절감, 구매부서의 인력절감, 주문비, 보관비의 절감 등을 들 수 있다. 또한 재고수준의 감축으로 기회비용의 발생도 줄어들게 된다. 아울러 물품의 표준화, 가치분석, 적정재고 유지 등을 통하여 물자의 과학적 관리가 용이해진다. 반면 단점으로 지적될 수 있는 것은 병원의 특성, 특정의사의 취향이 고려되지 못한다는 점이나 어느 한쪽에서 일괄 구입하여 공급할 경우 지역차이로 인한 신속한 공급이 어렵다는 점이다. 특히 쉽게 변질되는 시약 등의 경우 적기에 공급할 수 있는 조치가 마련되어야 할 것이다.

실무 시장조사 업무처리 절차

시장조사의 업무처리 과정은 다음과 같이 4단계로 이루어져 있다.

[1] 시장가격을 조사하는 단계
[2] 신규물품도입위원회에 제공할 자료를 접수하는 단계
[3] 제품을 검토하고 분석하는 단계
[4] 입찰을 준비하는 단계

이제 하나씩 확인해 보도록 하자.

[1] 시장가격을 조사한다.

1) 수작업에 의한 가격조사

수작업으로 이루어지는 시장조사의 업무는 대부분 컴퓨터로 자료를 검색하거나, 전화, 문자, 이메일 등으로 구매 요구된 물품의 가격을 조사하고, 거래처에 1차 견적서나 설명

서 등과 같은 자료를 요청하는 것인데 다음과 같은 업무들이 포함된다. 신규 물품(약품, 소모품, 장비)의 구매요구를 받으면 구매부서에서 시장가격조사를 시작한다. 가격조사 방법은 아래와 같다.

1. **신규 구매요구 제품 정보 수집** : 제조사의 물품 정보를 수집한다(EDI 코드, 성분코드, 상한가 등 조사).
2. **인터넷 정보 사이트를 활용한 정보 수집** : 신규 구매요구 물품의 상세한 정보들을 수집하기 위하여 여러 인터넷 사이트를 방문하여 필요한 정보들을 수집한다. 의약품에 관련된 정보들은 팜온(www.pharmon.co.kr), 킴스온라인(www.kimsonline.co.kr), 드러그인포(www.druginfo.co.kr), 약학정보원(www.health.kr) 등에서 자료를 구할 수 있다.
3. **시장가격조사** : 종전가격, 최저보험 상한가, 타병원 수가 등을 조사하여 자료를 수집한다.
4. 거래처에 견적서를 요청한다.

2) 전자구매 시스템에 의한 가격조사

물류정보시스템을 이용하여 시장조사를 하는 경우에는 거래처에 견적서의 요청을 할 수 있다. 각 품목을 취급하는 공급사를 위의 화면에서 추가 또는 삭제하여 공급사를 선택 후 가격조사를 위한 견적요청서를 전자적으로 발송하는 편리한 기능이다. 이 기능을 이용하면 일일이 수작업으로 전화 또는 팩스를 이용하지 않아도 가능하다.

No.	병원명	견적요청문서번호	품 목	작 성 일	마 감 일	내외자	구매요구	구 분
1			Combi 5 외 1286 개	2005-07-19	2005-08-18	내자	가격조사	견적
2			인쇄기(RC3600XL) 잉크 외 1 개	2005-05-12	2005-06-11	내자	가격조사	견적

[그림 7-3] 전자구매 시스템에 의한 가격조사 요청

견적요청번호	품 건	총가격	작 성 일	문서상태
견적조서번호	품 건	공 급 사	도 착 일	
RQ200909070109	의료기(CANE), ALL-B(외산) 외 430 건		2009-09-07	견적서확정
QU200909070185	의료기(CANE), ALL-B(외산) 외 430	가격조사금액2	2009-09-07	

1. 2009년 특수진료재료 단가구매계약(추가예산배정이후)과 관련하여 다음과 같이 가격을 조사하여 입찰을 진행하고자 합니다.

- 다 음 -

1. 계약방법 : 일반경쟁입찰(그룹별 단가총액제 및 품목별 단가제)

[그림 7-4] 견적 요청

가격조사를 위해 공급사들로 요청한 견적서의 결과가 전자적으로 다시 전송되어 오면 가격을 비교하여 구매를 위한 가격을 확정할 수 있는 기능이다. 이 가격은 구매가격은 아니며 추후 공급사와 구매가격 협상을 위한 기준가격이 될 수 있다.

[2] 신규물품도입위원회에 제공할 자료를 접수한다.

1) 신규 의약품 신청시 필요한 서류

(1) 해당 병원 서식의 약품사용신청서와 의약품 개요

(2) **제품설명서(한글 인쇄물)** : 수입완제품인 경우 영문 제품설명서를 반드시 함께 제출

(3) 병원에 납품한 실적을 증명하는 거래명세서 또는 납품증명서

(4) **국내 약품 사용량 자료** : IMS(판매액) 자료, 단 동일효능약품 전체 사용량 포함

(5) 임상시험 관련 서류 또는 논문 초록

(6) **실물 자료(제품 샘플)** : 마약류, 10만원 이상 고가약의 경우 사진 파일로 대체 가능. 단 제형 및 함량별 별도 파일로 제출

2) 약무위원회 회의를 위한 자료

(1) 품목허가증 사본

(2) 허가 변경 및 처분사항 변경내역

(3) 원료수입약(원료수입신고필증), 수입완제품(수입신고필증)

(4) 공정서(약전과 의약품집 기록 부분 사본 포함)

(5) 기원에 관한 자료

(6) 물리 화학적 성질에 관한 자료

(7) 기준 및 시험방법

(8) 안전성-1(급성, 아급성, 만성독성 및 최기성, 수유, 소아)에 관한 자료

(9) 안전성-2(특히 주사제의 경우 용액상태 안정성에 대한 실험자료)에 관한 자료

(10) 약리작용, 약효 및 약물동력학에 관한 자료

(11) 배합금기 및 약물상호작용에 관한 자료

(12) 국내 유사제품과의 장 · 단점 비교표 및 근거자료

(13) 미국 FDA 및 이에 준하는 승인여부

(14) 전 임상/임상시험 성적(제 1상, 2상, 3상) 및 국내외 임상자료 3종 이상 등

3) 신규 치료재료 신청시 필요한 서류

(1) 치료재료 도입 신청서

(2) 제조(수입)허가증(신고증) 사본(품목허가를 받거나 품목신고를 한 치료재료만 해당)

(3) 비용효과에 관한 자료(동일 또는 유사목적의 치료재료와의 장 · 단점, 판매가의 비교 등을 포함)

(4) 국내외의 사용현황에 관한 자료(최초사용년도 · 사용기관명 및 사용건수 등을 포함)

(5) 구성 및 부품내역에 관한 자료 및 제품설명서

(6) 국내외의 연구논문 등 기타 참고자료

(7) 임상적 유용성, 기술 혁신성 등을 증명할 수 있는 평가 근거 자료

(8) 희소 · 긴급도입 필요 의료기기에 해당하는 치료재료의 경우 의료기기의 사용목적 및 식품의약품안전처장의 공급 결정사유에 관한 자료

(9) 신의료기술평가 대상이 되는 치료재료의 경우 신의료기술의 안전성 · 유효성 등의 평가 유예고시, 평가결과 고시 또는 혁신의료기술 고시

4) 신규 의료장비 신청시 필요한 서류

(1) 의료장비 구매요구서 및 심의신청서

(2) 의료장비 활용계획서 및 자체평가서

(3) 기준사양결정서 및 특정 모델 지정사유서

(4) 의료장비 배치도(이동이 가능한 소형 장비는 제출 제외) 및 장비도입으로 인하여 기존 시설물의 구조변경이 필요한 경우 변경 전 · 후 평면도

(5) 2개 업체 이상의 견적서 및 규격서

(6) 제품설명서(카탈로그), 수지분석자료

(7) 노후교체 또는 사용불가 장비에 대한 관리업체의 기술소견서

[3] 제품을 검토하고 분석한다.

신규 구매요구 물품의 검토 및 분석은 수작업이나 물류정보시스템을 이용하는 방법에 차이가 없으므로 통합하여 기록한다.

1) 신규 구매요구 물품의 도입여부를 결정하는 방법

(1) **신규물품도입위원회 :** 약품, 의료소모품, 의료장비 등을 검토하여 도입여부를 결정한다.

(2) **관련 부서장의 검토 :** 책상, 의자, 책장 등의 일반 비품의 경우에는 시설을 담당하는 부서에서, 전자제품 등은 전기를 담당하는 부서에서, 컴퓨터와 관련된 전산 비품의 경우에는 전산을 담당하는 부서 등에서 검토를 거쳐서 구매여부를 결정한다.

(3) **구매 부서장의 전결 :** 위의 사항에 해당하지 않는 일정금액 이하 물품은 구매 부서장의 검토를 거쳐서 구매여부를 결정한다.

2) 신규 구매요구 물품의 분석에서 검토해야 하는 사항

(1) **선정제품 검토 :** 용도 및 성능검토, 실 사용부서에서 요청한 사양검토

(2) **대체품 검토 :** 동등이상 유사제품 검토, 국내 보급수준 검토

(3) **실거래가 검토 :** 공급사 제출자료 검토, 병원 내 내부자료 검토, 인터넷 자료 검색 등

(4) **원가계산 :** 환율, 관세감면여부 검토, 규정에 따른 원가계산 분석

(5) **내 · 외자분석 :** 원가계산 결과를 검토하여 내 · 외자 견적을 비교하고, 내 · 외자 진행 가능여부 검토

(6) **통합구매 검토 :** 유사장비 진행품목 검토, 병원 내 통합구매 여부 검토

(7) **기술조건 분석 :** 기술제안 조건검토(유지보수, 교육, 사후관리 등)

품의내용	1. 접수일자 : 2. 기초가격 : 3. 조사가격 : 4. 할인율 : 기초금액 대비 4.17% DC 5. 견적제출업체 : 6. 원가분석가격 : 원(원가분석 쉬트 참조) 1) 원가분석기준 : 재료비(간접재료비=직접재료비 *0.5% 적용), 노무비(간접노무비=직접노무비 0.2% 적용), 경비(재료비와 노무비의 합산 금액의 0.3% 적용) 일반관리비(5%), 이윤(10% 이내) 2) 위 물품에 대한 원가분석표를 파일 첨부합니다. 7. 기타사항 1) 용도 : 본관 승강기 에어컨 설치건 일반용(1, 4호기), 환자용(6, 7호기) 2) 상기 품목은 사양의 품목에 대해 업체 견적을 진행하여 항목별 낮은가격으로 품의하고자 합니다.

[그림 7-5] 제품검토 및 각종 분석

Tip

- ✔ 시장가격 조사는 가급적 철저히 하는 것이 좋다.
- ✔ 타병원, 타도매상, 인터넷, 논문 등 가능한 많은 방법으로 조사하여야 협상에서 우위에 설 수 있다.

3) 장비구매

1 타당성 분석을 한다.

의료장비의 구매업무는 각 부서에서의 구매 요구로부터 시작된다. 의료장비는 가격이 고가이며 장기간 사용하며 병원의 수익과도 밀접한 관련이 있기 때문에 신중히 검토하여 구입을 결정하여야 한다. 구매물품에 대한 타당성 검토방법에는 평균이익률법과 순현재가치법 등이 있다.[1]

① 평균이익률법

평균이익률법은 고정자산의 구입에 의하여 기대되는 수입에서 예상되는 비용을 차감하여 얻는 연도별 이익을 투입자본으로 나누어 투자이익률을 구하고 이를 비교하여 경제적 타당성을 검토하는 방법이다.

② 순현재가치법

순현재가치(NPV)란 어떤 투자안에 대한 현금유입을 최소한도의 수익률(k)로 할인하여 현재 가치화하고, 현금유출도 k로 할인하여 현재가치화 한 후 현금유입의 현재가치에서 현금유출의 현재가치를 차감한 순액이다.

이를 산식으로 표시하면 다음과 같다.

$$NVP = \sum_{t=0} n/(1+K)t - \sum n\,Ot/t = 0(1+k)t$$

NPV = It : 기간 t의 현금유입

Ot : 기간 t의 현금유출

t : 기간

K : 할인율(자본코스트)

---

1 양동현, 구매물자의 타당성분석 및 검토, 한국보건의료관리연구원 물자관리과정 교재, 1998.9, pp.45-55.

2 의료장비도입 계획을 한다.

① 적정한 기술을 제공받지 못하거나 예비부품이 준비되지 않은 업체의 장비를 구입하게 되면 의료기기의 고장 발생 시 의료기기를 그대로 방치하게 되므로 기기구입 전에 공급자의 기술능력을 검토하여야 한다.

② 동일기종을 사용 중인 타 병원의 자문을 구하는 것도 좋은 방법이다.

③ 또한 의료기기의 제조상 또는 설계상의 결함으로 기기 자체에서 문제가 발생하는 경우에 대한 수리, 변상, 교환 등의 방법을 명확히 한다. 사후관리에 관해서는 계약서에 구체적으로 기재한다.

④ 의료장비는 병원운영에서 건축, 운영체계와 함께 가장 중요한 부분이다. 그러므로 장비 계획을 신중히 하지 않으면 병원운영에 차질이 생기게 된다.

⑤ 장비를 합리적으로 선정하기 위해서는 장비도입을 계획할 때 설계에 반영하여야 한다.

⑥ 또한 부서의 기능과 역할을 명확히 하고 진료 분석을 통한 진료 과목 선 정, 진료량 추계를 한 후 병원규모와 진료에 적합한 장비를 선정한다. 장비선정이 늦어지면 건축에 많은 지장을 주게 되어 진료일정에 차질을 가져오게 된다.

⑦ 진료일정에 맞게 발주해야만 통관하여 창고에 보관하지 않고 병원에 설치할 수 있다. 건축일정과 맞지 않으면 보관 시 창고비용까지 감수하는 경우도 있다.

⑧ 진료일정을 고려하지 않고 너무 늦게 발주하게 되면 조급하여 장비 업체와의 협상도 불리하게 된다.

3 절차에 따라 장비를 선정한다.

일반적으로 장비선정은 아래의 순서에 따라 선정된다.

① 진료서비스의 범위와 수준의 결정

㉠ 진료계획을 참고로 하여 어떤 진료를 할 것인지, 어느 정도의 서비스를 할 것인지 설치할 진료과는 무슨 과인지 사전에 결정하여야 한다.

㉡ 특화된 특수 크리닉을 운영할 경우 진료분야별 진료항목 및 운영방침, 주요 기능검사의 진료량 추계와 특수 크리닉의 규모 및 소요면적을 사전에 추정한다.

② 진료항목 및 진료량의 추정

아래와 같은 진료항목별로 진료량을 추정함으로써 적절한 용량의 의료장비를 선택할 수 있다.

㉠ 외래 및 입원 환자량 분석

㉡ 진료과목 결정 및 연차적인 예상진료건수 진료과목별 연차적 환자량 추계

㉢ 응급진료, 수술건수, 검사건수, 방사선 촬영건수의 추계

㉣ 사전에 진료량을 추정해야 한다.

③ 시간당 검사건수가 500건인 장비를 구입하였는데 실제 개원 후 시간당 1,000건씩 검사가 의뢰될 경우에는 500건 할 수 있는 장비를 1대 더 구입하여야 한다. 초기에 진료량을 추정하였더라면 1,000건 할 수 있는 용량을 1대만 구입하면 된다. 반대로 너무나 큰 용량의 장비를 구입한 경우에도 구입한 장비가 제 기능을 발휘하지 못하여 병원에 큰 손해를 주게 된다.

④ 소요 의료기기 선정 및 목록 작성(진료과별)

진료항목 및 진료량 추정을 한 후 아래와 같은 사항을 고려하여 진료과별 장비 목록표를 작성한다.

㉠ 의료장비가 차지하는 금액

㉡ 운용 및 보수의 용이성, 성능, 경제성

㉢ 실무자, 외부 전문가, 공급자 의견의 청취

4 경제성 검토를 한다.

① 의료장비 구입은 예산 범위 내에서 병원의 기능에 맞게 구입하여야 한다.

② 성능이 좋은 장비만을 고집하게 되면 전체 예산이 초과되어 운영자금에 부담이 된다. 의료장비는 대개 리스를 통해 구입하게 되어 초기에 투자되는 자금은 없는 것처럼 보이지만 개원 후 병원 운영에 차질이 올 경우 금융 부담이 늘어나게 되어 경영자체가 어렵게 되는 경우가 많다.

③ 구입 예정가 대비 일일 손익분기점을 계산하여 병원에 적정한 장비를 선정한다. 병원에서 처리할 수 있는 용량의 관점에서 분석하면 결정이 쉬워질 수 있다.

5 구매타당성을 검토한다.

의료장비의 구입 시 자산관리부서나 기획 부서에서는 구매요구가 타당한지의 여부를 검토한다.

① 타당성 검토에서는 예상 비용과 예상 수익을 검토한다. 예상 수익은 장비를 이용하리라고 예상되는 이용환자수와 예상단가(건강보험수가와 비보험수가)를 계상하여 정한다.

② 예상 비용은 장비를 운용하는데 소모되는 인력에 관한 비용과 장비운용 시에 발생하는 비용, 재료소비량, 장비가 고장이 났을 때의 수리비와 부품구입비용, 장비 구입 후 대금지급으로 인해 발생하는 이자비용, 감가상각비 등을 모두 고려하여 정한다.

③ 예상 수익을 계상한 후에는 의료장비 전문가에 의해 비교 사양시의 내용의 타당성, 특정모델 지정 사유의 타당성, 기술직 사후관리상 문제점 여부, 국산가능여부 등을 검토하고 내부적으로는 동종유사기기의 원내보유현황 및 활용여부검토, 추정내용 연수의 조사 등을 검토한다.

④ 장비구입에 따른 기술적인 자료(전원, 급배수시설, 콘센트의 위치, 적정전력, 시설구조)를 검토하여 설치상의 문제를 검토한다.

⑤ 1차 검토가 끝나면 의료장비 도입 심의위원회에 이를 상정하여 심의를 받는다.

⑥ 심의결과, 타당하다고 판정되면 원장의 결재를 받아 구매부서에서 구입한다.

⑦ 경제성 분석결과가 양호하게 나왔다 하더라도 고가기기인 경우에는 병원의 자금사정에 따라 구입하기 곤란한 경우도 있음으로 이러한 경우에는 현금구입 이외에 외부차입 또는 임차 등의 방법도 검토한다.

[서식 7-1] 장비구입 타당성 검토 서식의 일부

<table>
<tr><th colspan="6">장비구입의 타당성 검토</th></tr>
<tr><td rowspan="7">예상총수익</td><td>이용환자수(연인원)</td><td></td><td rowspan="7">예상비용</td><td>인건비</td><td></td></tr>
<tr><td>건강보험수가</td><td></td><td>재료 및 부품</td><td></td></tr>
<tr><td>추정내용연수</td><td></td><td>수선비</td><td></td></tr>
<tr><td></td><td></td><td>감가상각비</td><td></td></tr>
<tr><td></td><td></td><td>자본이자(기회비용)</td><td></td></tr>
<tr><td></td><td></td><td>기타비용(교육비 등)</td><td></td></tr>
<tr><td>계</td><td></td><td>계</td><td></td></tr>
<tr><td colspan="6"></td></tr>
</table>

[4] 입찰을 준비한다.

입찰을 위한 준비 단계는 대부분의 물류정보시스템에서는 지원을 하지 않으므로 일반적인 내용으로 기록한다.

❶ 입찰 예정가격 조사서를 작성한다.

(1) 예정가격은 계약을 체결하고자 하는 물품의 총수량 및 총액에 대하여 결정한다.

(2) 예정가격은 세액(부가가치세, 특별소비세, 방위세 등)을 포함한 가격총액에 의한다.

(3) 총액에 대하여 정하지만 일정한 기간 계속되는 제조(수리), 공급(구입), 임대차 등의 계약은 단가에 대하여 예정가격을 결정할 수 있다.

(4) 예정가격을 결정함에 있어서 계약수량의 대소, 이행의 난이, 이행기간의 장단, 수급여건 및 계약조건 등 제반여건을 고려한다.

(5) 최저가 입찰이 성립되지 않는 의료장비의 경우나 공사 3,000만원, 제조, 구매, 용역 2,000만원 미만의 계약일 경우에는 예정가격을 정하지 않고 예외계약으로 한다. 예정가격의 기준점은 병원의 규모와 규정에 따라 다르게 적용한다.

❷ 입찰 예정가격을 관리한다.

(1) 구매담당자는 경쟁입찰에 부칠 대상의 가격을 당해 사항에 관한 규격서, 설계서 등에 의하여 작성하고, 입찰 시까지 그 예정가격을 밀봉하여 이를 미리 개찰 장소에 두며 예정가격의 관리에 철저를 기한다.

(2) 입찰일 약 3일전에 예정가격 조사서를 작성한다.

(3) 예정가격이 5천만원 이상인 경우에는 병원장, 5천만원 미만인 경우에는 부원장의 결재를 받는다. 예정가격의 기준점은 병원의 규모와 규정에 따라 다르게 적용한다.

❸ 입찰 예정가격(시장조사가격)의 산정을 위한 견적서를 접수한다.

(1) 단가입찰, 총액입찰에 대해 업체에게 주지하여 입찰품목에 대한 견적서를 받는다(개별단가, 품목별 금액, 단가합계, 총액 명시).

(2) 입찰을 위한 업체견적서 제시가격은 입찰을 감안한 예상 가격임을 확인한다(적정 최종 합의가격이 아님).

(3) 견적서 접수 시 각 품목에 대한 규격 및 사양, 납품조건 등을 인지하고 견적가격

작성여부를 확인한다.

(4) 업체가 불합리한 견적가격을 제출한 경우, 반려하여 적정수준으로 다시 제출하게 한다.

❹ 입찰 예정가격(시장조사가격)의 산정을 위한 보완자료를 확인한다.

(1) 품목, 제조원, 용도설명서 : 진료재료(의료소모품 및 위생재료), 동위원소, 약품 및 조영제, 시약, 기타 필요시

(2) 최근 타병원 납품실적(품명, 단가) : 세금계산서, 거래명세표, 납품실적증명서 등 증빙서류

(3) 가격표 : 공장도 가격, 도매가격, 판매가격 및 소매가격 등

(4) 수입신고필증(세관장 발행) : 진료재료, 시약, 기타 수입물품

[수입원가] 물품대금(개별단가×환율)+관세(물품대금×세율8%)+부가가치세{(물품대금+관세)×세율10%}+기타세금+운임+보험료+타비용

※ 상기 수입원가는 국내에서의 재비용 및 기업이윤이 제외된 것이다.

Tip

✓ 의료장비의 경우 가격이 고가이므로 평균 이익률법 등에 따라 신중히 검토하여 구입하여야 한다.

학습문제

학습목표 1. 구매물품에 대한 시장조사의 방법과 절차를 수행할 수 있다.

1. 시장조사를 위한 자료수집 방법을 기술하시오.
2. 우리나라 의약품 시장의 특성을 기술하시오.
3. 의약품 실거래가 상환제도를 설명하시오.
4. 의료장비에 대한 시장조사에 있어 고려해야 할 사항을 기술하시오.

학습목표 2. 신규물품 구입심의 위원회에 필요한 업무를 수행할 수 있다.

5. 신규물품 구입심의 위원회의 역할과 위원회 개최 절차를 의약품, 진료재료, 의료장비로 나누어 설명하시오.
6. 의료원 장비 고가매입 사례(186쪽)를 보고 개선방안을 기술하시오.

학습목표 3. 가치분석과 공공구매 등 효율적인 구매제도를 이해하고 시행할 수 있다.

7. 가치분석을 설명한 글 중 올바른 것은?

   ① 재료의 대체로 원가절감 ② 표준화에 의한 절감
   ③ 불필요한 기능제거 ④ 물품의 분류기법

8. GPO(Group Purchasing Organizatin)란 무엇을 말하는지 설명하시오.
9. 병원 공동구매의 3가지 유형은 어떤 것인가?
10. 공동구매를 추진하기 위한 방안을 기술하시오.

학습문제

11. 공동구매의 효과에 대해 논하시오.

12. 병원물자관리 효율화와 관계없는 것은?

① 가치분석　② 공동구매　③ SPD　④ 분산관리

학습목표	**4.** 의료장비 구매를 위한 타당성 분석과 구매계획을 세울 수 있다.

13. 신규 구매 의료장비의 선정기준은?

14. 장비 구매의 타당성을 분석하기 위한 기법을 쓰고 이를 설명하시오.

15. 바람직한 장비 구매 도입을 위해 유의할 점을 기술하시오.

학습목표	**5.** 입찰준비과정을 이해하고 시행할 수 있다.

16. 입찰을 진행하기 위해 준비해야 할 사항에 대해 기술하시오.

객관식 문제 정답

7. ① 12. ④

제 8 장

입찰과 구매계약

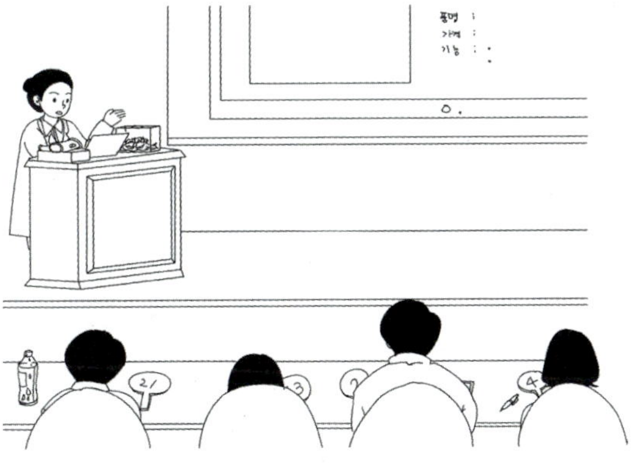

학습목표

1. 구매계약의 유형과 방법을 이해한다.
2. 약품(소모품, 장비)에 대하여 해당업체와 적절한 가격에 구매계약을 할 수 있다.
3. 구매계약을 위한 협상방법을 이해한다.
4. 전자입찰의 과정과 방법을 이해하고 이를 수행할 수 있다.
5. 리스계약의 종류와 장단점을 이해한다.

- **구매** : 물건이나 권리를 돈을 주고 다른 사람으로부터 넘겨받는 것을 말한다.
- **계약** : 일정한 법률적 효과의 발생을 목적으로 두 사람 이상이 의사표시의 합의를 이룸으로써 이루어지는 법률 행위를 말한다.

1. 구매계약의 유형과 방법

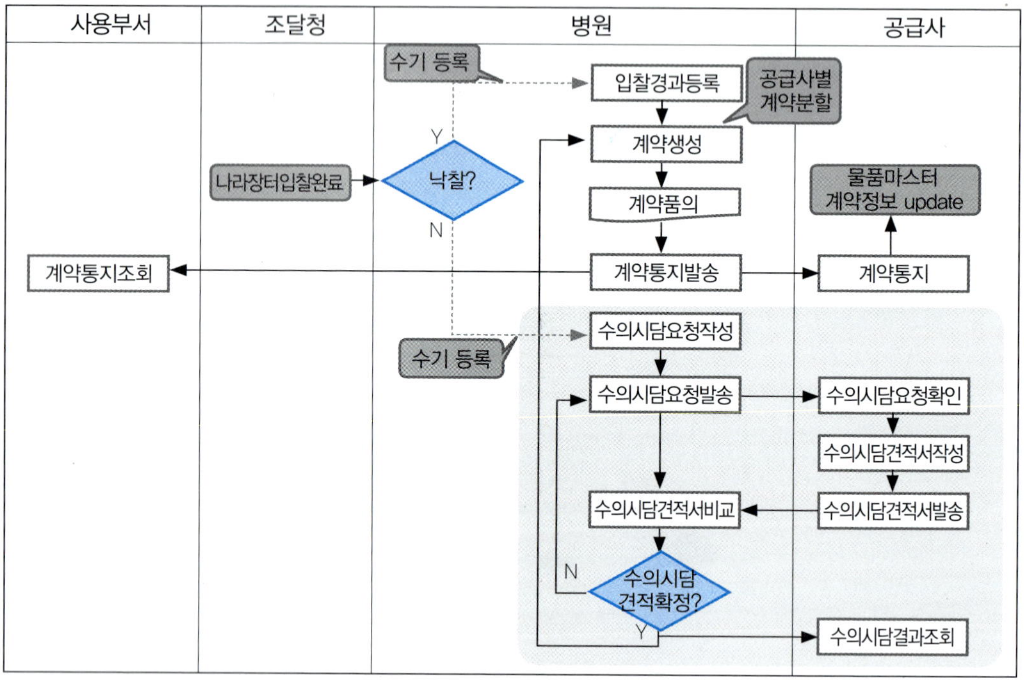

[그림 8-1] 전체업무의 흐름

1) 물품의 구매유형

(1) **일반** : 병원에서 일반적으로 물품을 구매하고 일정기간 후에 비용을 지불하는 방법이다.

(2) **위탁** : 병원의 요청으로 공급사의 물품을 선납 받아 사용 후 비용을 정리하는 방법이다.

(3) **직불** : 물품을 구매와 동시에 비용을 지불하는 방법이다.

(4) **수탁** : 공급사의 요청으로 위탁받은 물품을 사용하고 비용을 정리하는 방법이다.

2) 구매가격, 구매방법, 지불조건의 결정

가격은 일반적으로 구매수량, 구매기술, 구매시기, 지불조건, 구매방법, 발주처의 경영상태 등에 따라 좌우된다. 무조건 가격이 저렴하다고 좋은 것이 아니라 사회적으로 일정한 가격 선이 어느 정도 존재한다. 적절한 가격은 냉정하고 엄격한 비즈니스에 따라 결정되는 것이며, 격조 높은 비즈니스는 풍부한 지식과 경험, 훌륭한 인간성을 배경으로, 판매자와 구매자 상호의 신뢰 속에서 이루어져 나가는 것이다.

(1) 신규 물품의 가격조정에 있어 유의할 점

① 경쟁을 시켜 구입하는 것이 저렴하게 구입할 수 있다.

② 물품을 저가로 구입하는 것도 중요하지만 공급을 원활하게 하여 환자의 진료에 차질이 없도록 한다.

③ 신규물품도입위원회(약품, 소모품, 장비)에서 결정된 물품을 적정하게 구입한다.

④ 입찰이 필요한 경우 입찰을 진행한다.

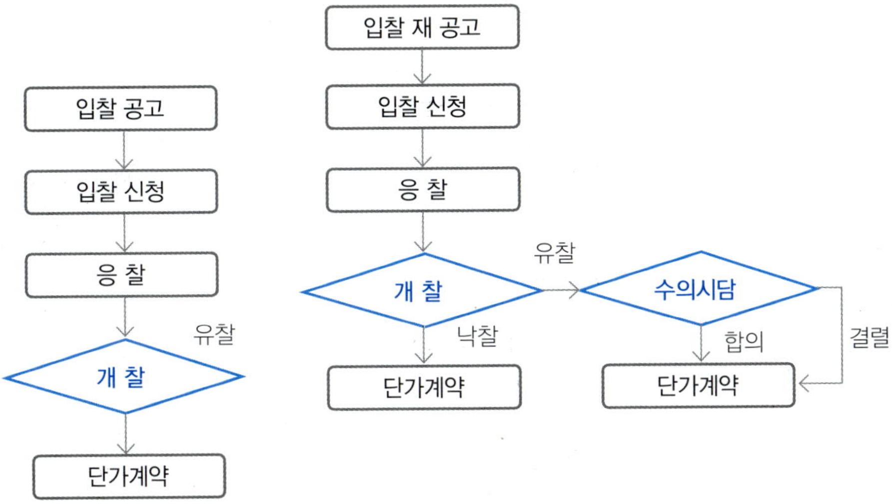

[그림 8-2] 입찰 및 계약 과정

민간 중소병원의 경우에는 물품구매에 있어 특별히 계약서를 작성하거나 입찰을 거치지 않고 바로 주문을 하는 경우가 있다. 주문과 동시에 계약이 이루어지기도 하며 구두로 계약을 진행하기도 한다. 그러나 국공립 병원의 경우 관련규정에 따라 공개경쟁입찰을 진행하고 계약서를 작성하여야 함으로 관련법규나 규정을 숙지할 필요가 있다. 계약은 대개의 경우 연간 단가계약을 한다. 공개경쟁 입찰이 이루어지지 않은 경우에는 수의시담[1]을 통해 계약을 체결한다.

---

1 계약상대자를 결정함에 있어 경쟁의 방법에 의하지 않고 특정인을 계약상대방으로 선정하여 계약을 하기 위해 "가격에 대한 협상"을 하는 것

3) 구매계약 유형과 방법

(1) 구매계약은 경쟁여부, 경쟁방법, 계약기간, 계약방법에 따라 다음 표와 같이 구분할 수 있다.

[표 8-1] 구매계약 유형과 구매방법

경쟁여부	경쟁방법	계약기간	계약방법
경 쟁	일반경쟁입찰 제한경쟁입찰 지명경쟁입찰	연간계약 반기계약 수시계약 장기계속계약	단가계약 총액계약 단가총액계약
비 경 쟁	수의계약		

※ 출처 : 남재일, 병원물자관리실무, 연세의료원, 2012.

(2) 구매유형에 따른 요건은 다음 표와 같다.

[표 8-2] 계약유형별 요건

경쟁방법	요 건
일반 경쟁입찰	• 입찰등록을 필한 업체는 누구나 참여가능 • 공사 : 예정가격이 3,000만 원 이상인 경우 • 제조, 구매, 용역, 임대차 : 예정가격이 2,000만 원 이상인 경우
제한 경쟁입찰	• 입찰 참가자격을 제한함에 있어서 이행의 난이, 규모의 대소, 수급 상황 등을 고려하여 이를 적정하게 제한 • 특수한 장비, 기술 또는 공법에 의한 공사, 특수한 설비 또는 기술에 의한 제조, 특수한 성능 또는 품질이 요구되는 매입의 경우
지명 경쟁입찰	• 계약의 성질 또는 목적에 의하여 특수한 설비기술, 자재, 물품 또는 실적이 있는 자가 아니면 계약의 목적을 달성하기 곤란한 경우로서 계약대상자가 10인 이내인 경우 • 5인 이상의 입찰대상자를 지명하여 2인 이상의 입찰승낙을 받아야 한다. • 지명대상자가 5인 미만인 경우에는 전부 지명하여야 한다.
수의 계약	• 계약의 성질 또는 목적에 의하여 특정인의 기술용역 설비 또는 특정한 위치, 구조, 품질 등으로 인하여 경쟁을 할 수 없는 경우로서 국가를 당사자로 하는 계약에 관한 법률 시행령 제26조 제1항 제4호에 해당할 경우 • 천재지변, 긴급한 행사, 기타 이에 준하는 경우로서 경쟁에 부칠 여지가 없을 경우 • 법령 또는 법령에 의거한 고시에 의하여 통제된 물품을 매입 또는 매각할 경우 • 제조원이 각기 다른 두 개의 물품이 한 시스템을 구성하는 경우 사후관리 일원화가 필요한 종된 물품을 구입할 경우 • 관공서 (예 : 농협, 축협, 수협 등), ○○○○○산하기관과 계약할 경우 • 재산의 매각 : 예정가격이 500만 원 미만인 경우 • 공사 : 예정가격이 3,000만 원 미만인 경우 • 제조, 구매, 용역, 기타 : 예정가격이 2,000만 원 미만인 경우 • 재공고 입찰에 부친 결과 입찰자 또는 낙찰자가 없을 경우

※ 출처 : 남재일, 병원물자관리실무, 연세의료원, 2012.

(3) 구매계약 방법별 장단점은 다음 표와 같다.

[표 8-3] 구매계약별 장단점

경쟁방법	장 점	단 점
공개경쟁 입찰	• 업자간의 경쟁을 유발시켜 낮은 가격에 구입 가능 • 다수업자가 참여하여 새로운 업자 발견 가능 • 공개적이고 공평함으로 부정 방지	• 업자들의 담합가능성 • 질 나쁜 물품 구입우려 • 절차가 복잡하고 시간이 많이 걸림 • 자본이나 신용이 부족한 업자의 참여를 배제하기가 어렵다.
제한경쟁 입찰	• 불량업자를 제외시킬 수 있으므로 계약이행의 확실성이 보장된다. • 낮은 가격으로 질 좋은 물품구입 가능	• 공개경쟁보다 가격이 높을 수 있다. • 업자들의 담합가능성이 높다.
수의계약	• 절차가 간편하고 인력과 비용절약 • 선량한 공급자를 만나면 질과 가격 면에서 유리	• 공평을 잃고 정실에 흐르기 쉽다. • 비싼 가격으로 구입할 가능성

※ 출처 : 정기선 · 임배만, 병원경영학 개론, 일지사, 2008.

계약이 끝나면 본격적인 구매행위가 일어난다. 중소병원의 경우 입찰이나 계약서의 작성 등 특별한 절차없이 전화나 팩스에 의한 주문이 일어나는데 비해 일부 대형병원의 경우 물자관리업무를 전산화하고 모든 구매업무를 전자상거래에 의해 진행하기도 한다. 자체 시스템이 없을 경우에는 조달청이 운영하는 나라장터(www.g2b.go.kr)의 입찰 시스템을 이용할 수 있다. 다음은 전자상거래에 의한 구매에 관한 설명이다.

4) 약품의 구매계약

(1) 통합입찰이 가능한지 대상을 분석한다.

동일선정사, 동일성분 등 정보를 분석한다.

(2) 약품을 다음과 같이 분류하여 구매한다.

의약품을 개별로 구매하지 않고 아래와 같이 비슷한 품목끼리 묶어서 구매하는 방법이며 아래와 같은 분류 방법을 이용한다.

① **특수관리 의약품에 의한 분류** : 특수의약품(마약, 수액, 향정신성의약품, 조영제) 등은 함께 묶어서 구매하는 방법이다.

② **보험 및 비보험 약품에 의한 분류** : 보건복지부에 고시된 상한가의 유무에 따른 분류이다.

③ **의약품등 분류번호에 관한 규정(식약처)에 의한 분류** : 대분류나 중분류를 병원에서 구매하는 금액에 따라 재편집하여 품목 및 금액이 특정 도매업체에 집중되는 것을 방지하고 약품 도매상의 규모에 관계없이 경쟁을 유도하는 방법이다.

[표 8-4] 의약품 대분류-중분류 체계

대분류		중분류
100	신경계 감각기관용 의약품	100 신경계 감각기관용 의약품, 120 말초신경계용약, 130 감각기관용약, 140 알레르기용약, 190 기타의 신경계 및 감각기관용의 약품
200	개개의 기관계용 의약품	210 순환계용약, 220 호흡기관용약, 230 소화기관용약, 240 호르몬제(항호르몬제를 포함), 250 비뇨생식기관 및 항문용약, 260 외피용약, 290 기타의 개개의 기관용 의약품
300	대상성 의약품	310 비타민제, 320 자양강장변질제, 330 혈액 및 체액용약, 340 인공관류용제, 390 기타의 대사성 의약품
400	조직세포의 기능용 의약품	410 조직부활용약, 420 종양용약, 430 조직세포의 치료 및 진단 목적, 490 기타의 조직세포의 기능용 의약품
600	항병원생물성 의약품	610 항생물질제제, 620 화학료법제, 630 생물학적 제제, 640 기생동물에 대한 의약품, 690 기타의 병원생물에 대한 의약품
700	치료를 주목적으로 하지 않는 의약품 및 관련제품	710 조제용약, 720 진단용약, 730 공중위생용약, 740 관련제품, 790 기타의 치료를 주목적으로 하지 않는 의약품
800	마약	810 알카로이드 마약-천연, 820 비알카로이드계 마약, 890 기타의 마약

④ **의약품 수급 및 관리의 편리성에 대한 분류** : 특정 동일성분이나, 특정 제약회사가 생산하는 모든 약품을 의약품 분류체계와 상관없이 금액이 큰 그룹으로 재편하여 의약품 수급 및 관리의 편리성을 추구하는 분류이다.

5) 소모품의 구매계약

(1) 연간 단가계약 시행 유도

병원에서 사용되는 진료재료나 의약품들은 일반적으로 연간 단가계약을 실시하고 있다. 병원에서의 MRO품목은 사무용품과 같이 연간 단가계약이 가능한 품목도 있으나, 반복 구매 및 사용 빈도수가 낮은 품목은 연간 단가계약이 어렵다. 그러나 통합구매기법 등 다양한 구매 방법을 통해 연간 단가계약을 시행하여 가격적인 측면과 구매 효율성을 모두 추구하는 추세에 있다.

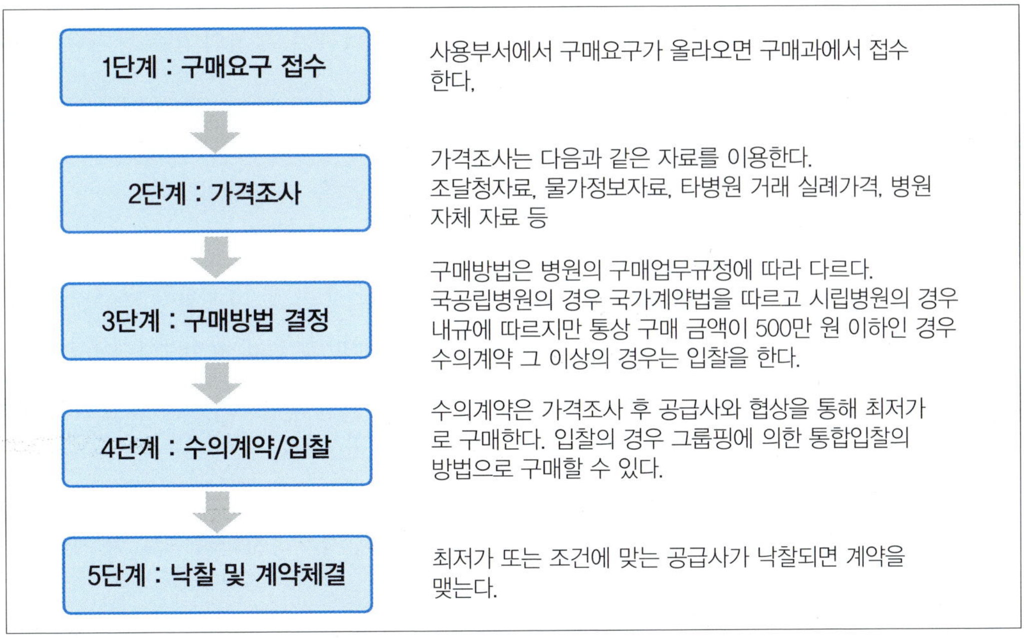

[그림 8-3] 소모품의 구매절차

(2) 품목별 각종 인허가 사항 및 가격요건 검토

일부 병원에서는 공사, 기자재, 각종설비 등이 MRO 구매 품목으로 포함되기도 한다. 이러한 품목의 경우에는 입찰시 공급업체의 각종 법령 준수 자격사항(예 : 건설업 등록증, 고효율에너지 기자재 인증서 등)을 검토한다.

(3) 정부시책에 대해 적극 동참한다.

국공립병원의 경우 MRO 품목 구매 시 정부의 중소기업육성에 따른 중소기업 판로지원법의 규제를 받고 있다. 병원에서 필요한 가구, 인쇄물, 개인용 컴퓨터 등의 구입 시 대기업 제품이 아닌 중소기업제품을 구매한다.

6) 장비의 구매계약

의료장비의 구매의 큰 틀은 진료재료와 동일하나 의료장비의 경우 구매요청한 장비의 용도 및 성능, 실사용부서 사양검토에 따라 대체품 등을 검토하여 성능 및 가격에서 더 나은 제품을 구매할 수 있도록 하여야 한다. 또한 국내의 대리점을 통한 구매와 해외의 대리점 등을 통한 구매 중 환율, 사후관리, 사양 등을 고려하여 최적의 의료장비 구매를 하는 것이 중요하다.

(1) 의료장비 계약 시에는 다음 사항에 유의하여 계약을 진행한다.

① 의료장비 계약 시 기기의 우수성도 중요하지만 구입 후의 기기운영과 수리를 위한 대책을 마련해야 한다. 가격도 중요하지만 구입 후의 부상 보증수리(A/S)기간을 어떻게 잡는가 하는 것을 고려해야 한다. 가능하면 무상 유지보수 기간을 충분히 잡도록 계약을 진행한다.

② 장비운용을 위한 교육을 계약내용에 포함시켜 장비도입 후 조작미숙으로 장비를 사장시키는 일이 없도록 한다.

③ 부품 조달에 관한 협의를 거쳐 장비운용에 따르는 기기부속품이나 필요한 재료 공급이 원활히 될 수 있도록 계약을 진행한다.

④ 계약 시 의료장비 설치를 위한 전원용량, 배수, 컨센트와의 거리 등 필요한 기술자료(technical spec)와 수리를 위한 서비스 매뉴얼을 반드시 확보할 수 있도록 한다.

⑤ 의료기기의 제조상 또는 설계상의 결함으로 의료기기 자체에서 문제가 발생할 가능성에 대비한 조항을 삽입하도록 한다.

(2) 내자에 의한 의료장비 구매계약

① **내자구매** : 조달청 내자구매업무 처리규정 제3조(정의)1호에는 “내자”란 국내에서 생산 또는 공급되는 물품, 일반용역 및 임대차를 말한다고 되어 있다.
구매요구가 접수되면 견적을 통해 가격을 조사한 후 3000만원 이하의 장비는 수의계약을 하고 3000만원 이상의 장비는 입찰을 진행하여 가장 낮은 가격을 제시한 업체와 계약을 진행한다.

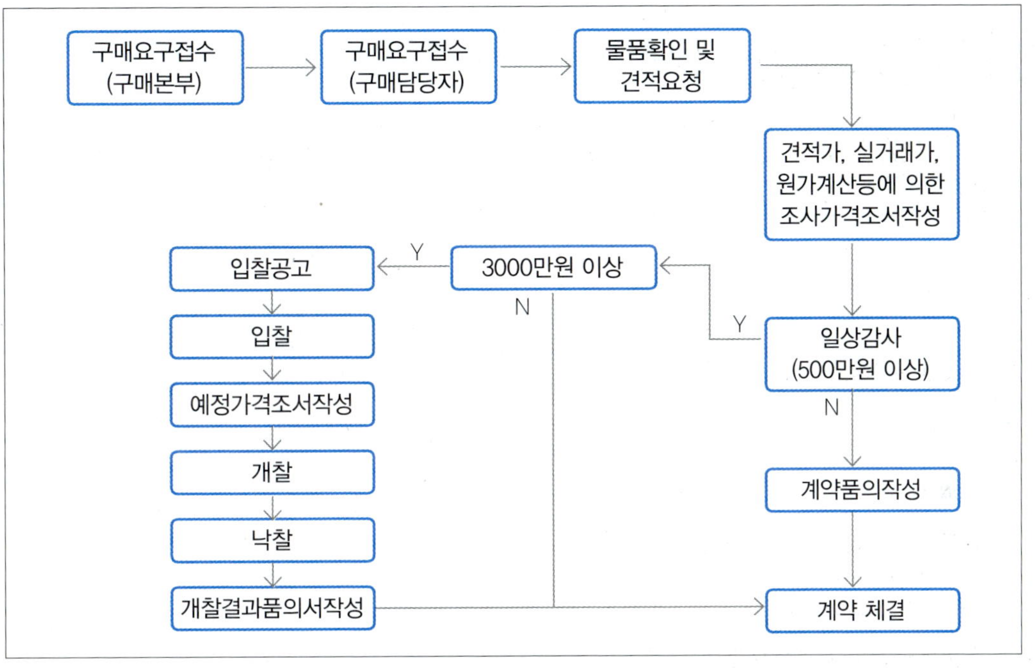

[그림 8-4] 의료장비 구매계약 프로세스(내자)

(3) 외자에 의한 의료장비 구매계약

① 외자구매의 개요

외자구매는 구매기관이 외국환관리법의 규정에 의한 대외지급수단으로 구매하는 물품과 용역을 말하는 것으로 국제 무역조건에 따라 외화로 구매 계약하는 것을 의미한다. 따라서 국내 무역업체가 해외에서 수입하여 납품할 물품이나 기기를 구매기관인 병원이 직접 수입하는 형태의 구매를 말한다.

② 외자구매의 목적

외자구매의 목적은 구매기관이 직접 수입함으로써 국내 대리점의 마진을 줄여 장비가격을 낮추고 관세 및 부가세 감면의 절세효과와 항공, 해외운송비 및 통관료, 창고료 등을 저렴하게 이용할 수 있게 본원이 직접 계약함으로써 비용을 최대한 절감하는데 그 목적이 있다. 외자구매시의 물품가격은 인도조건, 운임, 보험료 등 무역조건에 따라 달라진다.

[표 8-5] 주요 가격조건 비교

무역 조건	주요 내용	비용부담의 한계
FOB (Free On Board)	본선 인도조건으로 수출자가 지정한 선적항에 수입자가 지정한 선박이나 항공기에 선적하고 수출물품이 본선의 난간을 통과할 때 책임이 수입자에게 넘어가는 조건	수입자가 운임 및 적하보험료를 부담하며 본선적재 이후 모든 위험을 부담하는 가격조건
C & F (Cost and Freight)	운임포함 인도조건으로 FOB가격에 수입항까지 운임을 포함하는 무역조건	수입자는 보험료를 부담하고 수출자는 운임을 부담하는 가격조건
CIF (Cost, Insurance, & Freight)	운임, 보험료 포함 인도조건으로 수출자는 수출물품에 운임 및 보험료를 포함하여 수출하는 가격조건	운임 및 보험료의 부담은 수출자가 지며 수입자의 위험부담은 선적시부터이나 권리는 화물의 수입항 도착시점부터 가능한 조건

7) 협상의 지식

(1) 성공적인 계약을 위한 협상지식

구매과정의 협상은 매우 중요하다. 협상은 상대가 있어야 가능하다. 무조건 값만 깎는다고 해서 능사가 아니다. 가격이 고정될 경우 A/S기간을 늘리든가 부속품을 확보하는 방안이 병원입장에서는 더 유리할 수 있다.

구입하기 전에 더 많은 정보를 가지고 있어야 상대보다 유리한 조건에서 협상을 진행할 수 있다. 유리하게 협상을 진행시킬 수 있는 방법은 다음과 같다.

① 시간이 여유가 있을 때 협상의 우위를 점할 수 있다. 조급하게 협상하면 좋은 결과를 얻을 수 없다.

② 처음부터 신뢰감 있는 행동으로 상대방을 압도하고 상대방에게 충격을 줄만큼 가격을 인하하면서도 신뢰를 주어야 한다. 그렇지 않으면 협상을 유리하게 진행시킬 수 없다.

③ 자료를 요구하고 종합적인 비교사양을 작성하여 문서로 꾸민다. 말보다는 문서가 훨씬 위력적이다.

④ 협상이 결렬되는 것을 두려워하면 안 된다. 상대방에게 강한 모습을 보여주어야 한다. 내가 강하게 나오면 상대방도 강하게 나올 것 같지만 꼭 그렇지만은 않다.

⑤ 상대방에게 뭔가를 얻어내지 못하면 양보해서는 안 되며 손해를 양편에서 나누어 갖자는 제안을 받아들이면 안 된다.

⑥ 협상의 권한이 있는 자와 협상한다.

⑦ 협상은 주고받는 것이지 한쪽만 양보하는 것이 아니다. 협상은 양측 각각 거부권이 존재하고 양측이 자유롭게 합의할 수 있는 권한이 있다.

(2) 협상에 자신이 없는 구매자를 위한 협상지식

① 자신이 없는 경우 믿을만한 권한이 있는 담당자를 내세우는 게 좋다. 다른 담당자를 내세우기가 곤란할 경우에는 공개적으로 어느 금액, 어느 조건이면 가능하다는 의견을 표명하도록 한다. 이를 위해서는 어느 정도 시장정보를 파악해야 하며 생각하는 가격보다 낮게 제시한다.

② 계약에 문제가 나타났을 경우 수많은 예외를 적용하여 최초의 안을 무력화시킬 수 있다. 그러나 계약은 협상의 마지막 결과이며 법적인 효력을 갖춘 문서이기 때문에 일단 계약을 하였으면 계약내용대로 처리해야 한다.

(3) 구매 가격을 낮추는 방법

계약직전 가격을 인하하기 위한 질문

① 현금으로 지불하면 얼마나 깎아 주시겠습니까?

② 전시된 물건을 구입하면 얼마나 깎아 주시겠습니까?

③ 약간 흠이 있는데 얼마나 깎아 주시겠습니까?

④ 다른 부서에서 사라고 권해 볼 텐데 얼마나 깎아 주시겠습니까?

⑤ 다른 병원과 같이 2세트를 구입하면 얼마나 깎아 주시겠습니까?

(4) 협상의 예의

상대방에게 부담이 되는 질문, 무례한 질문, 따지고 드는 식의 질문은 삼가야 한다. 개방된 질문, 답변을 유도하는 질문, 상대의 허락을 구하는 질문, 의도적, 비의도적 질문 등을 구사하는 것이 좋다. 회사사장을 비난한다든가 협상대상이 아닌 다른 것을 비난한다든가 하면 좋은 결과를 가져올 수 없다. 해결 가능한 모든 방법을 동원해 보도록 한다.

Tip

✔ 구매 협상 시 비난이나 무례한 질문을 하지 않고 상대에 대한 예의를 지키도록 한다.

2. 운용리스계약과 금융리스계약

1) 리스관리

리스는 이용자(임차인)가 직접 선정한 기계설비를 리스회사가 구입하여 대여하는 제도로서 형식상 물건의 임대차이나 물건조달을 위한 금융이 그 실질기능이므로 물적금융이라고도 표현하는 선진금융제도의 하나이다. 임차인의 설비조달의 목적은 소유에 있는 것이 아니라 효율적인 사용으로 수익을 극대화하는데 있다. 리스는 물건사용에 대한 모든 권리를 이용자에게 부여하기 때문에 자기 소유물건과 같은 사용수익을 얻을 수 있다.[2]

(1) 리스의 장점

① **자금을 유효하게 활용한다.** : 설비기기를 2~5년으로 기간을 정하여 임차하고 매월 임차료를 조금씩 분할하여 지불하는 것만으로 해결되기 때문에 남은 자금은 다른 곳에 유효히 활용 가능하다. 임차료는 리스물건이나 리스회사와의 계약조건의 교섭에 따라 다르다.

② **예산에 구속받지 않는다.**

③ **감가상각할 필요가 없다.** : 리스료는 손금산입이 가능하다.

④ **설비의 노후화를 방지한다.** : 리스기간은 경제적으로 내용년수로서 3~5년을 설정 가능하기 때문에 항상 최신설비기기를 사용할 수 있다.

⑤ **담보물건이 없다.**

⑥ **인플레이션에 강하다.** : 리스료는 계약 시에 결정하기 때문에 실질적으로는 싼 요금을 지불하게 된다.

⑦ **관리사무를 합리화한다.** : 고정자산대장의 기장, 감가상각의 계산, 보험계약 등의 사무를 생략할 수 있다.

⑧ **원가의식을 높인다.** : 직접구입은 취득원가산출, 감가상각비계산 등의 복잡한 회계처리가 뒤따르나 리스의 경우에는 리스료를 비용으로 처리하고 이를 그대로 원가계산에 이용하므로 회계업무의 간편화 및 원가계산의 명확화를 기할 수 있다.

⑨ **절세효과 및 조기상각효과** : 리스료는 세법상 전액 손비로 처리되어 지급이자와

---

2 김창호, 물자리스, 한국보건의료관리연구원 물자관리과정 교재, 1998.9, pp.74-83.

감가상각비만을 손비로 인정받는 일반금융에 비해 절세효과(節稅效果)가 크며 리스기간은 경제적 내용년수(耐用年數)를 감안하여 합의 결정된 기간이므로 가속상각(加速償却)의 효과가 있다.

⑩ **건전한 재무구조의 유지** : 리스료는 이용자의 재무제표에 부채로 계상되지 않아 재무구조를 악화시키지 않으므로 재무구조의 건전화로 인한 대외공신력이 유지된다고 볼 수 있다.

(2) 리스의 단점

리스하는 것은 장점도 많지만 반면에 단점도 있다. 이러한 점을 충분히 감안하여 올바른 선택이 되도록 해야 한다.

① **리스요금이 높다.**

② **계약도중에 해약이 불가능하다.** : 한번 계약한 것은 계약도중에 해약이 불가능하다. 계약 만료까지 리스료지불의 의무가 있다.

③ **리스료지불기일의 엄수** : 일반적 상거래의 관습으로 기일의 연장은 구두합의에 의하여 행해지는 경우도 있으나 리스의 경우는 주로 은행으로부터 자동이체됨으로 지불기일의 연기는 불가능하다.

(3) 리스조건별 분류

① 금융리스

리스물건의 취득원가를 자산 및 부채로 계상하고 리스료는 부채의 감소 및 지급이자의 감소로 처리한다. 즉 리스물건의 소유에 따른 위험 및 실익이 실질적으로 리스이용자에게 이전되는 것으로 시설자금차입에 의하여 자산을 취득하는 일반적인 금융거래와 유사한 형태의 리스를 말한다.

리스기간 중 임차인에게 실질적인 해지금지조건이 부가된 리스로 다음 중 하나에 해당하는 조건이면 금융리스에 해당된다. 첫째, 리스기간 종료시 리스물건을 무상 또는 일정한 가액으로 리스이용자에게 이전하기 약정한 경우, 둘째, 리스물건의 연간구매선택권이 리스이용자에게 주어진 경우, 셋째, 리스기간이 리스물건의 경제적 내용년수를 초과하는 경우

② 운용리스

금융리스 분류에 해당하지 않는 모든 거래로서 리스료 전액을 비용으로 처리하게 되어 건전한 재무구조를 유지하고 절세효과 등 세제상의 혜택이 있다. 리스물건의 소유에 따른 위험 및 실익이 실질적으로 리스이용자에게 이전되지 않는 것으로 통상적인 임대차거래와 유사하다.

2) 리스·렌탈·할부의 비교

리스 · 렌탈 · 할부는 서로 다른 계약형태로 특히 리스와 렌탈을 혼동하기 쉬운데 리스는 렌탈보다 장기적 · 계속적으로 이용하는 경우 유리하며 렌탈은 단기적 · 일시적 사용시 유리하다. 할부구입은 특수한 매매계약으로 사용도가 높지 않은 물품을 장기적으로 사용시 유리하다.

[표 8-6] 리스 · 렌탈 · 할부구입의 비교표

	리 스	렌 탈	할부구입
법적 성격	임대차와 유사한 무명계약, 또는 특수한 임대차	전형적인 임대차계약	특수한 매매계약
계약기간	비교적 장기, 3~5년이 많다. 할부기간보다 길다.	비교적 단기, 시간 수, 일수, 월수단위가 많다.	비교적 장기, 단 리스기간보다 짧다. 월수단위가 많다(1년 단위가 많다).
요금	리스료는 렌탈료보다 비교적 싸다. 리스기간 만료 후의 재리스료는 저렴하다(약 1/12).	렌탈료는 리스료보다 비싸다. 장기간 사용하여도 렌탈료는 일정	선금의 부담액이 크고 지불기간도 리스보다 짧기 때문에 비싸다.
물건의 소유권	리스회사에 있다.	렌탈회사에 있다.	대금이 완전히 변제될 때까지 매매자에게 유보되는 경우가 많다.
대상물건	모든 종류의 의료용설비, 기계. 병원의 토지, 건물에 이르는 경우도 있다.	한 종류 또는 여러 종류의 상품명의 범용기종(자동차, 전자계산기, 복사기, 건설기계, 보트 등)	소비재도 많지만 생산재(자동차, 건설기계 등)도 적지 않다.
사용목적	장기적이고 계속적으로 사용하는 경우에 적합하다.	일시적 사용으로 적합하다.	장기사용으로 적합하다. 사용도가 높지 않은 것에 적합하다.
사용자	사업자, 법인이 대부분	법인도 많지만 개인도 많다.	법인도 많지만 개인도 많다.

실무 구매계약의 업무처리 과정

이 과정을 수행하기 위하여 지방재정법, 국가계약법, 지방자치단체계약법, 청렴계약서, 각종 계약서 샘플, 입찰공고서, 예정가격조서, 견적서, 계약품의서, 조사가격조서, 입찰자 유의사항, 입찰규격서 등의 자료가 필요하다.

1. 입찰을 통한 구매계약

대부분의 물류정보시스템에서는 전자입찰을 지원하지 않고 있으므로 전자입찰을 하기 위해서는 전자입찰을 지원해주는 별도의 전산 프로그램을 구입하여 사용하여야 한다. 구매계약 업무처리 절차는 병원의 홈페이지를 통한 입찰공고와 전자상거래시스템에 의한 구매계약 업무처리 절차를 분리하여 기록한다.

구매계약을 하기 전 물품(약품, 소모품, 장비)의 입찰공고에 있어 다음과 같이 입찰명, 입찰품목과 계약기간, 입찰방법, 등록기간, 개찰일시와 장소, 입찰 참가 자격, 입찰참가 제출서류, 입찰보증금 납부, 입찰서 제출 방법, 유의사항 등을 명시하여 공고를 하고 낙찰자가 결정되면 계약을 한다.

입찰공고는 대부분 해당 병원의 홈페이지에 공고 내용을 올리고 있으며, 지역공공병원인 의료원들은 지역거점공공병원 알리미를 통하여 통합공시를 하고 있다.

1) 병원 홈페이지를 통한 입찰 업무처리 절차

병원 홈페이지를 통한 입찰 업무처리 절차는 다음 11단계로 이루어진다.

[1] 입찰공고를 한다.
[2] 입찰 참가 등록을 한다.
[3] 현장설명회 및 물품설명회를 개최한다.
[4] 입찰자 등록조서를 작성한다.
[5] 입찰보증금 납부조서를 작성한다.

[6] 입찰조서를 작성하고 낙찰자를 결정한다.
[7] 재입찰 횟수를 결정한다.
[8] 재공고 입찰과 수의계약을 진행한다.
[9] 예정가격조사서를 재작성하고 재공고입찰을 진행한다.
[10] 계약서를 작성하여 계약을 이행한다.
[11] 계약을 성실히 이행하지 못할 때에는 지체상금을 부과한다.

[1] 입찰공고를 한다.

① 원칙적으로 입찰(개찰)기일의 10일전에 공고한다(일간지, 게시판).
② 제작납품의 경우는 현설 전일부터 기산 적어도 7일전에 공고한다.
③ 입찰(개찰) 기일, 입찰등록 마감일, 현설일, 견적서 제출 및 예정가격조사서 작성일 등을 감안 충분한 시간을 두고 입찰집행 내부결재(품의)를 득한 후 공고한다.

[표 8-7] 입찰공고

▣ 입찰사항

구 분	내 역
공고번호	
입찰종별	일반경쟁입찰
장 비 명	
입찰일시	20 . . 10:00
입찰등록	20 . . 17:00
참가자격	병원 규정에 정한 바에 따라 등록기간 내에 등록을 필한 자

▣ 입찰보증금

입찰보증금	5/100 이상의 현금 및 보증보험증권(구입 및 사무규정 41조)
보증금귀속	정당한 사유 없이 계약체결하지 않을 경우 본원 귀속

▣ 유의사항

Remarks
별첨된 입찰자 유의사항과 입찰 규격서 등 입찰에 필요한 제반사항 준수

○○○○○ 병원장

Home page (http://www.   ) 공고

④ 예정가격조사서 작성(품의)은 충분한 예정가격 검토를 위해 입찰일 3일 이전에 한다.
⑤ **공고기간** : 10일(단, 긴급 시 및 재공고 입찰의 경우는 5일로 단축 가능하다)

※ 입찰공고의 내용
① 경쟁입찰에 부의하는 사항
② 입찰일시 및 장소, 입찰등록 마감일시
③ 입찰방법 및 낙찰자의 결정, 현설의 일시 및 장소
④ 입찰참가자의 자격 및 입찰보증금 납부사항
⑤ 입찰등록시 제출서류, 입찰무효에 관한 사항

[2] 입찰 참가 등록을 한다.

① 입찰공고에서 정한 기한까지 입찰참가자를 접수한다.
② 회계연도 초에 실시하는 의료원 출입업체 등록기간에 등록서류를 제출한 업체는 입찰참가신청서 및 기타 입찰공고에서 필요로 하는 서류로 대체 가능하다(기타 미비한 서류는 추가보완).

※ 입찰 등록 시 제출해야 하는 기본서류
① 입찰참가신청서
② 사업자등록증 사본 1부
③ 사용인감계 1부
④ 부가가치세 과세표준증명원 1부(분기별 단위로 최근 2년 과세기간)
⑤ 정관 및 법인 등기부등본 1부
⑥ 인 · 허가(면허)증 사본
⑦ 입찰참가신청서를 검토한 후 참가자격을 부여한다(업체실태조사를 통한 자격유무 확인이 필요하다).

[3] 현장설명회 및 물품설명회를 개최한다.

① 입찰(개찰)기일부터 기산하여 5~15일전에 실시한다.

② 입찰대상물에 대한 특기사항을 중심으로 설명하고, 물품 sample을 제시하며 제작물품인 경우 시방서(도면, 규격 및 사양서)를 배부한다.
③ 현장설명회 조서에 참가업체의 대표자 서명날인을 받도록 한다(대리 참석시 위임장 첨부).
④ 현장설명회 담당자 및 관계부서 참관자 서명날인한다.

[4] 입찰자 등록조서를 작성한다.

① 입찰자 등록조서를 배부하여 직접 업체가 등록조서를 작성토록 하고 대리로 입찰에 참가하는 경우 반드시 위임장을 받으며, 이때 인감은 입찰참가 신청서 제출시 사용한 인감과 동일하여야 한다.
② 입찰유의서 및 계약일반조건을 숙지시키고 승낙한 업체에 한하여 입찰에 참가시키며 입찰자 등록조서에 서명날인토록 한다(입찰 후 문제제기를 예방하기 위함).

※ 입찰 개시 전 입찰집행자 주의사항
① 업체별로 입찰참가인원을 동일하게 제한한다(기회균등).
② 입찰개시 선언, 입찰집행자, 참가부서 및 참관자 소개
③ 입찰참가업체가 1개인 경우(자연유찰) 재공고입찰 예정임을 선언한다.
④ 입찰명, 계약방법(단가계약, 총계약), VAT포함한다, 기타 입찰서류 작성요령 등을 주지한다(미숙지로 인한 업체의 손해책임은 입찰참가업체에게 있음).
⑤ 입찰집행의 미숙으로 입찰에 대한 신뢰가 떨어질 수 있으므로 공명정대하게 진행하는 데 노력하여야 한다(기본자세 : 특히 입찰장에서 떠들거나 잡담을 하는 행위는 용납하여서 안된다).

[5] 입찰보증금 납부조서를 작성한다.

① 입찰보증금은 입찰신청 마감일(공휴일인 때에는 전일)까지 사전에 납부함이 원칙이나, 병원에 따라서는 업무상의 입찰 장소에서 받고 있다.
② 입찰총액의 5% 이상의 입찰보증금과 입찰보증금 납부서를 봉투(봉투에 업체명 명시)에 넣어 받고, 입찰보증금 납부조서를 작성한다.

③ 입찰보증금은 현금, 자기앞수표(시중은행 발행), 각종 보증서 등으로 받을 수 있다.
④ 입찰종료 후 낙찰업체를 제외한 탈락업체에 대해서는 기제출한 입찰보증금을 인수 날인(입찰보증금 납부조서 비고란에 날인)받고 반환하며, 낙찰업체에 대해서는 계약서가 체결된 후 반환한다(계약체결이행 확보를 위함).
⑤ 낙찰업체가 소정의 기한 내(7일)에 계약을 체결하지 아니한 때에는 해당보증금은 의료원에 귀속한다.

[6] 입찰조서를 작성하고 낙찰자를 결정한다.

① 입찰서와 봉투를 각 1부씩 배부하여 입찰서를 작성토록 하며, 입찰명, VAT(세액) 포함, 업체명, 대표자 기명날인(대표자 인감) 등 입찰서 작성상의 유의사항을 재주지한다.
② 입찰서는 소정양식으로 봉투에 넣어(봉투에 업체명기재, 대표자 서명 날인)받으며, 기재사항 중 말소, 정정이 있을 경우는 입찰참가 신청 시 사용한 인감으로 말소, 정정 후 날인하도록 한다.
③ 이미 제출하여 확인(검토)된 입찰서는 이를 취소, 철회, 교환, 변경 재작성할 수 없다.
④ 입찰서 제출이 완료된 경우 개찰을 선언("지금부터 개봉하도록 하겠습니다")하고 입찰조서를 정확하게 작성한다(입찰서 기재내용과 입찰조서에 기재한 내용의 일치여부를 재차 확인한다).
⑤ 업체가 납부한 입찰보증금이 입찰금액의 5% 이상 여부를 확인하여 5% 미만인 업체는 입찰자격이 무효임을 선언한다(이때 해당업체가 문제제기 할 수 있으므로 입찰개시 유의사항 공지시 분명하게 숙지시켜야 한다).
⑥ 입찰보증금을 확인한 결과 1개 업체만이 유효한 경우 입찰이 성립되지 아니하므로 재공고 입찰예정을 선언한다.
⑦ 입찰보증금 5% 이상 여부확인은 반드시 예정가격조사서를 개봉하기 전에 하여야 한다.
⑧ 입찰보증금 확인을 한 후 예정가격조사서를 개봉하여 낙찰 여부를 확인한다.
⑨ 최저입찰제인 경우 최저가로 응찰한 업체가 낙찰업체이며, 응찰금액과 본원 예정가격이 일치한 경우도 낙찰된 것으로 한다.

⑩ 본원 예정가격 이하로 2개 업체의 입찰금액이 동일한 경우, 추첨에 의해 결정, 다만, 희망수량 경쟁입찰의 경우 입찰 수량이 많은 업체를 최종낙찰업체로 결정한다.
⑪ 낙찰업체와 금액을 선언("○○업체가 ○○원에 낙찰되었습니다")하고 낙찰업체의 구두 확인을 한다(일반적으로 낙찰금액을 구두확인을 하는 것은 낙찰업체의 입찰금액의 일치여부를 재확인하기 위함이다).
⑫ 예정가격은 공개(발표)하지 아니한다.
⑬ 낙찰업체의 낙찰금액이 본원 예정가격의 85% 미만인 경우 보증금 납부액이 10% 추가됨을 해당업체에게 주지한다.
⑭ 낙찰업체를 제외한 업체의 입찰보증금(현금, 자기앞수표)을 인수 날인받고 반환한다.
⑮ 입찰조서에 참관인(감사팀, 관련부서)과 입찰집행담당자(본인)의 서명날인을 한다.

[7] 재입찰 횟수를 결정한다.

낙찰될 때까지 재입찰(입찰서 작성) 횟수에는 제한이 없으며, 재입찰 진행 중에 포기하는 업체에 대해서는 포기를 승낙한다.

[8] 재공고 입찰과 수의계약을 진행한다.

계속 재입찰하였으나 낙찰될 가능성이 없거나, 모든 참가업체가 포기한 경우 유찰되었음을 선언하고 재공고 입찰에 부의하여야 한다.

① 규정에 의하여 경쟁입찰을 실시하였으나 입찰자가 1인 뿐인 경우로서 재공고 입찰을 실시하더라도 입찰참가자격을 갖춘 자가 1인밖에 없음이 명백하다고 인정되는 경우
② 규정에 의하여 재공고 입찰에 부친 경우로서 입찰자 또는 낙찰자가 없는 경우
※ 수의계약의 경우 보증금과 기한을 제외하고는 최초의 입찰에 부칠 때에 정한 가격 및 기타 조건을 변경할 수 없다.

※ 대기업체의 입찰참가 등록기준

재입찰이 계속 유찰되었을 시 동일입찰 장소에서 참가시킬 수 있으며, 재공찰에 대

해서도 신규로 참가시킬 수 있다(대기업체, 신규업체는 당연히 입찰참가등록 기준에 부합해야 한다).

[9] 예정가격조사서를 재작성하고 재공고 입찰을 진행한다.

재공고 입찰에서도 유찰되어 본원예정가격에 가장 근접한 업체순으로 본원예정가격 이하로 시담(수의계약 유도)하였으나, 계약 체결이 불가능할 경우 예정가격조사서를 다시 품의 받아 재공고 입찰을 하여야 한다.

※ 입찰이 무효가 되는 경우(Y의료원 계약 사무 규칙)

① 입찰 참가자격이 없는 자가 입찰한 경우
② 소정의(입찰금액의 5% 이상) 입찰보증금을 납부하지 아니하고 한 경우
③ 동일사항에 대해 동일인이 2통 이상의 입찰서를 제출한 경우
④ 대리권이 없는 자가 한 경우(위임장 미제출)
⑤ 동일사항에 대하여 대리를 겸하거나 2인 이상을 대리인으로 한 경우
⑥ 입찰자의 기명날인(참가등록시 인감)이 없는 경우
⑦ 담합하거나 타인의 경쟁참가를 방해 또는 공무입찰집행을 방해한 자의 경우
⑧ 입찰서의 입찰금액 등 중요한 부분이 불분명하거나 정정한 경우 정정날인을 누락한 경우

단, 입찰자의 입찰서 작성 미숙으로 경미한 작성오류가 있는 경우, 입찰집행자는 다른 참가업체의 양해 하에 곧바로 정정날인을 받을 수 있음

[10] 계약서를 작성하여 계약을 이행한다.

① 계약품의서(별첨 : 첨부서류 목록표)를 작성한다.
② 물품공급(단가)계약서와 명세표를 작성하여 보관한다.
- 인쇄물 제작 계약서
- 각종 제작납품계약서
- 도급 및 용역계약서
- 각종 임대차 계약서

③ 보증보험증권 또는 현금납부를 하도록 한다(입금영수증 첨부).

- 계약보증금액 : 계약금액의 10~30% 해당액

④ 예정가격조사서+각종 가격 및 업체조사 자료를 첨부한다.

⑤ **제반 입찰서류** : 입찰조서+입찰서+입찰자등록조서+보증금납부조서+보증금납부서+입찰공고품의서+입찰참가등록서

⑥ **물품공급(단가)계약서(명세표 포함)** : 계약업체용

[11] 계약을 성실히 이행하지 못할 때에는 지체상금을 부과한다.

① 이행기를 초과, 이행기에 이행이 가능하나 지체가 계약업체의 귀책사유(고의 과실, 불성실)가 있는 경우 지체상금을 징수한다.

② **징수대상 및 지체일수의 계산** : 미 이행부분에 대해 징수하며, 계약서에 이행 기한의 익일부터 기산하고 변경 재지시가 있다면 재지시일로부터 징수한다.

③ **징수의 면제** : 계약 업체에게 책임이 없는 사유에 의해 계약 이행이 지체된 경우에는 지체상금을 면제한다.

④ **지체상금의 징수방법** : 현금으로 징수하며 계약업체에게 지급할 물품대금 기타 예치금에서 공제할 수 있음

- 지체상금(현금납부) : 지체 상금률 × 지체일수

〈지체 상금률〉 공사 1,000분의 1(85% 낙찰자 1,000분의 2)

물품의 제조 및 구매	1,000분의 1.5
용역 및 기타	1,000분의 2.5
운송 및 보관	1,000분의 5

2. 전자상거래시스템에 의한 입찰 업무처리 절차

전자입찰 또는 전자조달은 물품을 조달하거나 용역 또는 공사의 입찰을 공고하고 이를 신청하는 곳에 직접 방문하여 관련 서류를 낼 필요 없이 인터넷을 이용하여 입찰에 참여할 수 있는 입찰 방식이다. 전자입찰은 기존의 대면방식의 계약이나 현장 입찰과는 다르

게 참가 자격만 있다면 불특정 다수를 공간적 제약 없이 공정하게 입찰에 응하게 함으로써 낙찰자를 선정할 수 있는 방법으로 사용되고 있다. 조달청 입찰을 거쳐 의료용 소모품을 구매하는 불편을 해소하고, 집중구매를 통한 예산절감과 구매 · 공급과정의 투명성 향상을 위해 조달청에서 운영하는 나라장터 쇼핑몰을 통해 의료용 소모품을 구매할 수 있다. 중소 의약품 판매업자도 참여가 가능하여 중소 의약품 판매업자가 해당 지역에서 수주 · 납품할 수 있다. 전자상거래에 의한 계약시스템이 도입된 경우 조사된 가격을 기반으로 최종적인 구매행위를 위해 시스템을 통해 수의계약 또는 입찰을 시행한다. 전자입찰은 비대면 방식으로 진행되므로 현장설명회 및 물품설명회의 자료들을 전자입찰 공고내용에 포함하여 공고해야 한다.

1) 수의계약

수의시담(계약 유도)은 가격조사요청과 매우 유사한 기능으로 가격조사에서 가장 낮게 조사된 공급사에 수의시담(계약 유도) 견적요청을 다시 발송하여 최종적인 협상을 하기 위한 가격을 전자적으로 전송받은 후 최종 계약을 확정한다.

• 받은 견적서(출력) •

번호	견적조서번호	공급자상호	도착일	확정(√)
1	QU200510170002	가상 공급사	2005-10-17	√

[그림 8-5] 수의계약을 위한 전자구매 시스템에 의한 견적서 접수

2) 전자입찰

계약방법을 입찰로 지정한 구매요구 건에 대해서는 입찰방법을 통해 구매계약을 한다. 통상적으로 국공립병원의 경우 2천만원 이상의 공사, 500만원 이상의 물품 구매 시 입찰을 통한 방법으로 구매계약을 실시한다. 입찰방법은 일반경쟁입찰, 제한경쟁입찰, 지명경쟁입찰, 규격/가격 분리입찰 등의 방법이 있다. 전자상거래에 의한 입찰계약 진행과정은 다음 7단계에 걸쳐 진행된다.

[1] 입찰 : 입찰을 공고한다.
[2] 개찰 : 입찰에 참여한 공급사들의 가격을 확인한다.

[3] 낙찰을 진행한다
[4] 전자계약을 진행한다.
[5] 계약서를 작성한다.
[6] 일부품목의 경우 변경계약을 진행한다.
[7] 계약을 완료한다.

[1] 입찰 : 입찰을 공고한다.

입찰공고			
실수요기관			
입찰방법	규격/가격분리입찰	담당자*	관리자
구매구분	일반	내외자구분	내자
차수*	1 차	공고일자	2009-09-21
참조번호*	2009-0000	소수점 처리방식	선택안함
입찰명*	[총액제] 혈관내 초음파진단기		
지역제한*	없음	재입찰허용여부	허용
입찰참가			
접수방식	전자문서	입찰등록마감일시*	2009-09-21 00 시 00 분
입찰설명일시	시 분	입찰설명장소	
입찰참가자격	(1) 본사 구매위탁물품에 관한 계약업무규정 제 38조의 자격 구비자. (2) 수입요건확인품목인 경우 식품의약품안전청의 확인을 필한자.		

[그림 8–6] 전자입찰공고

입찰공고			
발주기관		입찰구분	물품
입찰방법	일반경쟁	견적요청서	무
공고차수*	1 차	공고일자	2002-03-28
공고명*			
지역제한*		재입찰허용여부	허용
주무부서		집행자*	관리자
입찰참가			
접수방식	전자문서	입찰등록마감일시*	2002-03-28 00 시 00 분
사전현장설명일시	시 분	사전현장설명장소	
입찰참가자격			
입찰서접수개시일*	2002-03-28 00 시 00 분	입찰서접수마감일*	2002-03-28 00 시 00 분
단가계약기간*	2002-03-28 ~ 2003-03-28		
개찰/낙찰			
계약방법	물품별단가	예가방식	단일예가
개찰일시*	2002-03-28 00 시 00 분	개찰장소*	
낙찰방법	최저가낙찰	보증금율*	%

[그림 8–7] 전자구매 시스템에 의한 입찰공고

No.	업 체 명	보증금액	납부방법	납부일	납부확인 현황	납부확인여부
1	가상 공급사	₩ 1,000,000	증권	2005-04-14	납부미확인	납부확인

[그림 8-8] 입찰참여를 위한 보증보험 납부

No.	업체아이디	업체명	대표명	통화	투찰금액(원)	낙찰률(%)	판정
1	**temps1**	**모의모의1**	**대표자1**	**₩**	**1,000,000.00**	**95.24**	**정상**
2	tempmedilinx	가상 공급사	홍길동1	₩	1,100,000.00	104.76	예가상회

[그림 8-9] 투찰금액 확인

[2] 개찰 : 입찰에 참여한 공급사들의 가격을 확인한다.

[3] 낙찰 : 입찰에 참여한 공급사들 중 가격 또는 기타 규격(기준)에 따라 계약공급사를 결정한다.

No.	업체아이디	업체명	대표명	통화	투찰금액(원)	낙찰률(%)	판정
1	**temps1**	**모의모의1**		**₩**	**1,000,000.00**	**95.24**	**낙찰**
2	tempmedilinx	가상 공급사	담당자	₩	1,100,000.00	104.76	예가상회

총 2업체가 참여하였습니다.

No.	입찰 차수	업체아이디	업체명	대표명	통화	투찰금액(원)	낙찰률(%)	판정	보증금납부 여부
1	★1				₩		102.31	예가상회	납부
2	★1				₩		99.23	낙찰	납부

[그림 8-10] 전자입찰 참가확인

[4] 전자계약을 진행한다.

구매요구를 접수하고 가격조사 후 수의시담 또는 입찰을 통해 낙찰 확정된 품목에 대해 전자적인 계약을 진행한다.

[5] 계약서를 작성한다.

전자적으로 물품코드, 품목, 규격, 단위, 단가를 명기하여 계약서를 작성한다.

문서번호	PC200504140003	납품기한	2005-06-08
계 정	STENT	내외자구분	내자
계약구분	단가	요구구분	정규
계약방법	총액제	입찰방법	

[그림 8-11] 낙찰업체 결정 확인

No.	물품코드	품 목	규 격	단 위	납품요구일	단 가	화폐단위	수 량	공급사
1	820STM01	STAMP	적색(대)	EA	2005-03-23		₩	10.00	가상 공급사
2	583CRM99	CORONARY STENT	각호(MOUNT TYPE)	EA	2005-03-23		₩	10.00	가상 공급사
3	583AVC40	CORONARY STENT	GFX4.0MM	EA	2005-03-23		₩	10.00	가상 공급사
4	583ACS99	CORONARY STENT	각호(MOUNT TYPE)	EA	2005-03-23		₩	10.00	가상 공급사

[그림 8-12] 전자계약서 작성

[6] 일부 품목의 경우 변경계약을 진행한다.

보험품목 중 상한가가 변경된 품목에 대해서는 변경계약을 실시해야 한다. 변경계약하지 않고 종전가격으로 구매할 경우 건강보험심사평가원에 사용된 물품에 대한 청구 시 삭감될 수 있으므로 주의해야 한다. 전자구매시스템에서는 보험상한가 변경에 따른 보험고시자료 업로드 시 변경계약 대상 건에 대해서는 빨간색으로 표시되므로 변경계약을 진행하기 편리하다.

[7] 계약을 완료한다.

전자문서로 작성한 계약서는 공급사로 발송하고 공급사는 이를 검토 후 승인하면 전자계약이 완료된다.

3. 구매계약서의 작성

1) 구매계약서의 작성

(1) 관리의 편리성을 위하여 가급적 유사 약품군은 동일 업체에서 납품받도록 계약한다. 계약 시에는 병원의 계약 담당 ○○○를 (갑)으로 정하고 공급인 ○○○를 (을)로 정하여 납품장소, 납품기간, 납품수량, 계약해지, 물품대금지급, 납품가격에 관하여 계약한다.

(2) 지정한 별지 명세서에 기재한 물품을 납품지시 일로부터 지정한 날짜에 지정한 장소에 납품하도록 한다.

(3) 업자가 물품을 납품할 때에는 납품서에 기재된 목록에 대하여 직원의 검사를 받도록 한다. 검사의 결과 불합격품이 있을 때는 업자는 지체 없이 다른 물품을 제공하여 검사를 받아야 한다.

(4) 시험을 요하는 물품에 대하여는 물품납품과 동시에 계약금액의 1% 해당액을 시험료로 납부하도록 한다.

(5) 검사상 견본이 필요하여 이를 요구하면 무상으로 이를 제공하여야 한다.

(6) 지정기한까지 물품의 전부 또는 일부의 납품이 불가능할 경우에는 사전에 납기연기 승인을 얻어야 한다. 이 경우 연기일수에 대하여 계약금액 또는 미납품대금의 일부를 현금으로 납부하도록 한다.

(7) 다음의 경우에는 최고 등의 절차 없이 계약을 해제할 수 있으며 납품업자는 이의를 제기할 수 없다.
  ① 납품한 물품이 명세서, 사양서 또는 견본에 적합하지 않을 때
  ② 지정기간 내에 물품을 완납하지 않을 경우
  ③ (을)이 본 계약을 할 수 없다고 인정할 때
  ④ 기타 (을)이 본 계약을 위배할 때

(8) 계약을 해약할 시에는 계약보증금 전액을 병원에 귀속시킨다. 일부 납품이나 이행보증보험일 경우도 보증금전액은 병원에 귀속된다.

(9) 완납된 물품의 대금을 지정한 기일내로 지급한다.

(10) 계약에 있어 미비한 점이 발견될 시는 상호 협의하여 정한다.

(11) 계약을 증명하기 위하여 계약서 2통을 작성하여 주소, 상호를 기재하고, 쌍방이 서명 날인하여 각각 보관한다.

2) 약식계약서의 작성(입찰을 하지 않는 중소병원)

[서식 8-1] 약식계약서

계 약 서

병원번호 : 201501012
병 원 명 : ○○ 병원　　　　소재지 : 경기도 부천시 역곡동
구매과 구매책임자 : 최 ○○

No.	품 목	규격	단위	수량	단가	공급가액	세액	비고
1	A정 50mg	정	Box	100	1,000			
2	B캅셀 100mg	캅셀	Doz	150	1,500			
3	C캅셀	캅셀	Pak	70	2,000			
4	D시럽	1mℓ	Bot	55	3,000			
5	E시럽	10mℓ	Bot	120	5,000			
6	F정	정	Box	50	5,000			

저희 회사에서는 위와 같은 물품을 위와 같은 가격으로
20　년　월　일까지 납품할 것을 약속드립니다.

계약 작성일 20　년　월　일
__________ 회사 __________ 인

주소 : 서울시 구로구 오류동　Tel: 02) ○○○-○○○○　Fax: ○○○-○○○○

3) 단가계약서의 작성

업체가 선정된 후 다음 양식에 의해 병원과 제약사 혹은 병원과 도매상간 연간 공급을 위한 단가계약을 체결하여 관리한다.

[서식 8-2] 연간 단가계약서

연간 단가계약서

번 호	물 품 명	단 위	계약단가	보험가	신고가	협 약 가	비 고

200 년 월 일부터 월 일까지 위의 단가로 상기 물품을 공급할 것을 계약합니다.

(갑) :
(을) :

학습문제

학습목표	1. 구매계약의 유형과 방법을 이해한다.

1. 계약방법 중에 업체 간의 경쟁을 통해 정해지지 않고 특정업자를 지목하여 계약하는 계약 방법을 무엇이라고 하는가?

① 일반계약 ② 입찰계약 ③ 지명계약 ④ 수의계약

2. 경쟁입찰 중에 일정한 요건을 갖춘 업자만이 입찰에 참가할 수 있도록 하는 것은?

① 지명경쟁입찰 ② 제한경쟁입찰 ③ 일반경쟁입찰 ④ 수의계약입찰

3. 다음 중 자본금 1억 이상, 종합병원 납품실적이 3년 이상 업체만 참가하게 하는 경우에 해당하는 입찰방법은?

① 일반경쟁입찰 ② 제한경쟁입찰 ③ 지명경쟁입찰 ④ 가격 분리입찰

학습목표	2. 약품(소모품, 장비)에 대하여 해당업체와 적절한 가격에 구매계약을 할 수 있다.

4. 다음 중 본선 인도조건으로 수출자가 지정한 선적항에서 수입자가 지정한 선박이나 항공기에 선적하고 수출물품이 본선의 난간을 통과할 때 책임이 수입자에게 넘어가는 조건은?

① FOB(Free On Board) ② C&F(Cost and Freight)
③ CIF(Cost, Insurance, & Freight) ④ FRC(Free related Cost)

5. 다음 중 구매계약서에 들어가지 않는 사항은?

① 납품기일에 관한 사항 ② 원내물품공급관련 사항
③ 계약해제에 관한 사항 ④ 계약보증금 관련사항

학습문제

6. 병원에서 외자를 통해 구입한 물품이 있는지 조사해보자.

전체 물품 중 (　　　)% 혹은 (　　　)종류
대표적인 기기명 ____________　　액수 : ____________

7. 병원에서 외자로 구매한 물품이 있을 경우의 구매방법은 다음 중 어디에 속하는지 조사해보자.

☐ 자체자금구매　　☐ 리스자금구매　　☐ 차관자금구매

학습목표	3. 구매계약을 위한 협상방법을 이해한다.

8. 유리한 조건에서 협상을 진행하기 위한 방법을 기술하시오.

학습목표	4. 전자입찰의 과정과 방법을 이해하고 이를 수행할 수 있다.

9. 전자입찰의 단계를 7단계로 나누어 설명하시오.

학습목표	5. 리스계약의 종류와 장단점을 이해한다.

10. 이용자(임차인)가 직접 선정한 기계설비를 대여하는 제도로서 형식상 물건의 임대차이나 물건조달을 위한 금융이 그 실질기능으로 재정운영에 도움을 주는 제도를 무엇이라 하는가?

① 렌탈　　② 리스　　③ 할부　　④ 임대차

학습문제

11. 리스와 렌탈이 어떻게 다른지 설명하시오.

12. [학습과제] 특정병원의 리스물품에 관하여 다음 사항을 조사해보자.

1) 리스는 주로 어떤 종류의 리스를 이용하는지? 그 비율은?
① 운용리스 (　　　%)　　② 금융리스 (　　　%)

2) 리스로 구입한 시설장비에는 어떠한 것이 있는가?
□ 산업시설, 기계 및 기구　□ 전자 · 통신 및 사무기기　□ 의료기기
□ 운수 · 운반기기 및 건설장비　□ 관광 및 유통설비　□ 교육 · 연구용 기기
□ 공해방지 시설 및 에너지절약 시설

3) 리스도입의 주목적은?
□ 새로운 기계 · 설비를 조달하고 싶지만 자금, 담보여력이 부족할 경우
□ 기계 · 설비를 구입할 수 있는 자금은 있으나, 이를 여유자금으로 활용하고 싶을 경우
□ 예산에 반영되지 않은 기계 · 설비가 급히 필요할 경우
□ 자금을 차입하여 기계 · 설비를 조달하고 싶지만, 재무구조를 건전하게 유지하고 싶을 경우
□ 구입에 따르는 사무관리상의 절차 및 회계처리상의 번잡을 회피하고 싶은 경우
□ 주거래은행의 여신규제 한도를 피하고 싶은 경우
□ 과도하게 발생하는 이익을 절감하고 싶은 경우

4) 주거래 리스회사의 이름 :

객관식 문제 정답　1. ④ 2. ② 3. ② 4. ① 5. ② 10. ②

제 9 장

구매발주와 납품검수

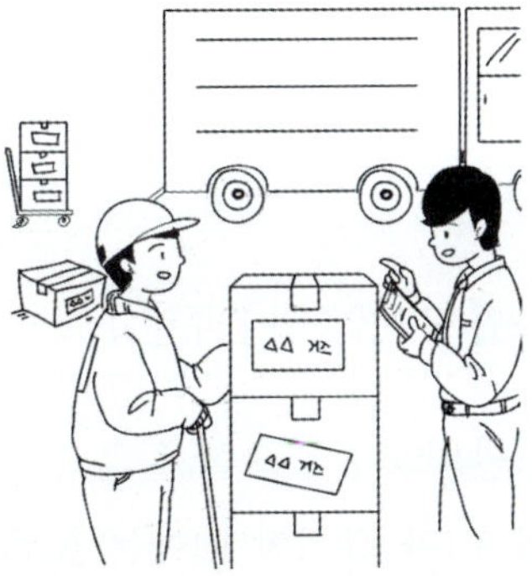

학습목표

1. 구매발주 업무의 흐름을 이해하고 이를 수행할 수 있다.
2. 물품종류별로 검수자료를 준비하고 납품된 물품을 검수할 수 있다.
3. 검수과정에서 생긴 문제를 처리할 수 있다.

- **발주** : 발주대상 품목, 발주선, 발주방식, 발주시점, 발주량 결정 등 발주 전 준비단계 업무에서 주문서의 작성, 송달, 수주의지의 확인까지를 포함한 일련의 업무를 말한다.

1. 구매발주

1) 이론적 배경

구매요구서의 구매발주는 이미 물품코드가 만들어져 있고, 병원과 거래처가 단가계약

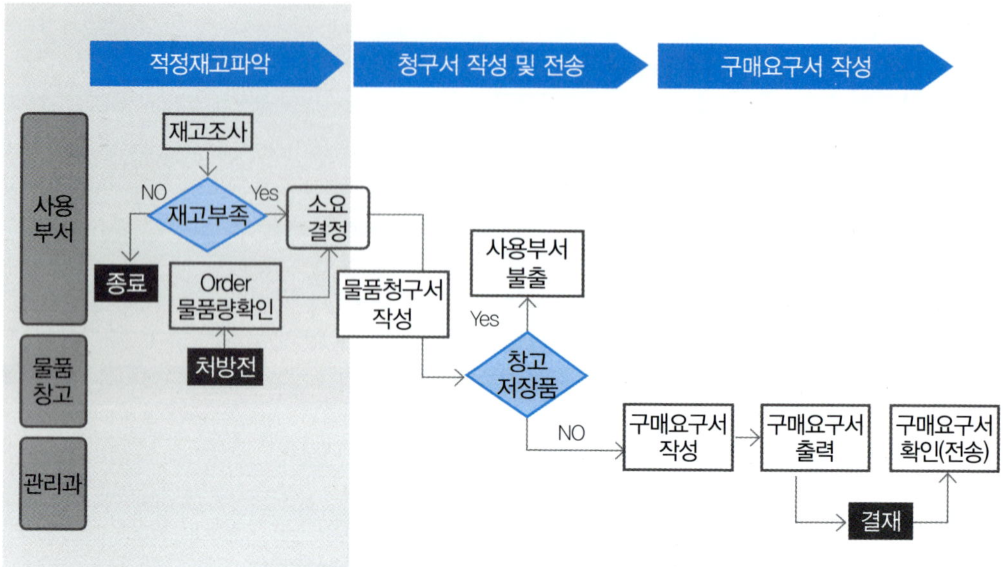

[그림 9-1] 구매발주와 검수입고 과정업무의 흐름

과 납품계약을 체결한 후에 병원운영에 필요한 물품 등을 주문을 하는 행위를 가리킨다. 구매를 요청하는 주문서이므로 이를 작성할 때에는 물품의 품명, 규격, 단가, 발주량 등을 구체적으로 기재하여야 하며, 거래처별로 발주한 물품을 납품하는 시기가 다르므로 이를 감안하여 발주하여야 한다.

(1) 발주 방식과 특징

① **일사 발주** : 동일 구매 품목은 한 회사에 한정해 발주한다.
② **병행 발주** : 동일품목을 여러 회사로 나누어 발주한다.
③ **집중 발주** : 발주 측이 산하 공장을 포괄하고 정리해서 발주한다.
④ **분산 발주** : 각 사업소, 공장 등이 개별적으로 발주한다.
⑤ **일괄 발주** : 구입품을 일련의 공정을 모아 발주, 전 공정을 한 기업에 발주한다.
⑥ **분할 발주** : 공정마다 분할해 전문기업에 발주한다.
⑦ **계획 발주** : 계획적으로 발주한다(정시발주).
⑧ **임기응변식 발주** : 필요할 때마다 발주한다.
⑨ **장기 발주** : 발주량을 장기적으로 표시해 발주한다(분할 납입).
⑩ **단발 발주** : 1회에 한해서 발주한다(다시 발주하지 않는다는 의미는 아니다).

(2) 발주서의 송신에 사용되는 매체

① **전화 발주** : 요구하는 물품의 수량이 1-2가지이거나, 긴급히 사용해야 하는 물품이 있을 경우에 사용하는 물품의 발주 방법이다.

② **팩스 발주** : 구매발주서를 출력하여 팩스를 이용하여 거래처로 송신한다. 팩스의 인쇄 상태가 좋지 않다면, 전화로 내용을 확인하여 물품을 납품하도록 한다.

③ **문자 발주** : 물품의 발주가 있다는 문자를 보내고, 메일을 확인하거나, 병원의 홈페이지나 물류정보시스템에 접속하여 물품의 발주내용을 확인하여 납품하도록 한다.

④ **SNS 발주** : SNS란 Social Network Service의 약자로 누리소통망이라고도 한다.

⑤ **메일 발주** : 등록된 거래처의 메일 ID로 거래처에 해당하는 물품의 발주 내용을 송신하여 물품을 납품하도록 한다.

⑥ **병원홈페이지 발주** : 병원 홈페이지에 물품을 발주하는 곳을 만들어 놓고, 거래처가 병원 홈페이지에 접속할 수 있는 ID를 만들어주고 발주내용을 수시로 확인하도록 하여 물품을 납품하게 한다.

⑦ **물류정보시스템 발주** : 물류정보시스템에 발주하는 곳을 만들어 놓고, 거래처가 병원의 물류정보시스템에 접속할 수 있는 ID를 만들어주고 발주내용을 수시로 확인하도록 하여 물품을 납품하게 한다.

2) 약품의 발주

(1) 신약 발주

① 신약의 발주여부는 신약구입의 필요성, 약품의 효능과 수가, 구매방법 등 관련 자료를 검토하여 약사위원회에서 결정한다.

② 신약구입이 결정된 후 도매상과 제약회사와의 계약이 완료되어 도매상으로부터 신약의 단가통보 공문이 오면 약사가 전산시스템 자재 및 정보파일을 작성한다.

③ 정보마스터에 등록한 후 약품구입요구서의 구입수량만큼 발주를 한 후 약품이 도착하면 검수하여 입고시킨다.

(2) 대체신약 발주

기존에 사용하던 약품이 생산중단 되거나 품절되는 경우로 병원장 결재를 득하여 약품구입요구서를 작성, 신약구매와 동일한 절차로 발주한다.

(3) 약품의 발주 특성

① 정기분 약품 발주

정기분 약품의 발주는 병원의 사정에 따라서 다음과 같이 발주시점이 다르게 사용되어 진다.

㉠ **월 1회 발주하는 경우** : 매월 21일~24일 정도에 약품별로 3개월 전 월평균사용량, 현재처방 경향, 수급상황 등을 고려하여 발주량을 결정하고 전산 입력한다. 발주량 결정은 3개월 평균 출고량을 참고하여 현재고를 감안한 후 다음달 1개월분 소모량을 예측하여 적정 발주량을 결정한다. 부피가 큰 약품 및 고가약품은 4회(주 1회)에 분할 발주한다.

㉡ **주 1회 발주하는 경우** : 매주 금요일에 약품별로 1개월 전 주평균사용량, 현재처방 경향, 수급상황 등을 고려하여 발주량을 결정하고 전산 입력한다.

㉢ **매일 발주하는 경우** : 병원 내부에 병원과 계약된 의약품 도매업체가 상주해 있고, 의약품 판매소로 등록되어 있는 경우에 병원에서는 약품의 재고비용을 줄이기 위해 약창고와 원내약국에는 최소 보유량을 가지고 있고, 필요한 약품을 매일 발주하여 납품을 받아 사용하는 방식을 선택하여 사용하고 있다.

② 추가분 약품 발주

㉠ 매일 적정 재고미달 품목을 확인하여(약품출고 후 7일분 이상 재고가 없거나 1~2회 출고량 정도만 남을 경우 및 최소안전재고량 미만인 경우) 적정한 발주량을 입력하고 추가분 약품을 발주한다.

㉡ 긴급한 약품일 경우는 제약회사 담당자를 찾아 긴급 배송을 요청하거나 병원 근처의 약국에서 빌려 오게 할 수 있다(단, 이때는 정식 거래명세서가 발행되지 않으므로 차용 처리한 후 차후에 정리한다).

③ 비재고 약품 및 신규 긴급구매 요청약품의 발주

㉠ 잘 사용하지 않는 비재고 약품이나 신규 긴급구매 약품의 요청이 있을 때에는 긴급 기안지를 근거로 약품 구입 요구서를 작성하여 신약구매와 동일한 절차로 구매한다.

㉡ 이때 미리 도매상에 유선으로 응급사항을 알려 구매가 신속히 이뤄질 수 있도록 조치한다.

2. 납품검수

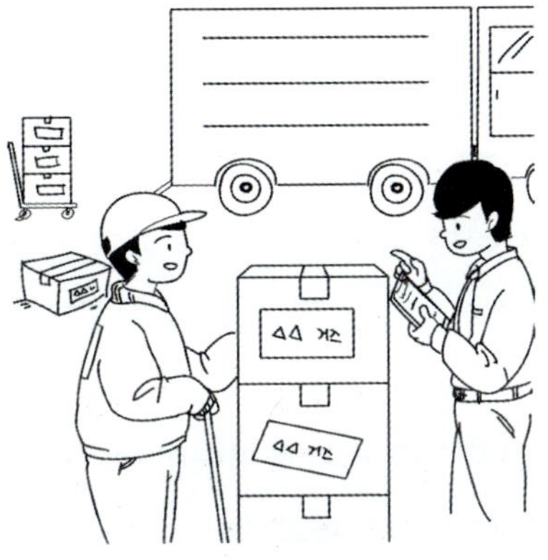

1) 이론적 배경

검수 업무기능의 가장 중요한 목적은 병원이 주문한대로 정확하게 수령하는 것이며 물품수령 장소는 병원물류 통로와 연결되어 있어야 하고, 물품수령 업무 담당직원이 하역작업이나 내부운송을 통제한다. 또한 병원 검수업무는 그 업무과정이 중앙화 또는 분산화의 정도에 따라 크게 영향을 받는다.

(1) 검수 제도

① 계약(검수) 담당자는 입고된 약품, 소모품, 의료장비가 발주한 내역대로 납품되었는지 직접 확인한다.

② 검수자는 품명, 수량, 유통기간, 보관상태, 계약된 납품기간 등을 점검한다.

(2) 물품(약품, 소모품)의 검수

① 물품의 검수에서 확인하여야 하는 사항

㉠ 물품(약품, 소모품)은 사람의 생명과 질병 치료에 직접적인 영향을 미치는 재료임으로 검수에 임할 때 주문내역과 일치하는지 변형되거나 유통이 지난 약품은 없는지 특히 유의하여 확인한다.

㉡ 검사(계약) 담당자는 입고된 물품(약품, 소모품)이 발주한 내역대로 납품되었는

지 직접 확인한다.

ⓒ 검수자는 물품(약품, 소모품)의 명칭, 규격, 수량, 물품(약품, 소모품)의 유통기간, 보관상태, 계약된 납품기간 등을 점검한다.

ⓡ 입고관련 보충되어야 할 물품이 틀림없는지 확인한다.

② **바이오 및 생물의약품과 특수의약품 운영시스템**

바이오 의약품은 보관, 운송 및 취급에 특별한 관리가 필요하다.

㉠ **자동화된 온도관리 시스템으로 관리되어야 한다.**

물류센터나 보관창고 및 운송 차량과 포장용기에 세부별, 구역별로 24시간 온도를 모니터링할 수 있는 시스템이 구축되어야 한다.

㉡ **고객 맞춤 재고관리 시스템으로 관리한다.**

바이오 의약품의 입고, 출고 및 검수 프로세스가 바이오 재고관리 전문시스템과 자동화 및 임상 프로토콜별 바이오 의약품 관리에 적합하도록 구축되어야 한다.

㉢ 출입보안 및 최적의 위생관리와 특화 배송서비스가 관리되어야 한다.

(3) 장비의 검수

의료장비는 장기간에 걸쳐 사용되는 물품으로 검수에 임할 때 주문내역과 일치하는지 특히 유의하여 확인하여야 한다. 주문내역과 대조하여 규격이 맞는지 파손여부는 없는지 확인하기 위하여 검수표(검수 체크리스트)를 만들어 검수를 시행해야 하며 다음의 사항을 점검해야 한다.

① 장비사양(장비명, 규격, 수량 등) 계약 일치 여부
② 매뉴얼(Operational Manual & Service Manual) 납품 여부
③ 반입상태(외관변형 및 손상 등) 확인
④ 기술자료(Technical Spec)의 확보와 사용전압(AC 220V/110V, DC 전압 등) 확인
⑤ 각 기능 테스트 및 동작상태 확인
⑥ 이미지(출력 영상) 선명도 여부
⑦ 장비 사용법(주의사항 및 소모품 등) 교육 여부
⑧ A/S 업체 및 담당자 확인
⑨ 관련 액세서리의 구비여부 확인

(4) 지체상금

계약(검수) 담당은 정당한 이유 없이 계약의 이행을 지체한 약품(소모품, 장비)공급 대상자에게 지체 상금을 납부하게 하여야 한다.

※ 출처 : 임환열 · 지영호, 병원물류와 구매, 두남, 2013.

실무 구매발주 업무와 검수업무 처리절차

1. 구매발주 업무처리 과정

물품청구와 구매요구의 과정이 마쳐지면 거래처별 발주서를 작성하여 송신하는 구매발주의 업무가 시작된다.

수작업으로 구매발주서로 변환시키는 작업을 하는 경우에는 먼저 구매요구서에 기재된 물품들을 거래처별로 재분류하는 과정을 거쳐야 한다. 구매요구서를 작성할 때 거래처별로 작업을 하였다면, 구매발주서 작업이 쉬워진다. 구매발주서로 변환하는 작업은 구매요구서에 기록된 [품목코드]별 항목에 거래처를 찾아서 하나씩 기록하는 작업이다.

물류정보시스템을 이용하여 구매발주서를 작성하는 경우에는 구매요구서가 거래처 순서대로 서식이 작성되어 있으므로 구매발주서로 바로 변환이 가능하도록 되어 있다. 많은 거래처가 모여 있어도 거래처 별로 각각 만들어진 구매발주서로 간단하게 변환이 된다.

이 과정을 수행하기 위하여 부서별 물품청구서와 구매요구서 등의 자료가 필요하다.

구매발주 업무처리 과정은 다음과 같이 3단계로 이루어져 있다.

[1] 구매요구서를 거래처별 구매발주서로 변환시키는 단계
[2] 거래처별로 변환된 자료를 가지고 구매발주서를 만들어주는 단계
[3] 구매발주서를 거래처로 송신하는 단계

이제 각 단계별로 하나씩 확인해 보자.

[1] 구매요구서를 거래처별 구매발주서로 변환시킨다.

(1) 수작업으로 거래처별 구매발주서를 작성하기 위하여 거래처별로 품목코드를 나누는 작업은 물품청구서로 작성한 구매요구서나 직접 작성한 구매요구서나 업무의 내용에서 차이가 없다. 구매요구서에 있는 물품의 이름을 보고 하나씩 거래처를 확인하며, 거래처별로 분리하는 작업을 하는 것이다.

(2) 물류정보시스템을 이용하여 구매요구서를 거래처별 구매발주서로 변환시키는 단계는 두 가지가 있는데 하나는 각 부서에서 작성한 물품청구서를 기초로 하여 작성한 구매요구서를 구매발주서로 변환시키는 것이고 다른 하나는 처음부터 구매요구서로 직접 작성한 것을 구매발주서로 변환시키는 것이다.

구매요구서에는 다수의 거래처가 포함되어 있는데, 발주를 하려면 구매요구서를 분리하여 거래처별로 각각 구매발주서를 만들어야 한다.

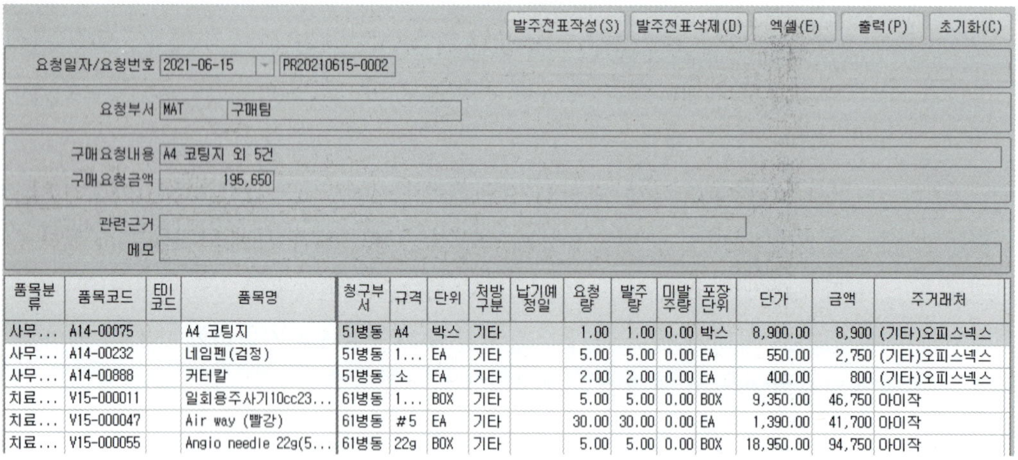

[그림 9-2] 구매요구서를 거래처별 발주전표로 변환하는 화면

물품청구서로 작업한 구매요청서를 구매전표로 전환하는 화면을 보면 51병동과 61병동에서 청구한 자료가 보이고, [주거래처] 2곳의 이름인 “오피스넥스”와 “아이작”이 보인다. 거래처별 구매발주서가 만들어져서 [미발주] 상태가 [발주] 상태로 변화되며 거래처별 구매발주서로 분리하는 작업은 완료된다.

[2] 거래처별로 변환된 자료를 가지고 구매발주서를 만들어준다.

(1) 수작업으로 구매발주서를 작성하는 경우에는 물품청구서로 작성한 구매요구서나 직접 작성한 구매요구서와 업무의 내용에서 차이가 없다. 이 경우 구매발주서가 인쇄되어 있는 서식에 거래처별로 각각 분리해놓은 자료를 확인하며 구매발주서를 기록하는 것이다. 이 작업은 거래처별로 각각 분리하여 기록하여야 하는데 거래처가 많으면 많을수록 구매발주서를 만들어주는 작업이 어려워진다.

[서식 9-1] 발주서

등록번호 : 20150101
상　　호 : ○○제약
사업장 주소 : 서울시 구로구 오류동
대표자 성명 : 김 ○○

No.	품목코드	품목	규격	단위	수량	예상단가	비고
1		Plaster, cloth	7×10cm	BX	10		
2		plaster, paper	2×900cm	BX	10		
3		Needle, Syringe Disposable	17G	BX	10		
4		"	18G	BX	10		
5		"	19G	BX	10		
6							
		합 계					

우리 병원에서는 귀사의 위와 같은 물품이 필요하므로
20　 년　 월　 일까지 위의 물품을 위와 같은 가격으로
납품을 부탁드립니다.

작성일 20　 년　 월　 일
＿＿＿＿＿＿ 병원 구매과 ＿＿＿＿ 인
주소 : 경기도 부천시 역곡동 Tel : ○○○-○○○○ FAX : ○○○-○○○○

(2) 물류정보시스템을 이용하는 경우에는 거래처별로 분리된 자료를 하나씩 구매발주서를 만들고 발주서 송신을 위한 준비를 완료한 후 필요한 경우 발주서를 PDF 파일로 다운받거나 종이로 출력한다.

품목명	청구부서	규격	단위	처방구분	납기예정일	요청량	발주가능수량	발주량	포장단위	단위개수	환산발주량	단가(예정)	단가	금액	주거래처
일회용주...	61병동	10...	BOX	기타		5.00	5.00	5.00	BOX	1	5.00	0.00	9,350.00	46,750	아이작
Air way (...	61병동	#5	EA	기타		30.00	30.00	30.00	EA	1	30.00	0.00	1,390.00	41,700	아이작
Angio nee...	61병동	22g	BOX	기타		5.00	5.00	5.00	BOX	1	5.00	0.00	18,95...	94,750	아이작

[그림 9-3] 거래처별 전산발주서의 내용

발주서

발주정보 : P020210615-0002 | 2021년06월15일 | 메디인포 - 교육 | 구매팀
거 래 처 : 아이작 | 0325438241 | (FAX)0325438243
출력구분 : 전체

품목코드	품목명	규격	단위	발주량	단가	합계금액	메모
V15-000011	일회용주사기10cc23g/(100ea)	10cc23g	BOX	5.00	9,350.00	46,750	구매팀
V15-000047	Air way (빨강)	#5	EA	30.00	1,390.00	41,700	구매팀
V15-000055	Angio needle 22g(50ea)	22g	BOX	5.00	18,950.00	94,750	구매팀
	[합 계]			40.00		183,200	

[그림 9-4] 출력된 거래처별 발주서의 내용

[3] 구매발주서를 거래처로 송신한다.

구매발주서가 만들어졌으면 각 거래처별로 병원의 실정에 맞는 발주방법을 선택하여 구매발주를 한다.

(1) 수작업으로 구매발주서를 송신할 때 자주 사용하는 가장 고전적인 방법은 전화로 발주가 있다는 사실을 알려주고 팩스를 이용하여 구매발주서를 거래처별로 각각 전송하는 것이다. 최근에는 카카오톡이나 문자에 구매발주서 자료를 첨부하여 보내기도 한다.

(2) 물류정보시스템을 이용하여 구매발주서를 송신하는 것은 병원의 전산 프로그램의 상태에 따라서 각각 다르지만 일반적으로 사용하는 방법은 PDF 파일로 만들어진 구매발주서를 거래처의 메일로 송신하거나, 거래처의 물품관리 담당자에게 문자로 전송하도록 하는 것인데, 이러한 과정이 아주 간단하게 처리할 수 있도록 프로그램화 되어 있다. 병원의 홈페이지에 발주내용을 올려놓거나, 병원의 물류정보시스템에 발주내용을 올려놓아 거래처가 스스로 찾도록 하는 방법도 사용되고 있다.

2. 물품검수 업무처리 과정

물품검수와 창고입고는 주관 부서가 서로 달라서 검수와 입고를 각각 수행하는 경우도 있지만, 구매부서와 창고부서가 동일한 부서일 경우에는 물품의 검수와 창고입고를 동시에 수행하는 경우도 있다.

물품검수를 수행할 때 거래처에서 납품한 물품을 확인하는 데에는 수작업과 전산작업은 큰 의미가 없다. 다만, 검수할 물품에 대한 구매발주서를 어디에서 획득하느냐 하는 문제와 검수보고서를 어떤 매체를 통하여 작성하느냐 하는 문제만 있을 뿐이다.

이 과정을 수행하기 위하여 (약품, 소모품, 장비)관련 거래처별 발주서, 검수확인용 체크리스트, 의료장비 액세서리 목록, 공급사가 작성한 거래명세서, 검수 및 입고 보고서 등의 자료가 필요하다.

물품검수 업무처리 과정은 다음과 같이 4단계로 이루어져 있다.

[1] 검수자료를 준비하는 단계
[2] 납품한 물품을 검수하는 단계
[3] 검수시 미입고 또는 미발주 물품을 처리하는 단계
[4] 검수보고서를 작성하는 단계

이제 각 단계별로 하나씩 확인해 보자.

대부분의 전산업체에서 개발한 물류정보시스템에는 검수와 관련된 프로그램을 만들지 않았으므로 병원에서 일반적으로 진행되는 과정으로 설명하고자 한다.

[1] 검수자료를 준비한다.

(1) 수작업으로 물품검수를 하는 경우에는 검수할 대상에 대한 정보와 검수할 목록에 대한 정보가 들어있는 구매발주서 또는 단기계약품목 납품지시서 등의 서류 복사본을 확보하여 준비한다. 검수시 확인해야 할 사항은 약품, 소모품, 장비가 각각 다르므로 각각에 대하여 미리 검수확인용 체크리스트를 준비하는 것이 좋다.

[서식 9-2] 단기계약품목 납품지시서

단기계약품목 납품지시서

수　　신 :
납품일자 : 20　　년　　월　　일
발행일자 : 20　　년　　월　　일

결재	계	계장	과장	부장

번호	품목(코드)	품 명	주 문			소요예산		적정 재고량	비 고
			규격	단위	수량	단가	금액		

특기사항

(2) 물류정보시스템으로 물품검수를 하는 경우에는 발주서를 복사할 필요가 없이 전산에서 출력하여 사용하면 된다. 병원이 도입한 프로그램에 따라서 검수시 확인해야 할 체크리스트가 개발되어 있기도 하지만 검수용 체크리스트가 없는 경우도 많다. 물류정보시스템에 검수확인용 체크리스트가 없다면 수작업과 동일하게 납품된 물품의 특성에 맞는 체크리스트를 만들고 출력해서 확인해야 한다.

발주서

발주정보 : P020210615-0002 | 2021년06월15일 | 메디인포 - 교육 | 구매팀
거 래 처 : 아이작 | 0325438241 | (FAX)0325438243
출력구분 : 전체

품목코드	품목명	규격	단위	발주량	단가	합계금액	메모
V15-000011	일회용주사기10cc23g/(100ea)	10cc23g	BOX	5.00	9,350.00	46,750	구매팀
V15-000047	Air way (빨강)	#5	EA	30.00	1,390.00	41,700	구매팀
V15-000055	Angio needle 22g(50ea)	22g	BOX	5.00	18,950.00	94,750	구매팀
	[합　　계]			40.00		183,200	

[그림 9-5] 출력된 거래처별 발주서의 내용

[2] 납품한 물품을 검수한다.

납품한 물품을 검수하는 단계는 구매발주서와 체크리스트를 가지고 모두 수작업으로

진행하기 때문에 수작업과 전산작업을 구분하여 기재하지 않는다. 다만, 물류정보시스템에 체크리스트가 존재하는 경우에는 검수한 결과를 체크리스트에 입력하여야 한다.

(1) 약품의 검수 : 약품의 종류에 따라 검수 후 입고 처리한다.

① 일반약품의 검수

㉠ 발주한 약이 배송되면 약품명, 규격 및 입고수량, 포장단위, 유효기간, 배송상태(냉장약 : 아이스박스에 냉매 포함된 포장)를 확인하여 거래명세표 서류와 대조(검수)한 후 입고시킨다.

㉡ 규격 및 수량은 발주한 단위 수량과 일치하는지 유효기간은 충분한지 확인하고(최소 1년) 품절 등의 사유로 차용해 오는 경우에도 최소 6개월 이상의 유효기간을 확보한다.

㉢ 최소한 주사약, 경구약 및 연고제는 1년의 유효기간을 확인하여 입고하며, 약품의 특성상 유효기간이 짧은 것은 나중에 교환이 가능한지 확인하고, 차후 새 제품의 입고일이 언제인지 공문을 요청한 후 입고한다.

② 향정신성 의약품의 검수

㉠ 약품명, 규격, 수량 및 유효기간을 확인하고 반드시 2인이 이중검수를 실시하며, 제품번호를 대조 후 별도의 향정신성의약품 인수증에 서명하고 검수인을 찍어서 도매상에 주고 반드시 다른 약품에 우선하여 입고시킨다.

㉡ 향정신성의약품 인수증은 약품관리 부서에서 2년간 보관한다.

③ 마약의 검수

㉠ 마약책임약사가 발주하고자 하는 마약의 수량을 관할 구청 보건소 약무계에 신청하여, 승인된 마약구입서를 배부 받아 마약 납품 도매상에 발주한다.

㉡ 납품 시 규격 및 수량, 유효기간을 마약책임약사가 확인하여 입고시킨다.

④ 냉장 및 냉동 약품의 검수

배송 시 냉장 및 냉동상태를 확인하고, 유효기간을 점검하며, 날짜와 배송상태, 입고시간을 기록한 후 즉시 냉동냉장고에 보관한다.

⑤ 생물학적 제제의 검수

제조일 및 제품번호, 유효기간을 확인하여 입고시키고 별도의 생물학적 제제 출하증명서 인수증 2부에 인수날짜와 시간을 적고 서명 날인해주고, 1부는 병원에 보관하고 1부는 도매상으로 보낸다.

⑥ 직송 약품의 검수

조영제, 진단시약 등 직배송약품은 재고 예약한 청구량 만큼 청구부서에 직접 배송시키고 거래명세서에 인수자 서명이 기재된 것을 근거로 전산 입고하고 전산 출고한다.

(2) 소모품의 검수

① 납품한 소모품의 검수

㉠ 납품업자가 거래명세표를 첨부하여 소모품을 납품하면 구매발주서와 함께 거래명세서 상의 품목과 규격, 단위, 수량, 유효기간을 확인한다.
㉡ 겉포장 및 품질을 확인한다.
㉢ 훼손이나 변색이 없는지 확인한다.
㉣ 유통기간과 보관방법을 확인한다.
㉤ 계약자는 검수에 입회, 협력하여야 하며, 입회를 거부하거나 검수에 협력하지 아니하여 발생하는 지체에 대하여는 지체상금을 부과한다. 다만, 물품이 택배를 통하여 배송되는 경우에는 거래처와 유선으로 연락하고, 필요시 화상통화나 사진촬영 등으로 문제점을 서로 공유하여 처리하여야 한다.

② 납품된 물품을 검수한 결과 다음 사항에 해당되는 경우에는 업체에게 반품한다.

㉠ 유통기한 경과
㉡ 계약이 종료된 물품의 납품
㉢ 판매 부진으로 장기간 사장된 물품
㉣ 변질 또는 파손된 불량품이 발생되었을 때
㉤ 검사결과 기준 및 규격 위반품이 발견되었을 때
㉥ 업체의 반품요청이 있을 시
㉦ 반품인수 통보를 받은 경우 지정된 기간 내에 반품이 이루어지도록 관리한다.

(3) 장비의 검수

의료장비의 납품 시 계약내용을 확인한다.

① 주문한 내역대로 장비가 들어왔는지 확인한다(규격, 용량, 사양의 확인).
② 장비의 운용에 필요한 오퍼레이션 매뉴얼(Operational Manual), 수리에 필요한 서비스 매뉴얼(Service Manual), 장비설치에 필요한 기술자료(Technical Spec)를 챙긴다.
③ 관련 액세서리가 제대로 들어왔는지 살펴본다.

(4) 비재고 물품의 검수

① 각 부서에서 물건을 받으면서 명세서 및 수량, 유효기간 등을 확인한다.
② 주문품의 품질, 납기, 유통기한, 보관상태, 견모습 등을 확인한다.
③ 거래명세서에 검수일자를 기입하고, 검수자 확인란에 서명한다.

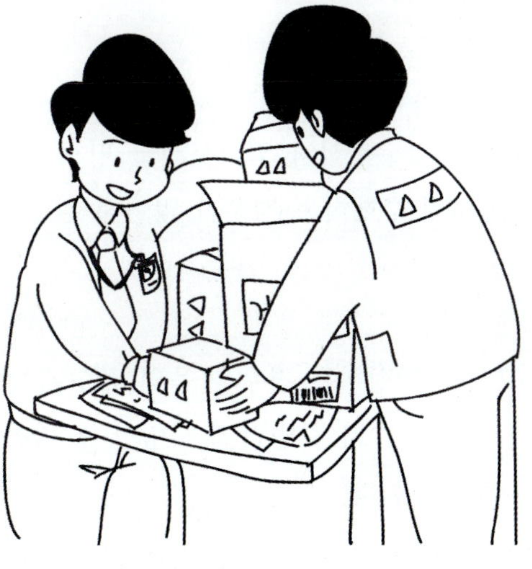

[3] 검수시 미입고 또는 미발주 물품을 처리한다.

(1) 발주한 물품 중 미입고된 물품(약품, 소모품, 장비)은 품절여부 및 공급 상황을 확인하고 조속히 입고되도록 조치한다.
(2) 거래처에서 발행한 거래명세서(입고서류)와 수량이 일치하지 않은 물품(약품, 소

모품, 장비)이 있을 경우(거래명세서 등의 서류 발행 후 재고가 부족하여 납품 수량이 부족한 경우 등)에는 거래명세서를 수정해서 물품을 인수하든지, 부족한 수량을 추가 납품한 후에 인수해야 하며, 착오상태의 거래명세서 인수는 거절해야 한다. 다만, 긴급히 사용해야 하는 물품(약품, 소모품)인 경우에는 인수증을 작성해준 후 병원에서 사용하고, 거래처에는 서류를 다시 작성하도록 한다.

① **초과** : 구매발주서에 기재된 수량만큼만 접수하고 나머지는 반품시킨다.
② **부족** : 거래처 담당자로 하여금 납품전표를 수정시키거나 부족 수량을 추가 납품한 후 처리한다.

(3) 발주하지 않은 물품(약품, 소모품, 장비)이 납품될 때에는 인수를 거절하고 물품을 수령하지 않아야 한다.

[4] 검수보고서를 작성한다.

(1) 물품의 검수보고서

규모가 큰 병원은 구매부서 검수부서와 입고부서를 따로 운영하지만, 병원의 규모가 작을수록 검수와 입고를 동시에 수행하는 경우가 많아서 검수 및 입고보고서를 같이 사용한다.

① 수작업으로 검수보고서를 작성하는 경우 물품의 검수에 이상이 없으면 거래명세서에 검수일자를 기입하고, 검수자 확인란에 서명한 후 다음과 같은 검수 및 입고 보고서를 인쇄된 서류에 작성한다.
② 물류정보시스템으로 검수보고서를 작성하는 경우에는 [물류재고관리] → [구매입고관리] 프로그램에 들어가서 [입고내역서]를 출력하여 사용한다.

[서식 9-3] 검수 및 입고보고서

검수 및 입고보고서

계약서번호 : ____________ 납품자 상호 : ____________

보고서번호 : ____________ 주 소 : ____________

납품 일자 : ____________ 성 명 : ____________

일련번호	재고자산 코드	품명	규격	단위	수량	단가	금액	비고

계	파트장	과장	부장

접수 일자 : 200 년 월 일

접 수 자 : ㊞

※ 출처: 정기선 · 임배만, 병원경영학 개론, 일지사, 2008.

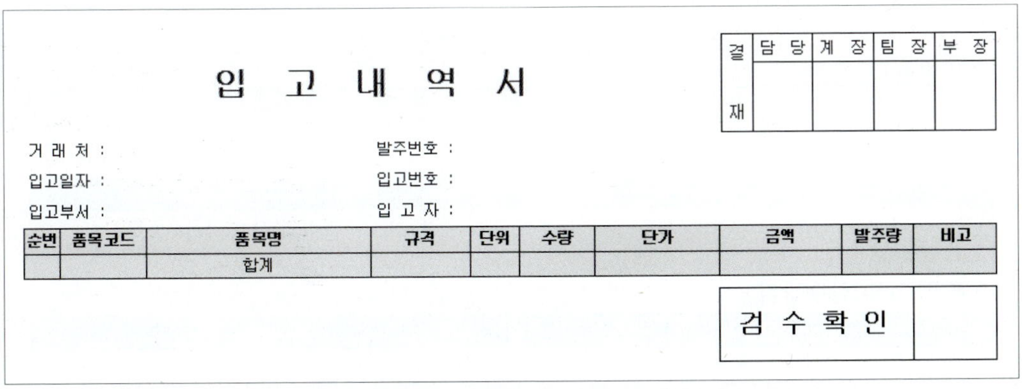

입 고 내 역 서

결재	담 당	계 장	팀 장	부 장

거 래 처 : 발주번호 :

입고일자 : 입고번호 :

입고부서 : 입 고 자 :

순번	품목코드	품목명	규격	단위	수량	단가	금액	발주량	비고
		합계							

검 수 확 인	

[그림 9-6] 물류정보시스템을 이용한 검수 및 입고보고서

(2) 장비검수 완료보고서

① 외자(의료장비) 장비 설치보고서

[서식 9-4] 장비설치 완료보고서

장비 설치(검수) 완료보고서

담당	파트장	팀장	장	장
			전결	

▣ 계약사항

구 분	내역		구 분	내역
장 비 명			계약번호	20 –
모델명 및 제조사			계약금액	$
사용부서				
통 관 일			재 원	리스자금
설치조건	통관 후 (7)일 이내 설치 시작, 시작 후 (10)일 이내 설치완료			
계약업체		담 당 자		
전화번호		H Phone		

▣ 자산관리

항목	지출일	세부지출금액
자산확정금액		$

자산번호	Serial No	A/S 기간
		검수일로부터 (　　) 년

▣ 인수 및 검수관리

사용부서		검수부서	
인 수 일	20 . . .	검 수 일	20 . . .
정상가동일	20 . . .	검 수 자	(인)
사용부서	인수자 (인)	부 서 장	(인)
	부서장 (인)		
기 타		기 타	

* 첨부 : firm offer 사본 1부

※ 출처 : 정기선 · 임배만, 병원경영학 개론, 일지사, 2008.

Tip

✔ 철저한 검수가 재고관리의 기본이다. 정해진 프로세스에 따라 세심하게 진행한다.

학습문제

학습목표 1. 구매발주 업무의 흐름을 이해하고 이를 수행할 수 있다.

1. 구매발주 업무 처리과정을 3단계로 나누어 설명하시오.

2. 발주방식과 특징에 대해 기술하시오.

3. 발주에 필요한 양식을 기술하시오.

학습목표 2. 물품종류별로 검수자료를 준비하고 납품된 물품을 검수할 수 있다.

4. 물품검수업무 처리과정을 4단계로 나누어 설명하시오.

5. 물품 검수시 유의해야 할 사항을 열거하시오.

6. 일반약품과 향정신성 약품 검수시 유의해야 할 사항을 기술하시오.

7. 마약발주시 발주하고자 하는 마약의 수량을 어디에 보고해야 하는가?

① 경찰서 마약수사과　　② 보건소 약무계
③ 구청 의료행정과　　④ 병원협회 사무국

8. 다음 의료장비의 발주와 검수에 있어 반드시 챙겨야 할 3가지 문서에 대해 관련 있는 것끼리 짝 지우시오.

Technical Spec •	• 작동설명서
Operational Manual •	• 장비설치 위한 기술자료
Service Manual •	• 수리를 위한 회로도

9. 다음 중 각실별로 의료장비를 설치하기 전에 관계되는 전압이나 콘센트의 위치 등을 미리 배치하여 설치에 지장이 없도록 하는 문서는?

① operation manual　　② service manual
③ room schedule　　④ technical spec

학습문제

학습목표	3. 검수과정에서 생긴 문제를 처리할 수 있다.

10. 검수시 업자가 입회를 거부하거나 검수에 협력하지 않는 경우 처리방법은?

11. 검수결과 반품에 해당하는 사유는?

객관식 문제 정답 7. ② 8. Technical Spec(장비설치 위한 기술자료), Operational Manual(작동설명서), Service Manual(수리를 위한 회로도) 9. ④

제 10 장

입고와 창고관리

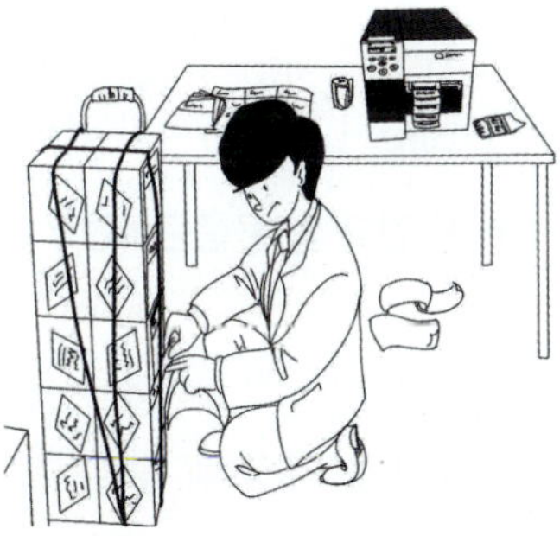

학습목표

1. 병원물품의 입고관리에 대해 이해한다.
2. 병원 창고관리의 방식과 요령에 대해 이해한다.
3. SPD방식에서의 물품공급센터에 대해 이해한다.
4. 창고입고업무 처리과정을 이해하고 수행한다.

- **입고** : 주문(발주)한 물건이 병원에 도착하여 이상 유무와 수량 등을 확인(검수)한 후에 물품을 저장하는 창고에 도착하면, 발주한 물품과 동일한 내용인지 다시 확인한 후 물품을 창고에 넣어 보관하는 것을 말한다.

1. 물품의 입고관리

1) 입고 물품의 재고관리

(1) 재고는 두 가지 관점에서 구분한다. 기능적 관점에서의 재고는 수술처치와 검사

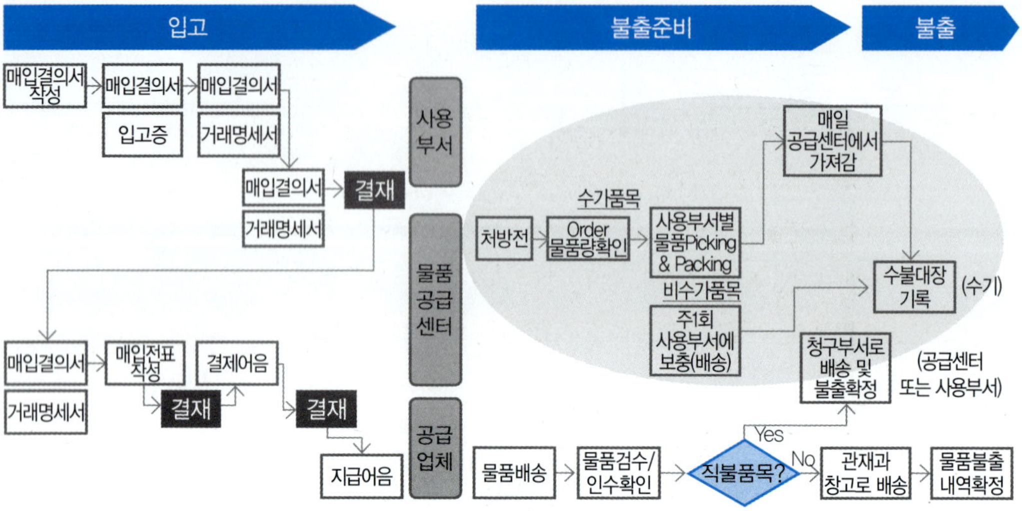

[그림 10-1] 입고 및 물품등록업무의 흐름

과정에 이르기까지 진료활동에서 직·간접으로 사용되는 물품으로 불확실한 요구와 수요에 대비하기 위하여 병원에 저장해 놓은 소모성 물품들을 말한다. 임상진료과, 진단검사의학과, 영상의학과 물품들에 한정되지 않고 창고, 저장소, 중앙공급실 등 독립된 부서들에 저장된 일회용 사무용품까지 다양한 물품들로 구성된다.

(2) 재무적 관점에서의 재고는 판매할 재화나 서비스의 생산을 위하여 곧 소비될 유형의 동산에 속하는 항목을 의미한다. 병원회계 준칙에서 재고재산은 약품, 진료재료, 저장품, 의료부대물품으로 분류하고 있다.

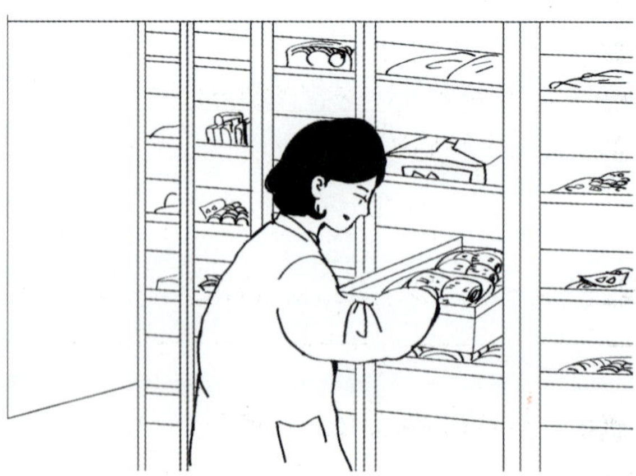

2) 저장과 창고관리

(1) 물품과 장비의 저장은 의료산업에 있어서 물류관리의 기초이다.

(2) 저장은 물품창고, 검사실, 수술실, 진료실, 병동, 영양과 급식 등 병원의 여러 곳에서 이루어진다. 비록 저장업무를 관리하는 물품의 종류와 요구되는 난이도의 수준은 해당부서의 기능에 따라 다양하지만 물품과 장비를 저장하는 것과 연계되는 업무는 물류관리의 중요한 부분이다.

(3) 저장기능이 비진료적이기 때문에 이러한 업무는 중요성이 때때로 간과되거나 고려되지 않고 있다. 그러나 저장업무와 관련된 방법과 시설설비 시스템, 비용 등은 물류관리의 의사결정과 운영비용에 영향을 주고 있다.

(4) 병원의 저장시설은 중앙창고, 각 부서 창고 및 저장실, 분산저장소 등으로 이루어져 있다. 저장장소라고 불리는 곳은 각각의 기능에 따라 다를 뿐 아니라 작업의 크기와 범위에 따라 다를 수 있다.

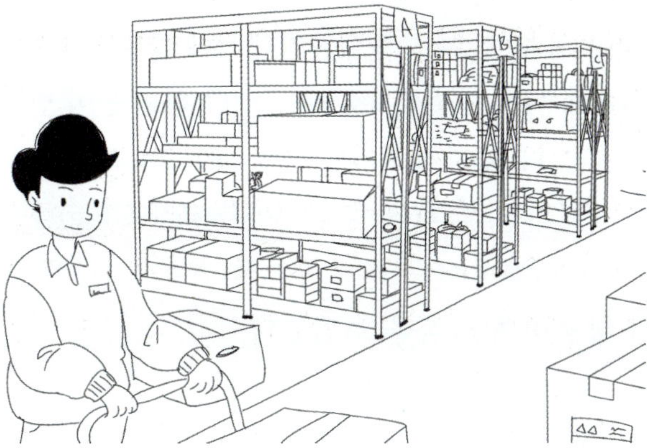

(5) 저장과 창고기능의 물리적 장소를 창고라고 한다면 창고관리는 최종소비에 가장 가까이에서 양질의 서비스를 하고자 하는 필요에 의한 것이며 이러한 필요는 다른 산업과 마찬가지로 병원이나 의료산업에서도 예외는 아니다.

(6) 저장과 창고기능을 고려할 때 요구되는 중요한 점은 창고관리목표, 운영관리 방법, 장비, 창고설계, 시설배치와 직원관리 등이 포함된다.

3) 창고에 물품을 분류하고 정리하는 기준

(1) 보관위치를 쉽게 식별할 수 있도록 한다.

물품의 보관위치를 쉽게 식별할 수 없으면 불출 요구 시에 재고가 있는데도 불구하고 찾지 못하여 창고부도(warehouse refusal)가 발생하게 된다. 따라서 이를 방지하기 위해서는 품목마다 품명, 규격, 성분, 재고량 등 여러 정보를 나타낸 품목 표(tag)를 선반에 붙이고, 품목마다 주소록을 만들어 어느 품목이 몇 번째 열(줄), 몇 번째 칸, 몇 번째 선반(1-4단)에 있는가를 쉽게 알도록 할 필요가 있다.

(2) 물품은 종류별, 규격별로 분류하여 보관한다.

물품이 종류별, 규격별로 분류되어 있지 않을 경우엔 물품의 식별이 곤란하여 출고를 할 때에 착오가 발생할 염려가 있다.

(3) 물품의 명칭과 전산코드를 통일한다.

한 물품에 대한 명칭이 의사, 간호사, 행정관리직 등에 따라 각기 다른 경우가 있어서 중복구입의 문제나 환자에게 비용을 발생시킬 때 금액의 착오 등이 발생할 우려가 있다. 이러한 예는 진료재료의 경우에 많이 발생하므로 명칭을 표준화시키고 소모성 의료기구나 세트(set) 품목에 대하여는 사진, 목록, 수량을 기록한 꼬리표(tag)를 만들 필요가 있다.

(4) 공간을 최대한 활용하여 물품을 보관한다.

보관시설에 있어서 가장 중요한 것의 하나가 충분한 공간을 확보하는 것 이지만 제한된 시설공간에서 창고 면적 확보를 위해 필요 이상 할애하는 것은 효율적이지 못하다.

(5) 품질보존에 유의한다.

특수보관물품은 그 성질에 따라서 보관장소를 달리하거나 해당부서에서 관리하고 소모실적보고를 내도록 한다. 또한 물품의 수불관리를 수행한다.

4) 수탁물품의 관리

(1) 수탁관리시스템(Cock System)이란 병원 재고 비용을 절감하고 물건의 신속하고

안정적인 공급체계를 유지하기 위하여 진료재료, 잡품류의 일부 품목을 물품 창고나 사용부서에 일정 공간을 제공하고 업체에서 물건을 보관(약 1개월 물량)한 후 사용부서에서 사용한 만큼을 매월 일정한 날에 정산하여 주는 방식이다. 공급업체는 확실한 거래선의 확보와 운송 및 저장 비용을 절약할 수 있고, 병원은 재고 부담을 덜 수 있는 제도이다.

(2) 주로 납품 실적이 우수하고 거래금액(월 100만 원 이상)이 큰 업체를 대상으로 서로 협의에 의하여 실시하며, 매월 10일경 창고 잔고량을 업체와 대조하여 관리한다.

2. 병원 창고관리

1) 창고의 중앙화와 분산화

창고관리는 병원업무에 필요한 물자를 가장 효율적이고 경제적으로 보관, 관리, 분배하는 관리활동이다. 창고관리방식은 분산화와 중앙화로 나누어 볼 수 있는데 분산화는 각 사용부서별로 창고를 관리하며 각 창고의 입·출고, 재고관리 및 이에 대한 사무처리 등을 각 부서장이 책임지는 것을 말한다. 중앙화란 창고관리 전담 부서에서 물자의 입·출고 및 재고관리 등 모든 창고관리 업무를 담당하는 것을 말한다.

청구 및 공급방식에 의해 물품관리를 행하는 병원의 경우 창고가 분산되어 있는데 처음 물품이 들어오면 중앙창고에 입고하여 보관되어진 후 청구에 따라 각 부서로 공급되어 부서별 수납창고에 보관된 후 사용된다. 청구 및 공급방식을 운영하는 병원의 경우 약제과에는 별도로 약품창고가 있고 급식창고는 영양과에, 그리고 각 병동에는 수납장이 있어 각 부서별로 물품의 입고와 출고관리를 행한다.

일원화된 물품관리를 행하는 SPD 시스템이 도입된 병원의 경우에는 모든 물품관련 창고가 하나로 통합되어 중앙화되어 있다. SPD 시스템 하에서는 중앙창고, 약제과의 약품창고, 영양과의 급식창고, 간호과의 중앙공급실 등이 모두 한곳에 위치하여 통합된 형태를 취하고 있다. 각 부서별 입·출고도 사용부서가 아닌 물품관리부서에서 직접 담당한다. 병원에 따라 일부품목은 중앙화하고 일부품목은 각 사용부서에서 관리하는 혼합형을 취하고 있기도 하다.

창고관리 중앙화와 분산화의 장단점에 관하여 분산화의 경우 각 부서별로 필요한 물품을 필요할 때에 즉시 구입 및 입·출고할 수 있다는 장점이 있다. 그러나 분산화된 물품관리 방식에서는 전문인력이 행정업무에 많은 시간과 노력을 소비하게 된다는 문제가 있다. 이에 따라 물품의 통제와 관리가 곤란하여 병원전체의 종합적인 물자관리가 이루어지지 않는다. 이에 비해 중앙화된 물품관리를 행하는 병원은 물품관리 관련 업무는 물품관리부서에서 전담하여 일원화함으로 병원전체의 종합적인 물자관리와 물품관리업무의 효율화가 가능해진다. SPD방식에 의한 중앙화된 물품관리는 각 부서의 전문인력이 자신의 고유업무에 집중하게 함으로 환자에 대한 서비스를 강화할 수 있다는 장점이 있다.

[표 10-1] 창고의 중앙화와 분산화의 장단점

구 분	장점	단점
중앙화	• 전문인력이 고유 업무에만 종사하도록 함으로써 인력의 낭비를 줄일 수 있다. • 물품의 부정유출을 방지한다. • 각종 통계가 통일된 기준 하에 작성되므로 통제 및 관리가 용이하다.	• 사용부서의 협조가 잘 이루어지지 않으면 특정물품의 재고가 소진되지 않는다. • 관리상 전문지식을 필요로 하는 물품의 관리가 어렵다.
분산화	• 부서별로 필요한 물품을 필요할 때에 즉시 구입 및 입출고할 수 있다. • 부서별로 재고상태를 항상 파악할 수 있으므로 필요 없는 물품의 재고를 줄일 수 있다.	• 전문인력이 행정업무에 많은 시간과 노력을 소비하게 된다. • 물품의 통제와 관리가 곤란하다. • 병원전체의 종합적인 물자관리가 어려움 • 물자관리에 대한 통계작성 및 분석이 곤란

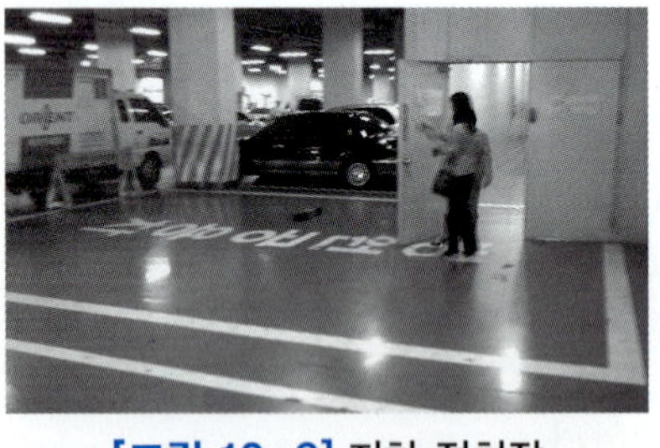

[그림 10-2] 지하 적치장

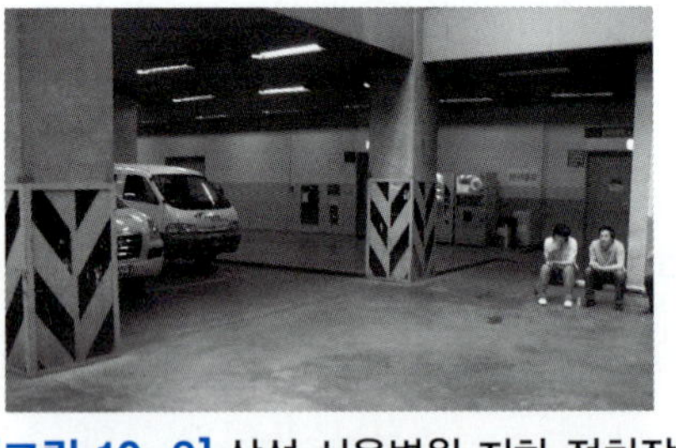

[그림 10-3] 삼성 서울병원 지하 적치장

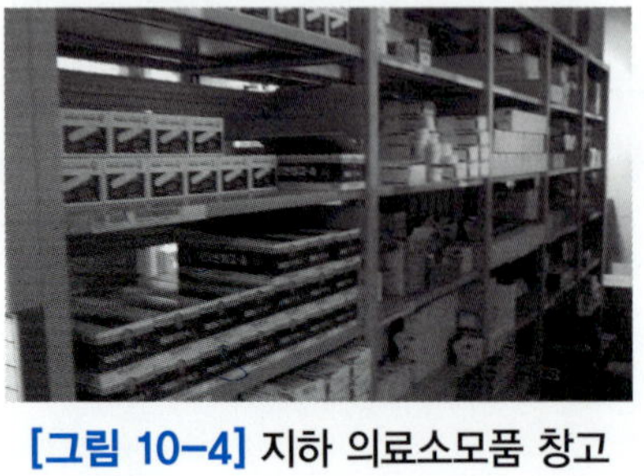

[그림 10-4] 지하 의료소모품 창고

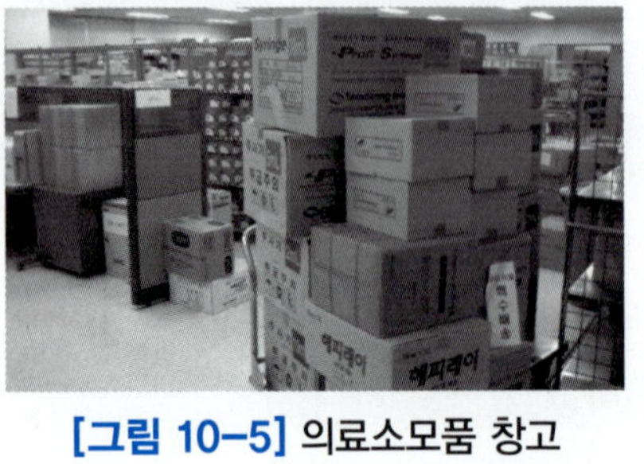

[그림 10-5] 의료소모품 창고

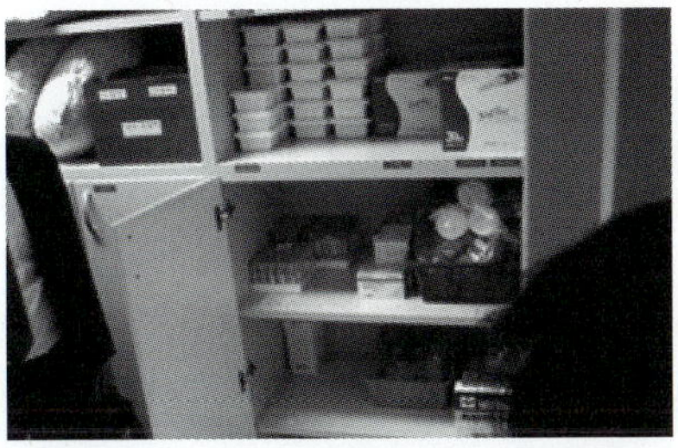

[그림 10-6] 병동의 정량공급 물품용 선반

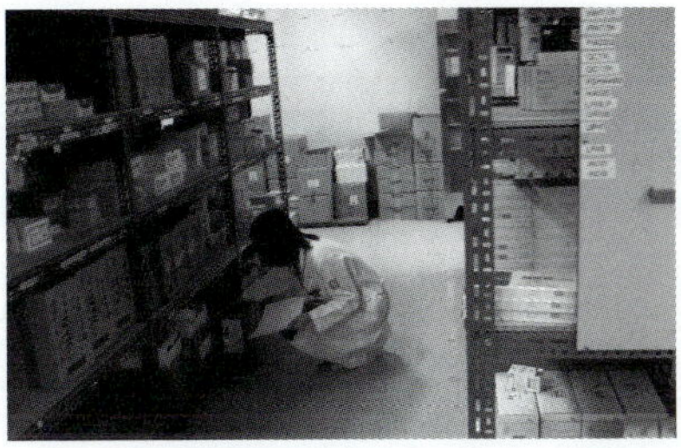

[그림 10-7] 약품 창고

2) 창고관리 요령

생산자 · 도매업자에게서 받은 의약품이나 의료 재료는 건물에 위치한 적치장([그림 10-2, 10-3])에서 병원에 운반된다. 운반된 의약품이나 의료재료는 의료재료 창고에 보관된다([그림 10-4, 10-5]). 각 병동에서는 의료소모품재료 정량 배치 선반([그림 10-6], [그림 10-7])을 설치하고 있다. 의약품은 물류 자재 팀에 소속된 약사의 감독 아래 약품 창고에서 보관되어 필요에 따라 약국에 수송된다. 병원의 창고에 물품을 입고하는 경우 일정한 기준에 따라 물건을 배치하고 출고 시에도 창고관리 요령에 따라 업무를 진행하여야 한다. 구체적인 창고관리 요령은 [표 10-2]와 같다.

[표 10-2] 창고관리요령

1. 보관위치를 쉽게 식별할 수 있다. 2. 물자는 종류별 규격별로 분류하여 보관한다. 3. 물자의 특성에 맞는 보관시설을 갖추어 품질의 변질 또는 손 망실을 방지한다. 4. 출고 시에는 선입선출의 원칙을 지킨다. 5. 공간을 최대한 활용한다. 6. 불출이 빈번한 물품은 불출구 가까운 곳에 또는 사용처와 가까운 창고에 보관한다. 7. 출고담당 직원 외의 출입을 통제하여 물품의 도난이나 품목의 대치 등을 방지하도록 한다. 8. 불출창구가 있어 물품의 수령 시에는 불출창구를 이용한다. 9. 물품종류별로 불출일이 정해져 있다. 10. 불출시간이 정해져 있다. 11. 수불 카드, 수불부를 매일 정리하고 있다. 12. 물품의 명칭이 통일되어 있다.

3. SPD방식에 의한 물품공급센터의 구축

중앙화된 창고관리체제로 물품관리부서에서 모든 물품의 재고관리, 소모실적관리, 공급관리를 책임지는 SPD 시스템이 도입되는 경우, 부문구성에 커다란 변화를 가져오게 된다. SPD 시스템에서는 이제까지 중앙진료부문에 포함되어 있던 약국, 혈액은행, 중앙공급실과 서비스부문에 포함되어 있던 급식, 세탁실, 중앙창고 등이 통합되어 하나의 중앙화된 물품공급센터를 구축하게 된다. 이 물품공급센터에는 종래 분산되어 위치하였던 모든 창고가 공간적으로 한 곳에 모이게 된다.

1) 물품공급센터의 배치계획

SPD 시스템 하에서의 물품공급센터는 창고의 위치는 외부로부터의 반입동선을 고려해 일반적으로 1층 혹은 지하층에 배치하는 것이 좋다. 또한 물류량과의 관계로 인해 병동부, 수술부와의 위치관계를 중시할 필요가 있어서 일반적으로 이 양부문은 수직으로 겹쳐지는 위치관계에 있는 것이 바람직하고 수술부에 있어서 전용배송계의 도입이 유효하다.

2) 물품공급센터의 평면계획

물품공급센터는 사용부서로부터 반환된 식기, 의료기재(린넨) 등을 각각의 처리작업의 차이에 따라 구분하여 각 작업 스페이스(공간)에 보내는 회수 정화존과 세정 후에 물품을 처리 재생하는 스페이스(공간) 및 외부로부터 반입된 물품을 일차 보관하여 가공(조리, 조제)하는 스페이스(공간)로 이루어지는 작업존, 중앙창고와 공급물품을 배송웨건(운반카트)에 적재하여 일시 보관하는 스페이스(공간)로부터 이루어지는 보관 적제존의 3개의 존으로 구분하여 동선 계획이나 청결, 오염지역관리를 고려한 계획이 되게 할 필요가 있다. [그림 10-8]은 SPD 물품공급센터의 평면계획안을 나타낸다.

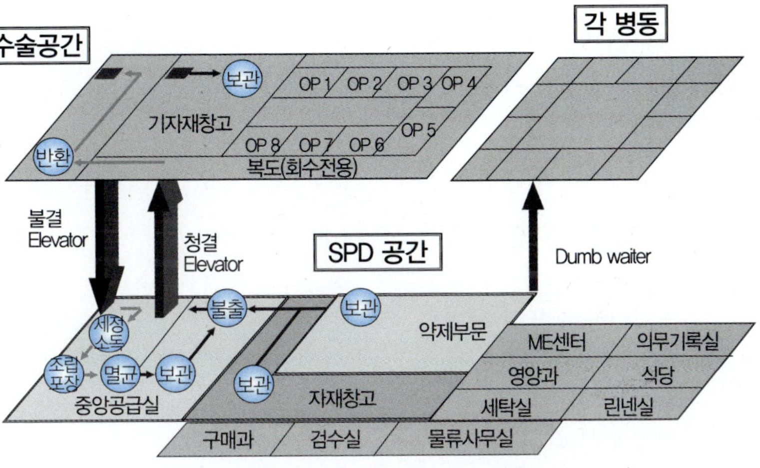

[그림 10-8] SPD에 의한 물품관련 공간의 배치

실무 입고와 신규물품 등록업무절차

1. 창고입고업무 처리과정

병원의 조직도상 검수부서, 창고부서, 구매부서가 각각 다른 경우에는 납품할 물품은 검수부서에서 검수가 이루어진 후, 물품을 청구한 부서의 창고에 입고시키면 끝이 나지만, 거래명세서는 검수부서 → 창고부서 → 구매부서에 도착하고, 입고입력이 마무리되어야 종결된다.

입고에서는 창고에 물품을 보관하여 재고로 관리하는 업무가 추가되며, 유효기간이 경과하거나 보관의 잘못으로 사용하지도 못하고 폐기하는 문제가 발생되지 않도록 주의하여야 한다.

최근에는 병원 경영의 어려움을 극복하고자, 물류창고에 재고로 가지고 있는 비용을 줄이고 구매인력을 감축하기 위하여 구매와 입 · 출고 업무를 물류대행업체에 맞기고, 병원은 최소한의 필수 인력과 필요 물품만을 가지고 운영하고 있으며, 불출창고는 무재고 상태로 운영하기 위하여 노력하고 있다. 이로 인하여 물류관리도 새로운 방식으로 변화하고, 적응해 나가야 하는 상태가 되었다.

이 과정을 수행하기 위하여 (약품, 소모품, 장비)관련 거래처별 발주서, 입고확인용 체크리스트, 의료장비 액세서리 목록, 공급사가 작성한 거래명세서, 검수 및 입고 보고서 등의 자료가 필요하다.

창고입고업무 처리과정은 다음과 같이 5단계로 이루어져 있다.

[1] 입고예정 물품을 확인하는 단계 [2] 검수완료 물품의 입고 전 재확인 단계 [3] 입고된 물품을 등록하는 단계 [4] 입고된 물품을 창고에 보관하는 단계 [5] 재고자산을 등록하는 단계

이제 각 단계별로 하나씩 확인해 보자.

[1] 입고예정 물품을 확인한다.

물류창고에서는 물품을 미리 확보하여 병원의 각 부서에서 물품청구서로 요청된 물품을 적시에 공급하여야 하기 때문에 공급사별 입고 예정정보를 알고 있어야 한다.

1) 수작업으로 입고 예정물품과 입고일을 확인하는 경우에는 구매발주서 사본을 가지고 전화를 걸어서 공급사가 구매발주서를 받았는지, 언제 물품을 납품할 수 있는지 확인해야 한다. 어느 거래처는 물품의 납품이 빠르고, 어느 거래처는 물품의 납품이 느린지에 대한 정보를 알고 있는 것이 도움이 된다.

2) 물류정보시스템을 사용하여 입고 예정물품을 조회하는 경우에는 병원의 인터넷망을 거래처(공급사)에게 제공하고, 거래처가 입고 예정정보를 입력해야 확인이 가능하기 때문에 병원의 전산개발 수준에 따라서 다를 수 있다.

(1) 거래처가 병원의 물류정보시스템에 접근을 할 수 있고, 발주된 물품의 입고 예정일과 입고 지연사유 등의 정보를 입력한 경우에는 입고 예정정보를 전산시스템을 통해 확인한다.

No.	입고 번호	품 목	창 고 명	금 액	상태	생성일	긴급
1	SR200908200006	AUTOSUTURE TA외4건			입고중	2009-08-20	
2	SR200908200005	TA DST외8건			생성	2009-08-20	
3	SR200908200004	AUTOSUTURE TA외2건			입고중	2009-08-20	
4	SR200908200003	TA DST외7건			생성	2009-08-20	
5	SR200908200001	TA DST외9건			입고중	2009-08-20	
6	SR200908190001	VERSASTEP외9건			완료	2009-08-19	
7	SR200908180008	GIA DST외2건			입고중	2009-08-18	
8	SR200908180007	GIA DST외4건			입고중	2009-08-18	
9	SR200908180006	VERSASTEP외2건			완료	2009-08-18	
10	SR200908180005	VERSASTEP외3건			완료	2009-08-18	

[그림 10-9] 입고예정 물품의 확인

(2) 거래처가 병원의 물류정보시스템에 접근을 할 수 없는 경우에는 미입고 상태로 되어 있는 [주거래처]의 발주일자, 발주번호, 발주부서, 발주내용을 확인한 후 입고예정일과 입고가 지연되는 사유가 무엇인지 유선으로 확인해야 한다.

입고품목

조회(F) 엑셀(E)

입고부서 MAT. 구매팀
발주일자 2020-06-01 2021-06-15
발주번호
주거래처
발주부서
계정과목
품목분류
품목코드/명/처방구분

주거래처	발주일자 ▲	발주번호	발주부서	발주내용
(기타)오피스넥스	2021-03-18	P020210318-0009	구매팀	(서식지)HEMODIAL YSIS 외 6건
(재료)주식회사 엔케이맥스	2021-03-19	P020210319-0008	구매팀	NK Vue KIT (표준액/표준검체)
(의약)엠에스오팜	2021-03-24	P020210324-0009	구매팀	아젤론정

[그림 10-10] 입고예정 물품의 확인

[2] 검수완료 물품 입고 전에 재확인한다.

1) 수작업으로 물품의 입고 전 검사를 하는 경우 검수부서에서 검수를 완료한 물품이 창고에 도착하면 창고관리 담당자는 다시 구매발주서에 기재된 내용을 확인하고 물류창

고에 입고시켜야 한다. 이때 물품을 확인하는 절차는 검수시의 절차와 동일하므로 이 책에서 입고확인 과정의 기록은 생략하지만, 물품의 종류, 규격, 수량, 유효기간, 제품의 불량유무 등이 구매발주서, 거래명세서와 일치하는지, 미입고된 품목은 없는지 창고에 입고하기 전에 다시 확인한다.

검수에서는 납품된 물품의 명칭, 규격, 수량, 유효기간, 형태 및 불량의 유무 등 외형적인 상태를 주로 확인하지만, 입고에서는 납품된 물품의 단가와 총액이 구매발주서와 차이가 나는지, 미입고된 물품이 있는 경우 언제 납품이 가능한 것인지 등 공급과 비용에 대하여 확인하는 부분이 추가된다. 물품 입고 시 납품한 물품 전체에 대한 대금을 결제할 경우 세금계산서(전자세금계산서)를 첨부하게 한다.

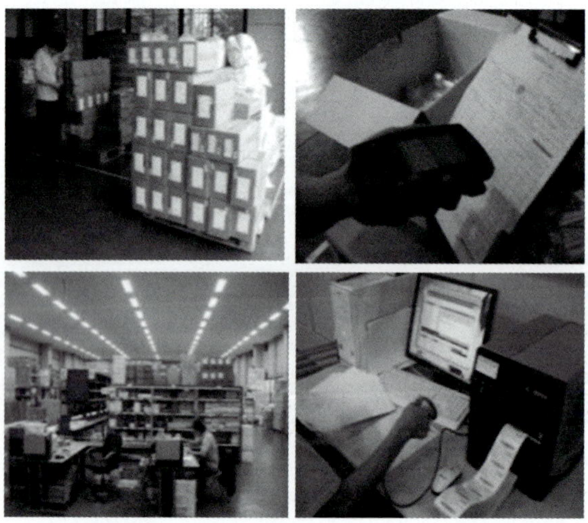

[그림 10-11] 물품 검수 및 입고적치

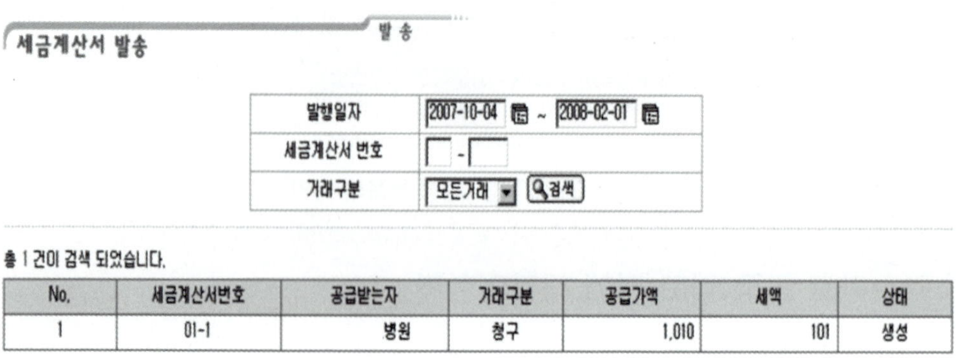

세금계산서 발송

발 송

발행일자	2007-10-04 ~ 2008-02-01
세금계산서 번호	-
거래구분	모든거래 검색

총 1 건이 검색 되었습니다.

No.	세금계산서번호	공급받는자	거래구분	공급가액	세액	상태
1	01-1	병원	청구	1,010	101	생성

[그림 10-12] 세금계산서 확인

입고한 물품에 대해 병원은 보관만 하고, 환자에게 실제로 사용한 이후에 실 사용일자와 사용수량에 대하여 거래명세서와 세금계산서를 작성하는 경우에는 가납명세서를 첨부하여야 한다.

2) 물류정보시스템을 이용하여 물품의 입고 전 검사를 하는 경우에는 수작업으로 하는 것과 동일하게 발주서나 체크리스를 가지고 확인하게 되지만, 병원의 전산개발 상태에 따라서 바코드 리더기를 사용하여 물품의 확인과 입고등록을 하는 것이 추가될 수 있다.

(1) [입고내역서]에 검수확인 서명이나 도장이 찍혀 있는지 확인한다.

(2) [발주서]에 기재된 물품의 내용과 거래처(공급사)에서 가지고 온 세금계산서 또는 거래명세서에 기재된 물품의 서류상 일치를 확인한다.

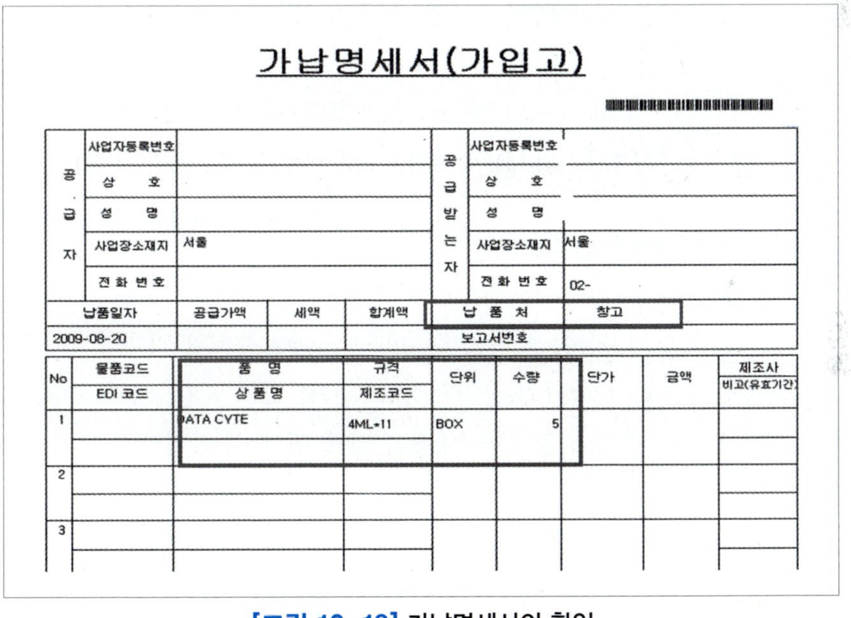

가납명세서(가입고)

공급자	사업자등록번호		공급받는자	사업자등록번호	
	상 호			상 호	
	성 명			성 명	
	사업장소재지	서울		사업장소재지	서울
	전화번호			전화번호	02-

납품일자	공급가액	세액	합계액	납품처	창고
2009-08-20				보고서번호	

No	물품코드 / EDI 코드	품명 / 상품명	규격 / 제조코드	단위	수량	단가	금액	제조사 / 비고(유효기간)
1		DATA CYTE	4ML*11	BOX	5			
2								
3								

[그림 10-13] 가납명세서의 확인

(3) 세금계산서 또는 거래명세서에 기재된 물품의 종류, 규격, 수량, 금액 등이 실물과 일치하는지 창고에 입고 전 검사에서 다시 확인하며, 유효기간, 제품의 불량유무 등도 함께 파악한다.

(4) 입고한 물품에 대해 사용한 수량만큼 나중에 결제할 경우 가납명세서를 첨부한다.

입 고 내 역 서

결재	담 당	계 장	팀 장	부 장

거 래 처 : 　　　　　　　　발주번호 :
입고일자 : 　　　　　　　　입고번호 :
입고부서 : 　　　　　　　　입 고 자 :

순번	품목코드	품목명	규격	단위	수량	단가	금액	발주량	비고
		합계							

검 수 확 인	

[그림 10-14] 검수부서에서 검수를 완료하였는지 확인

발주서

발주정보 : P020210615-0002 | 2021년06월15일 | 메디인포 - 교육 | 구매팀
거 래 처 : 아이작 | 0325438241 | (FAX)0325438243
출력구분 : 전체

품목코드	품목명	규격	단위	발주량	단가	합계금액	메모
V15-000011	일회용주사기10cc23g/(100ea)	10cc23g	BOX	5.00	9,350.00	46,750	구매팀
V15-000047	Air way (빨강)	#5	EA	30.00	1,390.00	41,700	구매팀
V15-000055	Angio needle 22g(50ea)	22g	BOX	5.00	18,950.00	94,750	구매팀
	[합 계]			40.00		183,200	

[그림 10-15] 발주서의 내용과 동일한 물품이 납품되었는지 다시 확인

[3] 입고된 물품을 등록한다.

1) 수작업으로 물품의 입고등록을 하는 경우에는 구매발주서와 거래명세서를 놓고, 입고장부에서 해당하는 물품을 하나씩 찾아서 입고 일자, 입고 단가, 입고 수량, 입고 총액 등의 내용을 기재하여야 단가 변경 등의 내용을 알게 된다. 수작업에서는 입고등록은 장부에 기재를 하여야 하기 때문에 창고를 관리하는 담당자가 시행한다.

2) 물류정보시스템을 이용하여 입고등록을 하는 경우의 진행은 다음과 같다. 전산바코드 출력을 하여서 물품에 부착해야 하는 경우에는 창고를 관리하는 담당자가 시행하고, 물품의 전산바코드 출력을 하지 않고 하는 경우에는 발주와 전표를 관리하는 담당자가 다음과 같은 순서로 업무를 처리한다.

(1) 일반적인 입고등록 순서

① 거래명세서에 검수부서와 입고부서의 서명이 있는지 확인한다.

② 거래명세서에 기재된 거래처의 명칭을 조회한다.

③ 물류정보시스템에 들어가서 거래처 명칭을 입력하면 해당 거래처에서 납품하여야 하는 목록과 이전에 발주한 물품 중에 미입고된 내용들의 기록을 볼 수 있다.

④ 거래명세서에 기재된 항목을 전산에서 선택하여 해당 물품의 단가, 수량, 금액을 확인하고 거래명세서의 총액과 컴퓨터 화면에 표시된 총액을 확인한다.

⑤ 거래명세서의 총액과 전산에 표시된 총액이 일치하면 입고등록을 완료하게 된다. 물품의 관리를 위하여 전산바코드를 출력하여 사용하는 경우에는 입고등록이 완료되면 물품에 부착할 바코드가 출력된다.

⑥ 거래명세서의 총액과 전산에 표시된 총액이 다르다면 입고된 물품의 단가가 변경된 것이다. 보험수가가 특정 일자를 기준으로 단가가 변경되는 일이 자주 발생하므로 단가가 변경된 사유를 확인하고 귀책사유가 누구에게 있는지 확인한 다음에 입고등록을 마무리 하여야 한다.

⑦ 병원이 수가변경 사실을 모르고 물품코드의 단가를 변경하지 않았다면, 물품코드의 단가를 변경한 후에 전산입고를 하여야 하고, 거래처가 실수로 거래명세서의 단가를 착오로 기재하였다면 거래명세서를 재발행하도록 한다.

⑧ 전산에서 최종입고수량을 입력하고 입고확인을 선택하면 입고등록은 완료되고, 해당 물품은 코드별로 전산 입고장부에서 자동으로 재고가 조정되며, 입고된 내용이 언제든지 조회할 수 있는 자료가 된다.

[물류재고관리]에는 입고와 관련된 프로그램이 6가지가 있는데, 정상적인 발주의 과정을 거쳤느냐, 아니면 발주가 되지 않은 상태에서 물품을 사용하거나 구매한 다음에 입고정리를 한 것인가로 구분된다.

(2) 병원이 관리하는 물품에 대한 입고

병원에서 물품을 직접 구매하고, 재고를 관리하는 품목을 입고할 때는 [입고입력] 프로그램을 사용한다. 병원에서 재고를 관리하는 물품의 입고를 정리하기 위하여 이미 발주가 된 물품과 거래처에 대한 자료를 [조회]한다. 거래처로부터 받은 거래명세서를 보고, [주거래처]의 이름을 찾아 선택한 후 세부 목록을 확인하여야 하는데, 화면을 보고 확인해야 하는 내용은 다음과 같다.

① [입고일자]와 거래명세서 발행일, [입고금액]이 동일한지 확인한다.

② 발주내용과 거래명세서에 기재된 품목의 정보가 동일한지 확인한다.

③ [입고량], [단가]가 거래명세서에 기재된 내용과 일치하는지 확인한다.

④ 입고 수량이 작은 경우에는 나머지 물품은 언제 입고가 가능한지 확인하고, 수량을 수정하여 입력한다. 화면에 보이는 금액이 거래명세서에 기재된 금액과 일치하는지 확인한다.

⑤ 입고 수량이 많은 경우에는 저장을 할 수 없으므로 초과된 물품의 입고를 거절하고 반환하여야 하며, 수정된 거래명세서를 다시 받아서 처리해야 한다.

⑥ 단가가 다른 경우에는 단가의 차이가 발생한 원인을 규명하여야 한다. 보험상한가가 변경되었는데, 병원이 수정을 하지 않은 것인지, 거래처에서 잘못 기재하여 가져온 것인지, 발주일자와 납품일자의 사이에 수가가 변경된 것인지 등의 많은 사항들을 확인해야 한다. 거래처의 잘못이 없으면 병원의 수가를 수정하고, 거래처의 잘못이 있으면 거래명세서의 수령을 거부해야 한다.

⑦ 입고 수량이나 변경된 단가를 수정한 경우에는 [입고금액]이 거래명세서에 기재된 내용과 일치하는지 다시 확인해야 한다. 이 프로그램에서는 [입고입력]에서 단가를 변경하면 [품목코드]의 단가도 동시에 변경되도록 하였다. [품목관리] 접속하여 해당 [품목코드]를 조회하고 [이력내역]을 보면, 적용일자와 단가가 새로 생성된 것을 확인할 수 있게 된다.

⑧ 모든 것이 확인되었으면 [저장]을 누르면 입고입력은 종료되고, 입고된 내용은 왼쪽 화면에 추가되어 나타나고 [입고입력]의 작업은 완료되고 [재고량]이 입고된 수량만큼 늘어났으므로 재고관리를 해야 하는 상태가 된다.

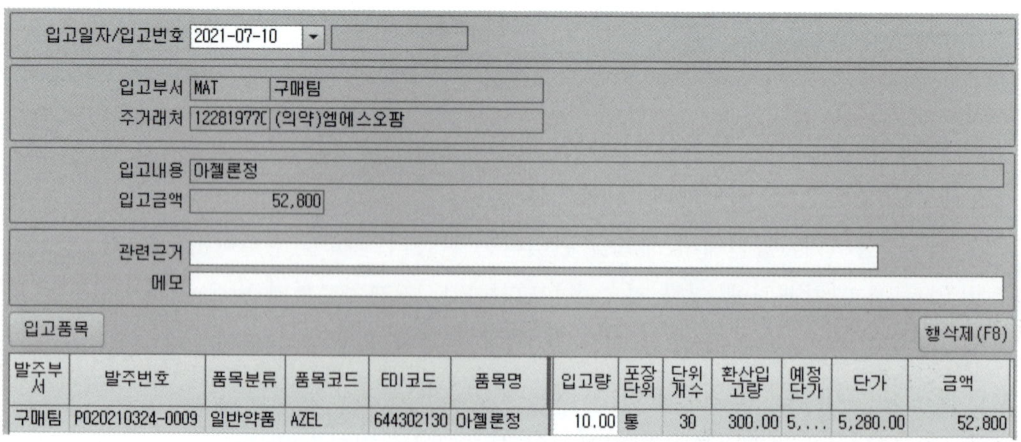

[그림 10-16] 거래명세서를 보고 입고를 처리하는 화면

(3) 구매대행업자가 관리하는 물품에 대한 입고

병원에 상주하는 물류대행업체에서 물품을 청구부서로 직접 납품하고 구매부서로 제출한 거래명세서를 보고 입고를 정리하는 경우에는 [입고입력(거래처)] 프로그램을 사용한다. 물류대행업체에서 관리하는 품목에 대하여는 병원의 물류창고에 보관하지 않고, 무재고 상태로 운영할 때 사용하는데 확인해야 하는 내용은 위에 기재한 것과 동일하다.

(4) 신규물품의 등록

신규 물품의 경우에는 병원에서 사용하는 [품목코드]가 없으므로 신규 물품코드를 부여(추가) 하여야 한다. 물품코드가 없으면 입고관리를 할 수 없다. 이 단계에서의 물품코드 등록은 신규 물품코드-거래처-구매단가에 대한 정보만 추가하여 입력하면 된다.

(5) 병원의 재고로 잡히지 않는 사후정산품목을 불출창고에 임시로 입고시켜 보관을 하다가 필요한 환자가 생기면 먼저 사용을 하고, 사용한 내용에 대하여 회사에 통보해서 거래명세서와 세금계산서를 발행하도록 하는 경우에는 메모장 같이 기록만 남기는 [입고입력(사후정산)] 프로그램을 사용한다.

(6) 발주종결 : 일정기간 동안 입고가 완료 되지 않은 발주 건을 강제로 종결한다.

(7) 부분입고 : 납품을 완납하지 못하고 부분으로 납품할 경우, 부분입고 처리한다.

[4] 입고된 물품을 창고에 보관한다.

1) 수작업을 통하여 입고된 물품을 창고에 적치하고 보관하는 업무는 다음과 같다.

(1) 물품 적치 시 먼저 온 물품은 선반의 앞에 보관시키고 나중에 입고된 물품은 선반의 뒤에 올려놓아서 먼저 입고된 물품이 먼저 출고되도록 한다(선입선출).

(2) 적치 완료된 물품에 대해 입고 최종 단계를 마무리 하고 기존 수량에서 입고된 수량만큼 더해 졌는지 확인한다.

(3) **약품의 보관 및 정리** : 입고된 약품은 각 제형별(산정제, 주사제, 수연고) 및 향정신성 약품, 냉장 및 냉동 보관 여부에 따라 별도로 보관 정돈하며 매일매일 정리를 하고 유효기간을 점검하여 유효기간이 임박한 약이 먼저 출고되도록 한다.

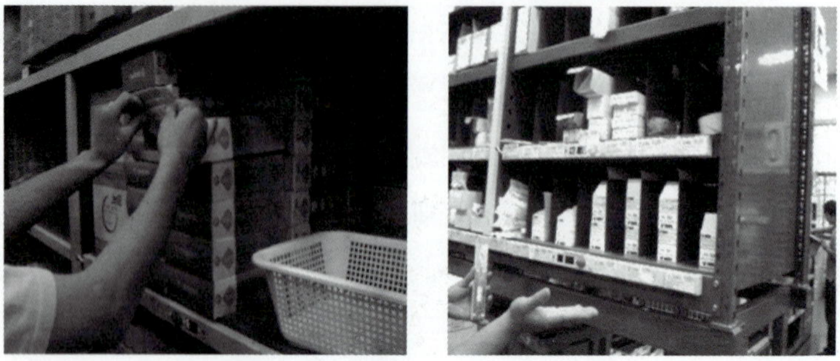

[그림 10-17] 창고 선반에 물품적치

2) 물류정보시스템을 통하여 입고된 물품을 창고에 적치하고 보관하는 업무는 다음과 같다.

(1) 입고된 물품을 창고 내에 재고로 보관해야 할 특정 위치로 이동시키고 자기 자리에 보관하는 것(적치 : 물품을 선반 등에 올려놓는 것)은 수작업이나 물류정보시스템을 사용하는 경우 모두 동일한 과정을 거치게 된다. 물품 적치 시에는 먼저 입고된 물품은 선반의 앞에 보관시키고 나중에 입고된 물품은 선반의 뒤에 올려놓는다. 적치 완료된 물품에 대해 입고 최종 단계를 마무리 하고 기존 수량에서 입고된 수량만큼 더해 졌는지 확인한다.

(2) 물류정보시스템에서 출력된 전산바코드를 부착하여야 하는 경우에는 물품을 자기 자리에 위치시켜서 보관하기 전에 물품에 출력된 바코드를 부착하는 일이 추가된다. 병원에 따라서는 병원의 물품코드를 바코드로 변환하여 병원에서 제작한 병원 바코드를 부착하여 사용하는 경우와 물품이 공장에서 제작될 때 인쇄된 상품 바코드를 사용하는 경우로 나누어진다.

병원의 자체 바코드를 사용하는 경우에는 바코드 출력기와 바코드 용지 등의 비용이 추가로 필요하게 되지만, 물품에 처음부터 인쇄되어 있는 상품 바코드를 사용한다면 추가 비용은 들지 않는다.

병원 바코드는 물품코드 1개당 하나만 출력되어 사용되지만, 상품 바코드는 낱개(소), 곽(중), 상자(대) 등 포장상태에 따라서 다른 바코드가 인쇄되어 사용되고 있다.

Tip

✔ 검수와 입고는 크로스 체크를 통해 철저히 한다.

[5] 재고자산을 등록한다.

1) 수작업으로 이루어지는 재고자산의 등록은 다음과 같다.

(1) 재고자산이 중앙창고에 입고되면 물품마스터에 등록을 하거나 재고자산 카드에 이를 기입한다. 마스터에는 물품코드, 물품명, 상품명, 규격, 단위, 용도와 함께 구입단가, 제조사, 공급사, 월평균사용량과 안전재고량, 자동발주 여부 등이 기입된다.

(2) 재고자산의 입고와 출고 시에 카드를 이용하는 경우에는 품명, 규격, 제조회사명과 안전재고량, 경제적 발주량 등을 재고자산 카드에 수기로 기입한다.

[서식 10-1] 재고자산 카드

<table>
<tr><td colspan="11" rowspan="2">품 명 ________
규 격 ________ 단 위 ________
제조회사 ________</td><td colspan="2">안전
재고량</td><td colspan="2">경제적
주문량</td><td colspan="2"></td></tr>
<tr><td colspan="2">재주문점</td><td colspan="2">월평균
사용량</td><td colspan="2"></td></tr>
<tr><td rowspan="3">년월일</td><td colspan="5">입고</td><td colspan="5">출고</td><td colspan="3">재고</td><td rowspan="3">증빙서
No.</td><td rowspan="3">책임자</td><td rowspan="3">비고</td></tr>
<tr><td rowspan="2">수량</td><td rowspan="2">단가</td><td rowspan="2">금액</td><td colspan="2">누계</td><td rowspan="2">수량</td><td rowspan="2">단가</td><td rowspan="2">금액</td><td colspan="2">누계</td><td rowspan="2">수량</td><td rowspan="2">단가</td><td rowspan="2">금액</td></tr>
<tr><td>수량</td><td>금액</td><td>수량</td><td>금액</td></tr>
<tr><td></td><td></td><td></td><td></td><td></td><td></td><td></td><td></td><td></td><td></td><td></td><td></td><td></td><td></td><td></td><td></td><td></td></tr>
<tr><td></td><td></td><td></td><td></td><td></td><td></td><td></td><td></td><td></td><td></td><td></td><td></td><td></td><td></td><td></td><td></td><td></td></tr>
</table>

2) 물류정보시스템을 이용하는 경우 [수불집계표(원가)]는 전체 재고자산의 목록을 보여주고, [수불원장(원가)]에서는 특정 품목에 대한 입고, 출고, 재고에 대한 자료를 보여준다.

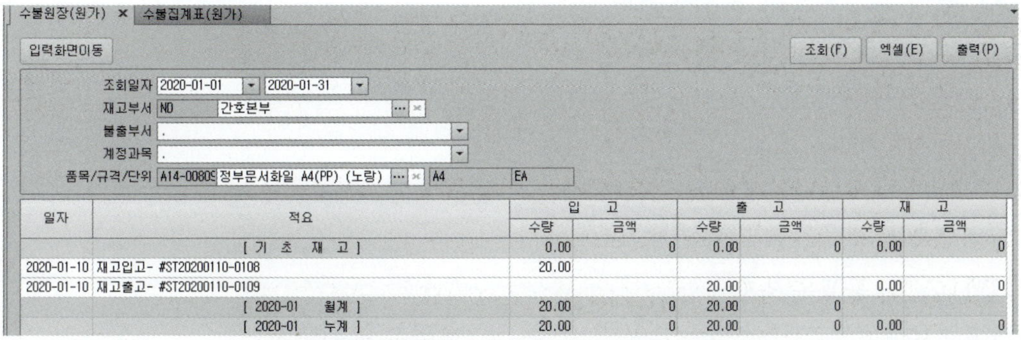

[그림 10-18] 재고자산 카드와 같은 수불원장(원가)

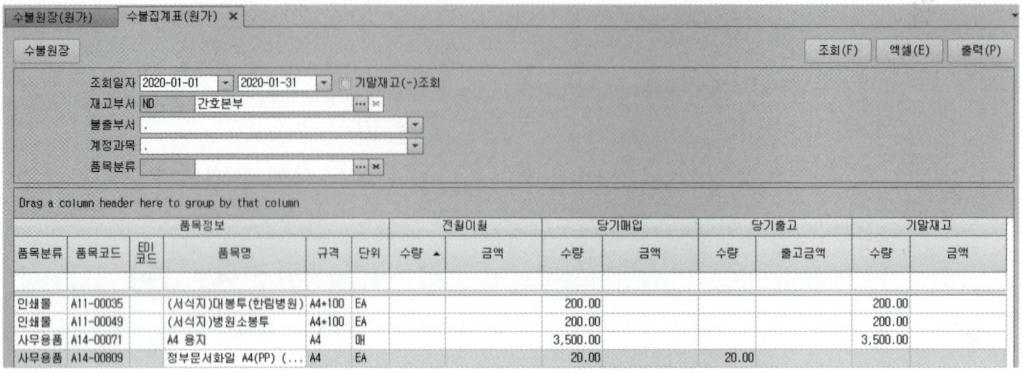

[그림 10-19] 재고자산 카드와 같은 수불집계표(원가)

2. 설비 및 장비입고 업무처리 과정

병원설비 및 의료장비는 장기간에 걸쳐 보유하며 사용되는 고가의 고정자산으로 약품이나 소모품과는 다른 업무처리 과정을 거쳐 입고된다. 설비 및 의료장비의 입고업무 처리과정은 다음의 3단계에 걸쳐 진행된다.

[1] 설비 및 장비를 수령하는 단계 [2] 장비를 고정자산으로 등록한다. [3] 의료장비를 관리하고 처분한다.

[1] 설비 및 장비를 수령한다.

1) 수령업무의 범위

수령업무에서는 수령업무의 범위는 다음과 같다.

(1) 물품을 싣고 내리는 일을 도움

(2) 파손된 물품을 조사

(3) 품질검사

(4) 구매주문에 대한 양과 질의 정확성 확인

(5) 서류관리
(6) 사용자에게 공급될 물품의 처리
(7) 병원재산관리의 한 방법으로 고정자산에는 관리표를 만들어 붙임
(8) 반품 조치 또는 수선의뢰

2) 설비의 수령

(1) 수령업무시설은 다양한 크기의 차량들이 이용할 수 있어야 한다.
(2) 병원으로 들어가는 물품들은 하역장을 통과하게 되지만 접근 조건은 관심을 받지 못하거나 중요하게 취급되지 못하기도 한다. 하역장의 조건은 일반적으로 가장 큰 화물차의 2배 길이 이상이 되어야 하고 주차지역의 경사도가 5%를 넘지 않도록 한다. 생산적이고 안전한 환경을 위해 점검되어야 할 사항은 다음과 같다.
① 트럭 승강장의 높이는 짐을 싣고 내리는데 효율적이어야 한다.
② 주차구획의 총수는 지나친 대기시간을 가지지 않도록 트럭들의 활동량을 수용해야 한다.
③ 선적과 하역을 위한 충분한 진입로와 순환 공간이 있어야 한다.
④ 하역장소에서 작업자와 물품이 날씨로부터 보호 받을 수 있어야 한다.
⑤ 적당한 안전장비가 사용되어야 한다.
⑥ 소규모 선적(또는 적은 차로부터의 수송)을 위한 입체 경사로는 교통이 혼잡한 하역장에서 종종 중요한 역할을 한다.
⑦ 접수물 보관은 최고치 물량(업무)의 적당한 평균이어야 한다.
⑧ 하역장을 통한 물건의 흐름은 유동적이어야 하고 가능한한 직선이어야 한다.

3) 장비의 수령

수령 업무과정에서 쓰이는 장비는 크게 물품 운반 장비와 하역장 사용 장비가 있다.

Tip

✓ 건물 신축 시 효율적인 하역장을 설계하도록 한다.

[2] 장비를 고정자산으로 등록한다.

검수보고서 작성이 끝나면 물품(약품, 소모품)은 창고로 입고되지만, 장비는 요청 부서에 설치되므로 다음과 같은 고정자산 관리카드를 작성하거나 전산 입력한다.

1) 의료장비 관리대장

의료장비를 관리하기 위하여 별도의 관리대장을 갖추어야 하며(전산화 권장), 의료장비 관리대장에는 다음 사항이 기재되어야 한다.

(1) 관리번호
(2) 모델명 및 주요 사양
(3) 취득일자
(4) 구매금액
(5) 사용부서 및 관리부서, 설치장소
(6) 장비사진
(7) 구입처(하자보증기간 및 A/S 업체)
(8) 지원사업명(해당 장비)(공공병원이 아닌 경우에는 생략할 수 있다)
(9) 하자보증기간 중 무상 수리내용
(10) 하자보증기간 이후의 유상 수리비용과 내용

2) 의료장비의 이전

사용부서 및 설치장소가 변경된 경우에는 의료장비 관리대장에 관련 사항을 수정해야 하며 변경 이력을 알 수 있도록 기재되어 있어야 한다.

[서식 10-2] 중요물품 이력 카드

중 요 물 품 이 력 카 드 (앞면)

No.______________

취득가격	₩	취득년월일		제작회사		참고서류 및 도면번호	
	$	제작년월일		운용개시일		규격번호	
Model		용 량		취 득 처			
용 도		취 득 방 법		내 용 년 수			

주 요 부 대 품													
물품분류번호	품 명	규격	단위	수량	단가	금액	물품분류번호	품 명	규격	단위	수량	단가	금액

중 요 물 품 이 력 카 드 (뒷면)

감 가 상 각 내 역											
년도별	년감가상각액	감가상각액누계	확인자인	년도별	년감가상각액	감가상각액누계	확인자인	년도별	년감가상각액	감가상각액누계	확인자인

가 동 현 황				수 리 및 운 용 내 용							
년도	시간거리또는기타가동정도	누 계	비 고	일 자	증빙서번호	수 리 내 역		수리처	금액	확인	비고

Tip

✓ 장비검수가 끝나는 대로 반드시 고정자산 관리카드를 작성해야 한다. 이때 사진촬영도 병행하며 장비에 대한 관리표도 부착해야 한다.

[3] 의료장비를 관리하고 처분한다.

활용도가 저조하여 처분대상이 되는 의료장비는 연 사용건수 100건 이하를 기준으로 한다. 다만, 병원의 사정이나 정책에 따라 기준 건수는 달라질 수 있다.

제세동기와 같이 응급환자 대응 등 유사시 사용하는 필수 의료장비는 사용건수가 낮아도 처분 대상에서 제외하여야 한다.

1) 의료장비의 유지관리 및 폐기

(1) 의료장비 고장 발생 시 의료장비 사용 지연을 줄이고 수리가 신속하게 이루어지도록 고장수리 절차를 마련해야 한다.
(2) A/S 기간이 만료된 고가 의료장비 중 자체 사후관리가 어려운 장비는 유지관리에 대한 외주용역계약을 체결해야 한다.
(3) 장비의 노후화, 비경제적인 수리 또는 고장 부품의 공급 문제 등에 의해 수리가 불가한 의료장비는 폐기절차를 마련하여 불용 처분하되, 구매 가격(단가)이 2천만원 이상인 장비를 폐기하는 경우에는 의료장비심의위원회의 심의를 거쳐야 한다.
(4) 의료장비 폐기 시에는 해당 관리업체로부터 기술검토서 등을 받아 폐기 처분 검토서를 작성해야 하고, 의료장비 관리대장 등 관련 서류에 폐기사유 및 폐기일자를 기록하여 별도 보관해야 한다.

2) 의료장비의 이용도 조사와 처분

의료장비의 활용현황 점검결과 이용량이 현저히 낮은 장비(활용도 저조 장비)는 다음의 절차에 따라 처분해야 한다.

(1) 사용하지 않거나 이용건수가 낮은 의료장비 선별
(2) 활용도 제고방안을 강구한 후 6개월간 매월 사용건수를 모니터링
(3) 6개월간 사용량이 높아지지 않을 경우 타 의료기관에 관리전환 또는 양도
(4) 관리전환 또는 양도할 대상기관이 없을 경우 매각 후 매각 대금은 다른 필요 의료장비의 구입에 사용한다.

학습문제

학습목표	1. 병원물품의 입고관리에 대해 이해한다.

1. 병원회계준칙에서 재고자산에 해당하지 않는 것은?

   ① 약품 ② 진료재료 ③ 저장품 ④ 의료장비

2. 창고에 있는 물품을 보관하고 정리하는 기준에 대해 아는 대로 기술하시오.

3. 수탁관리 시스템을 설명한 글 중 옳은 것은?

   ① 업체에게 창고를 유상으로 대여해주고 병원은 업자로부터 창고임대 비용을 받는 방식
   ② 병원창고에 있는 물품의 소속과 관리책임은 업체에게 있으며 병원은 재고부담을 더는 방식
   ③ 병원이 주문한 물품을 업체가 병원창고를 거치지 않고 바로 사용부서에 납품하는 방식
   ④ 병원에서 임시로 사용하는 물품을 재고비용을 줄이기 위해 업체소유의 창고에 맡겨두는 방식

학습목표	2. 병원 창고관리의 방식과 요령에 대해 이해한다.

4. 다음 중 일반적으로 병원의 모든 물품이 처음으로 입고되는 중앙창고를 담당하는 부서는?

   ① 관리과 ② 약제과 ③ 의용공학과 ④ 중앙공급실

5. 창고관리의 분산화와 중앙화의 장단점에 대해 아는 대로 기술하시오.

6. 병원에서 보유하고 있는 창고의 종류를 아는 대로 쓰시오.

학습문제

7. 일반적인 병원 창고관리의 요령을 아는 대로 기술하시오.

학습목표	3. SPD방식에서의 물품공급센터에 대해 이해한다.

8. 다음 청구 및 공급방식과 SPD방식의 창고배치를 설명한 글 중 맞는 것을 2개 고르시오.

① 청구 및 공급방식은 창고가 분산되어 있다.
② 청구 및 공급방식은 창고가 통합되어 있다.
③ SPD방식은 창고가 분산되어 있다.
④ SPD방식은 창고가 통합되어 있다.

9. SPD에 의한 창고배치를 올바로 설명한 것은?

① 업무효율을 높이기 위해 각종 창고가 분산되어 부서별로 독립적으로 관리
② 모든 창고를 공간적으로 일원화하여 물품공급센터를 구축하고 센터에서 공급과 회수담당
③ 창고는 통합하되 간호과에 소속된 중앙공급실만을 별도로 운영
④ 창고는 통합하되 물품의 공급과 회수는 각 사용부서에서 담당

학습목표	4. 창고입고업무 처리과정을 이해하고 수행한다.

10. 일반적인 창고입고업무 처리과정을 5단계로 나누어 설명하시오.

11. 설비 및 장비의 입고업무 처리과정을 3단계로 나누어 설명하시오.

12. [학습과제] 병원의 창고관리와 관련하여 다음 사항을 조사해보자.

1) 창고관리 방식은 어떤 형식을 취하고 있는가.
   □ 창고관리 전문부서에서 모든 재고를 관리하는 중앙화 방식

학습문제

☐ 사용부서에서 직접 해당물품의 재고를 관리하는 분산화 방식
☐ 일부품목은 중앙화, 일부품목은 분산화 하는 혼합형
　↳ 혼합형의 경우 그 내용 및 이유는 :

※ 창고를 견학하고 그 기능과 관리내용에 대하여 조사

2) 창고 수, 위치, 면적, 주요저장품
창고 수 : ______개

명칭	위치	면적	주요저장품

3) 창고의 문제점에 대해 Check 할 것
☐ 창고 면적이 협소하여 적정재고량 확보가 곤란
☐ 보관 장소가 협소하여 여러 곳에 쌓아둠으로 물품보관 및 위치식별 곤란
☐ 창고 위치 부적합으로 운반과 분배에 많은 시간, 인력이 소요
(사용부서와 멀리 떨어져 이동거리가 길다.)

4) 다음의 창고관리 요령이 잘 지켜지고 있는지 체크하시오.
☐ 품목마다 품명, 규격, 성분, 재고량 등 여러 가지 정보를 나타낸 Tag가 선반에 붙어 있다.
☐ 품목마다 주소록을 만들어 어느 품목이 몇 번째 선반, 몇 째 층, 몇 번 칸에 있는가를 쉽게 알 수 있다.
☐ 물자는 종류별, 규격별로 분류하여 보관하고 있다.

학습문제

□ 물자의 특성에 맞는 보관시설을 갖추어 품질의 변질 또는 손망실을 방지하고 있다.
□ 출고 시에는 선입 · 선출의 원칙이 지켜지고 있다.
□ 선반의 이용과 산적 방식의 개선으로 좁은 공간을 최대한 활용하고 있다.
□ 불출이 빈번한 물품은 불출구 가까운 곳에 또는 사용처와 가까운 창고에 보관하고 있다.
□ 창고담당 직원 외의 출입을 통제하여 물품의 도난이나 품목의 대치 등을 방지하도록 하고 있다.
□ 불출창구가 있어 물품의 수령 시에는 불출창구를 이용하고 있다.
□ 물품종류 별로 불출일이 정해져 있다.
그 내용 : ____________________
□ 불출 시간이 정해져 있다.
그 내용 : ____________________
□ 반납품 또는 교환품은 반납된 표를 사용하고 있다.
□ 수불카드, 수불부를 매일 정리하고 있다.
□ 물품의 명칭이 통일되어 있다.

5) 특수보관 물품은 누가 어떻게 관리, 어디에 보관되는지 또 어떻게 폐기처분되는 지 조사할 것
① 마약, 극약
② 방사능 동위원소
③ 혈액
④ 기타 특수보관을 요하는 물품

6) 유효기간이 경과한 물품에 대해서는 어떻게 처리하는가.
□ 반품의뢰 □ 폐기처분 □ 기타 ____________

학습문제

7) 검수 · 입고절차를 해당 서류와 함께 기술할 것

① 물품의 하역

② 물품의 확인 : 주문서, 송장, 출하장, 거래명세서, 수령증

③ 검수보고서의 작성

④ 검수보고서의 통보 : 구매부서, 경리부서, 각 사용부서에

⑤ 보관 장소로의 운반, 입고

※ 검수를 담당하는 부서명 :

객관식 문제 정답 1. ④ 3. ② 4. ① 8. ①, ④ 9. ②

제 11 장

출고와 배송관리

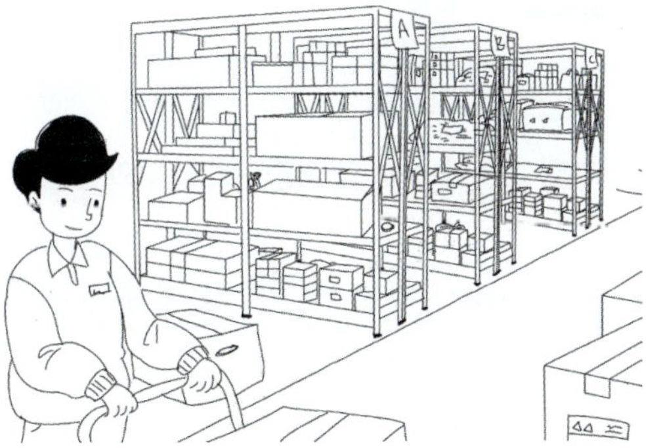

학습목표

1. 물품의 출고관리 과정을 이해하고 수행할 수 있다.
2. 물품 배송관리의 현황과 문제점을 이해한다.
3. 형태별 물품 배송방법을 이해하고 운용할 수 있다.
4. SPD 방식의 의의와 직간접 효과를 이해한다.

- **출고(불출)** : 각 부서에서 청구한 물품에 대하여 창고에 저장되어 있는 물품을 꺼내어 필요한 부서로 보내는 것을 말한다.

1. 출고관리

사용부서에서 필요로 하는 물품을 공급하는 방식에는 크게 2가지 방법이 있다. 하나는 청구 및 공급방식이고 하나는 정량보충방식이다. 청구 및 공급방식은 거의 대부분의 병

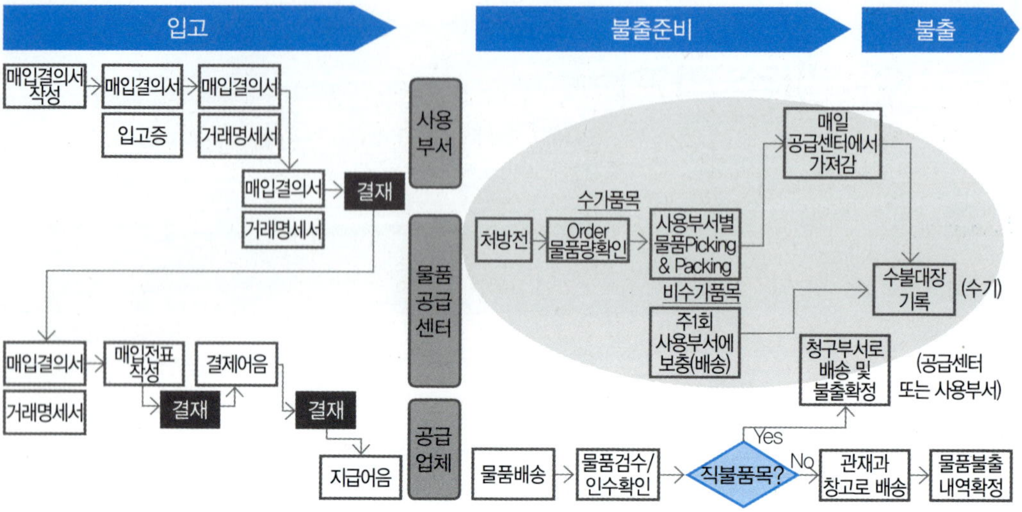

[그림 11-1] 출고 및 공급관리 업무의 흐름

원에서 아직도 사용하고 있는 재래식 방법으로 각 부서에서 필요로 하는 물품을 부서별로 물품관리부서에 청구한 다음 불출하는 방법을 말하며 정량보충방식이란 비교적 최근의 물류공급방식으로 청구 및 공급방식의 단점을 해결한 방법으로 각 부서에서 사용되어지는 필요한 물품의 양을 미리 정해두고 필요한 양을 물품관리부서에서 일방적으로 공급해주는 방식을 말한다. 따라서 정량보충방식의 경우 사용부서에서 물품재고의 확인, 소모량의 파악과 물품청구를 할 필요가 없어 물품관리와 관련된 사용부서의 일이 없어지고 원래의 업무에 전념할 수 있다는 장점이 있다.

1) 처방성 물품의 정량 공급

(1) **업무흐름도** : 처방성 물품이 청구되면 리스트가 출력되고 이에 의해 처방성 물품을 선별하여 포장한 뒤 자주대차나 카트에 실어 각 사용부서에 배송한다. 사용이 끝난 반환물품은 회수하여 정리한다.

(2) **업무내용** : 각 병동 및 외래, 검사실에서 당일 환자진료에 필요한 처방성 물품을 전일 예약 청구하면 Packing하여 자주대차 및 직송으로 청구부서에 매일 배송하는 업무

※ **자주대차**(Track Car) : 운송레일을 기반으로 하여 물품을 컨테이너(배송용 상자)에 넣어서 원하는 부서로 운송할 수 있는 배송시스템을 말한다.

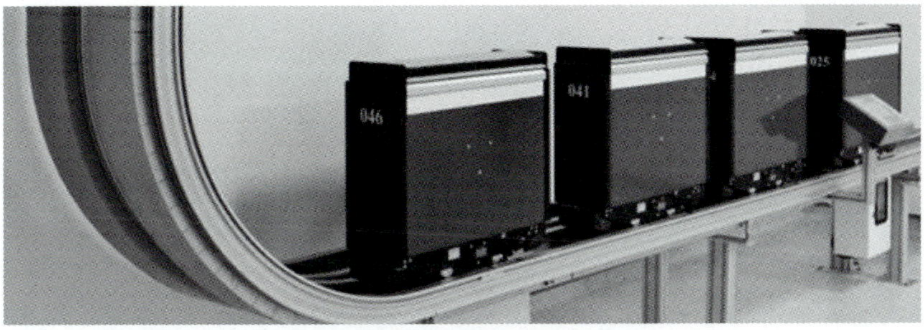

[그림 11-2] 물품운반을 위한 자주대차

(3) **배송방법** : 물품의 종류와 사용부서에 따라 자주대차에 의한 배송, 직접 배송, 그때그때의 청구에 따른 배송 등의 방법으로 물품을 공급한다.

2) 수술실 물품의 공급

(1) **업무흐름도** : 수술에 필요한 물품은 케이스 카트에 세팅하여 관리된다. 수술실에서 필요한 물품이 청구되거나 정량공급을 할 경우 중앙공급실에서 소독 멸균이 완료된 물품을 모두 케이스 카트에 담아 수술실로 배송하고 사용이 끝난 물품은 다시 중앙공급실로 보내 다음 수술에 대비하도록 한다.

(2) **업무내용** : 수술실에서 당일 수술할 환자에 대하여 필요한 의료소모품을 환자별로 전일 예약 청구하면 소독된 일회용 의료소모품을 가방에 Packing 하여 수술실로 매일 배송하는 업무

※ **수술환자 케이스 카트 관리 시스템(Case Cart Delivery System, CCDS)** : 수술 스케줄에 맞추어 환자 각각의 케이스에 따른 수술재료를 Picking하고 Bag Packing하여 수술 전날 배송하여 제공하는 시스템

3) 물품의 출납관리 원칙

(1) **출고 시에는 선입선출법에 의해 재고금액을 계산한다.**

병원물품의 대부분의 유효기간이 명시되어 있으므로 먼저 입고된 물품이 먼저 출고되도록 보관 · 관리하여야 유효기간이 경과되어 못쓰게 되는 물품이 발생하지 않는다.

(2) 물품의 출고는 종류별로 출고일(요일)을 정하고 출고시간을 정하여 통제한다.

(3) 반납품 또는 교환품이 있을 경우에는 반납전표를 반드시 사용하도록 한다.
(4) 수불카드는 매일 처리한다. 전산으로 수불을 관리하고 있으면 매일 입력한다.

4) 재고 분배(출고) 개요

(1) **분배** : 창고에서 사용부서로 물품이 이동하는 것이다.
(2) 적절한 물품을 가장 낮은 비용으로 적절한 시기에 필요한 장소에 투입하는 것이다.
(3) 운용물품을 최소화시켜 재고 비용을 감소시킨다.
(4) 분배 관리자가 고려해야 할 내용은 다음과 같다.
① 고객요구에 대한 지속적인 모니터 실시
② 시간표
③ 피드백을 위한 고객과의 협조
④ 물류취급에 필요한 기법의 활용
⑤ 운용과 분배에 필요한 구조 및 시스템

2. 물품 배송관리

1) 물품의 배송

병원 창고에 보유하고 있는 저장 소모품의 경우, 물품청구서에 의거하여 다음 요령에 의해 각 사용부서로 출고한다. 물품의 특성, 창고의 형태, 그리고 병원의 내규에 의하여 물품배송의 주체는 다양하게 변화된다.

(1) **정기배송** : 중앙창고(또는 구매대행업체)에서는 사용부서와 협의에 의하여 정하여진 날짜(요일)에 청구물품을 1주 단위로 모든 청구부서에 직접 배송한다.
(2) **정수보충** : 중앙공급실 등에서 각 병동에 정수 보충함을 설치하고 사전에 정해진 품목 및 수량을 주 2-3회 순회하며 부족분을 정기적으로 보충하는 배송 방법이다.
(3) **응급물품** : 응급물품은 당일 청구하여 청구부서에서 물품창고를 방문해서 직접 수

령을 한다. 정기배송을 하는 물품이라 할지라도 약속된 배송일보다 빨리 받아야 할 상황이 되면, 필요한 일부의 물품은 창고를 방문하여 직접 수령을 해야 한다.

■ 물품공급 관리의 문제점

물품공급을 위하여는 적절한 배송형태, 배송방법, 배송case, 배송 cart의 사용이 전제되어야 한다. 현재 배송의 문제점으로 지적되고 있는 사항을 정리해 보면 다음과 같다.

(1) 배송방법의 문제점

① 배송카트에 배송 케이스가 제대로 놓여 지지 않아 불안정하다.

② 몇 번이고 카트가 왕복, 시간이 걸리며 불출 때에는 혼잡해진다.

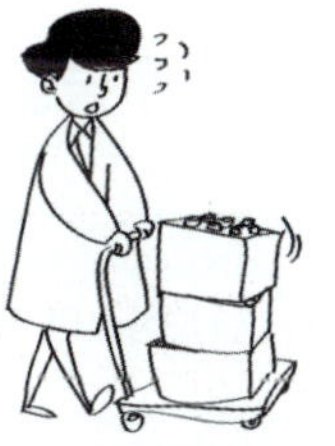

(2) 배송형태의 문제점

① 배송 케이스가 무겁고 운반하기 어렵다.

② 물품에 따라 각종의 종이 박스가 사용되고 있다.

③ 배송 케이스가 내용물보다 약하고 불안정하며 배송장소의 표시도 안 되고 있다.

④ 환자별 약제를 배송하기 위해 타 케이스에 옮김으로 비효율적이다.

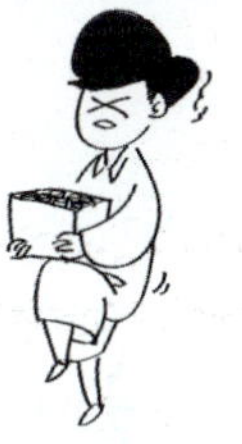

(3) 수납에 있어서의 문제점

① 수납 케이스를 놓아둘 곳이 없어 바닥에 두거나 앉은 자세로 작업을 해야 한다.

② 수납집기가 적고 분류되어 있지 않다.

③ 공간효율이 나쁜 수납집기를 사용하고 있다.

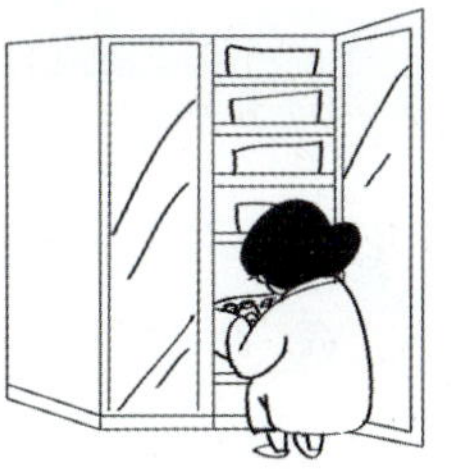

(4) 미관상의 문제

① 종이 박스가 원내를 이동함으로 보기가 좋지 않다.

② 바닥에서의 작업이 환자에게 보인다.

③ 간호대기실의 혼잡이 눈에 띄게 된다.

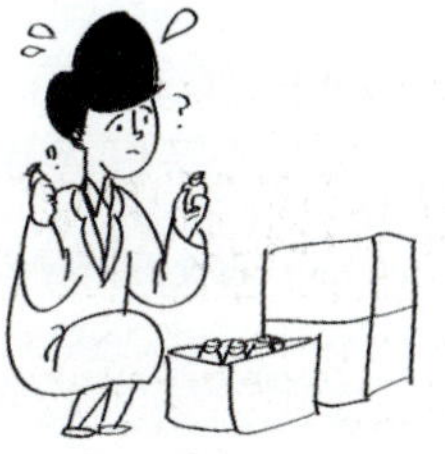

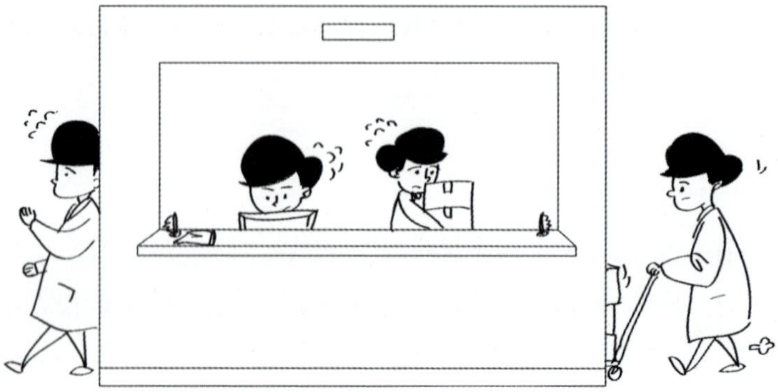

2) 물품 공급방법

(1) 청구에 따른 공급방식(Requisition System)
(2) 정량공급방식(Par Level System)
① 정량보충방식
② 케이스 카트 교환 시스템(Case Cart System)
③ 트레이 교환 시스템(Exchange Tray System) / 바스켓(Basket) 교환 시스템
④ 물품차 교환 시스템(Exchange Cart System)

(3) 기타 공급방식
① 알리바이 가이드 시스템(Alibi Guide System) - 서류, 장표류에 적용
② Unit Dose System - 의약품
③ 마스타 메디케이션 카트 시스템(Master Medication Card System) - 의약품
④ 자유선택상자 활용방법(Free Box Choice System)

(1) 청구 및 공급방식(Requisition System)

① 각 병원에서 대부분 시행하는 가장 전통적인 방법이다. 각 사용 부문의 스텝이 각각의 부문에서 재고관리를 담당하고 필요한 물품을 중앙의 공급부문 혹은 중간 재고부문에 청구하는 시스템이다.

② 이 방법은 사용단위에서 진료업무 외에 물품청구서의 작성, 결재, 청구서 제출, 물품의 운반에 허비하는 시간이 많아서 진료부서들의 불만 원인이 되고 부서간의 불신이 싹틀 우려가 있다. 다음과 같은 문제가 발생하고 있다.

■ 공급방식에서의 문제점

① 물품관련사무로 인해 사용부문에서 전문직의 직원이 그 전문직능에 전념하기 어렵다.

② 물품청구가 불규칙하게 발생하고 양도 일정치 않다.

③ 필요한 물품이 부족하여 긴급히 발주를 하나 납품이 늦어지는 경우가 발생한다.

④ 각 사용부문으로부터의 청구내용은 종종 필요한 물품(need)이 아니고 원하는 물품(want)이 되어 버리기 때문에 과잉재고의 발생을 가져오기 쉽다.

⑤ 발생주의를 적용하기 때문에 중앙창고의 재고관리나 구매관리를 효율적으로 행하기가 어렵다.

⑥ 사용부문에서 전문직의 직원이 그 전문 직능에 전념하기 어렵다

그러나 이 방식도 단점만 있다고 할 수 없다. 예를 들이 침구류와 같이 부피기 큰 물건 등 배송하기에 부적당한 물건에는 이 방법이 적절하다. 따라서 이 방식이 적절한지 그렇지 않은지를 물품별로 잘 검토해볼 필요가 있다. 이 청구방식으로 공급을 행하는 것으로는 시약, 소독약, X-ray 필름, 조영제, 일반 소모품, 문구류 등이 있으며 이밖에도 환자용 침구 중에서 베게나 매트리스 등이 있다. 또한 건전지류 등에도 이 방법이 채용되고 있다. 물품청구서는 매주 월요일에 물품관리 센터에 제출한다. 물품관리 센터에서는 상비물품에 관해서는 화요일 오전 중에 체크를 하여 센터 부서장의 결재를 득한 후 출고준비를 하여 수요일에 출고한다. 배송은 정기 배송 시 행한다. 평상시 재고를 갖고 있지 않은 물품에 관해서는 그때그때 발주한다. 각 필요 부서에 의한 품의를 거쳐서 물품공급 부서장의 결재를 득한 후 발주한다. 물품청구 시에는 물품청구서를 사용한다.

(2) 정량공급방식(Par Level Transfer System)

진료부문이나 병동부문 등에 있는 재고는 그 물품의 종류와 수량 설정(정수 혹은 정량)을 해두고 물품이 사용된 만큼의 수량을 일정한 주기로 보충하는 방법이다. 정수에 의한 공급방식으로는 형태별로 정량보충방식, 케이스 카트 교환 시스템(Case Cart System), 트레이 교환 시스템(Exchange Tray System) / 바스켓(Basket) 교환 시스템, 카트 교환 시스템(Exchange Cart System)이 있다.

① 정량보충방식

이 방법은 사용단위에서 품목별 표준사용량을 중앙창고에서 조사하여 일정기간(3일 또는 7일) 쓸 수 있는 물량을 사용부서에 미리 배정해 주고 매일 또는 일주일에 2~3회 중앙창고 배달요원이 순회하면서 그 동안에 소비된 물량만큼 보충해 주는 방법이다. 이 방법은 소액현금제도(petty cash system)와 비슷한 방법이라 할 수 있다.

② 케이스 카트 교환 시스템(Case Cart System)

이 방법은 중앙창고에서 카트에 수납하는 물품의 정수를 미리 설정해 놓고 그날의 스케줄에 의하여 진료사용별, 각 수술별로 케이스카트에 모든 기재를 세트(set)하여 사용부서에 공급한 후 그것을 정해진 주기에 카트별로 교환해 주는 시스템이다. 사용부문에서는 물품청구전표를 작성할 필요가 없고 항상 필요한 물품이 준비되게 된다. 또한 중앙의 관리부문으로서는 부문별 물품소비량을 파악할 수 있어서 사용부문 혹은 중앙창고의 적정재고관리가 달성가능하고 효율적인 구매계획을 세우는 것이 가능해진다. 이 시스템이 제대로 운영되면 수술부문의 공간에 필요 없는 재고를 쌓아둘 필요가 없어지며 수술 전 준비작업이 상당량 경감된다. 이 시스템을 유효하게 운영하기 위한 조건으로서 다음 항목을 명확히 하지 않으면 안 된다.

㉠ 수술세트의 내용이 표준화되어 있을 것. 만일 의사의 출신대학이나 취향에 의해서 동일수술임에도 사용기재의 종류가 다르면 의사별 카트가 많아지게 되고 본래의 케이스 카트 시스템의 의미를 잃게 된다. 이것을 방지하기 위해서는 각과의 부장, 진료부장 등에 의한 수술별 세트형식을 결정, 새롭게 채용된 의사에게 지도해 나가지 않으면 안 된다. 각 병원의 수술별 사용기재나 용구가 표준화되어야만 케이스 카트시스템이 성공한다.

㉡ 중앙멸균부문(Central Processing)에 충분한 공간이 있을 것

㉢ 중앙멸균부문의 작업원에게 수술세트를 구성할 수 있을 정도의 능력이 있어야 한다. 이 작업을 위해서 컴퓨터와 디스플레이를 접속하여 화상에 의한 메뉴얼을 이용하는 방법도 생각해 볼 수가 있다.

㉣ 케이스 카트의 세정, 건조실이 준비되어 있어야 한다.

㉤ 중앙멸균부문과 수술부문이 청결용(Clean)과 사용종료(Solid)에 두 대의 전용 엘리베이터(혹은 Dumb Waiter)로 연결되어 있을 것

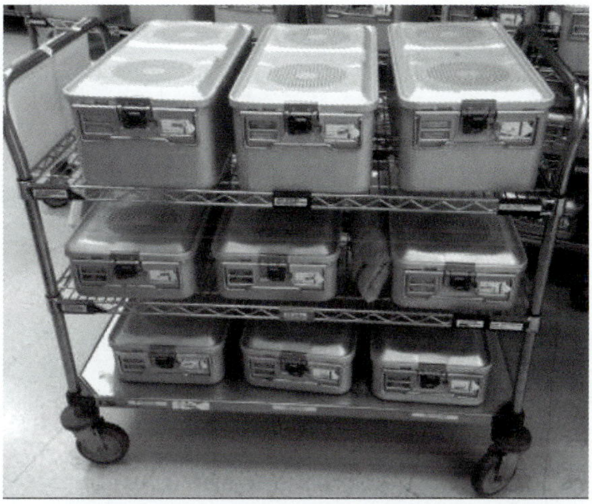

[그림 11-3] 수술실에서 사용하는 케이스 카트

③ 트레이 교환 시스템(Exchange Tray System) / 바스켓(Basket) 교환 시스템

트레이나 바스켓은 물품을 담는 상자를 말한다. 물품차 교환방식에서는 물품차 전체를 교환하지만 트레이나 바스켓 교환시스템에서는 사용하지 않고 있는 트레이나 바스켓은 교환하지 않고 사용된 물품이 있는 트레이나 바스켓만 교환한다.

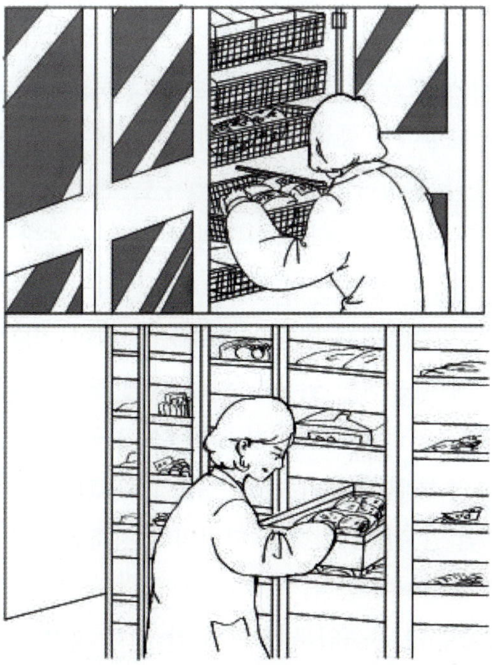

[그림 11-4] 트레이 혹은 바스켓에 의한 부분적인 물품의 교환

④ 물품차 교환방법(Exchange Cart System)

㉠ 사전에 각 병동에 설정한 정량의 멸균 재료를 수납한 보관고와 사용하여 내용물이 줄어든 배송보관고를 정기적으로 교환하는 방법이다.

㉡ 공급받은 측에서는 단지 사용만 하는 것으로 정량보충방식에서와 같이 사용량을 산출하여 청구서를 기입할 필요가 없어서 수고가 많이 줄어들고 특별한 전표를 쓸 필요가 없다.

㉢ 각 간호 단위에서는 진료재료의 보관장소가 배송보관고로 한정되기 때문에 진료재료가 산재되지 않아서 효율적으로 운용할 수 있지만, 배송보관고 또는 카트, 왜건(wagon) 등의 시설설비가 갖추어져야 하며 중앙창고 공유면적을 많이 차지하는 제약점이 있다.

정수 보충 방식에 적합한 물품은 주로 진료재료, 위생재료 등 일상적으로 사용되는 것들이다. 단 의약품이나 장표류는 후에 기술하는 별도의 방법으로 공급한다. 사용 부문의 정수의 결정은 이론적으로 다음 공식으로 표현할 수 있다.

일일사용수(량) = (월불출수 + 월간보충수) - 월말 불출수/월간 가동일수

그러나 모든 물품에 관해서 월초와 월말에 전물품의 공급을 정량보충방식으로 하는 것은 매우 많은 시간과 인력을 필요로 하여 현실적으로 불가능하다. 따라서 처음에는 적당히 가상의 정수를 설정하여 공급업무를 행하고 사후에 정수를 수정해 가면서 필요한 물품의 품목과 정수를 결정하면 된다. 이 정수는 환자의 움직임과 함께 변하는 것이므로 적어도 3개월 혹은 4개월마다 품목수와 정수를 조정해 주지 않으면 안 된다.

다음으로 공급의 빈도에 관해서는 외래부문, 구급부문, 수술부문 등은 매일, 병동부문은 1주 3회의 공급을 한다. 이때 병동의 정수는 전기한 정수의 결정방법을 2일분으로 하면 된다. 이 경우에 배송계는 연휴가 있을 때 반드시 1일은 휴일 출근을 하지 않으면 안 된다. 특히 연휴, 연말연시에는 하루건너서 출근하지 않으면 안 된다. 이 공급주기를 3일에 1회로 하면 휴일 출근의 빈도는 적어지지만 병동재고량이 증가해 충분한 공간을 확보하지 않으면 안 된다. 이것은 병원의 입지조건이나 총휴일, 출근수당 등을 감안하여 각 병원별로 결정해야 한다.

마지막으로 물품 공급량의 산출업무에 관해 각 진료 혹은 각 병동부문의 스텝이 행하여 물품공급담당부서에 연락하는 경우는 정수보충제도 구축의 목표의 하나인 간호

업무에 충실, 즉 전문직원의 인력이 그 전문 직능에 전념할 수 없게 되거나 관리의 신뢰도가 떨어지게 된다. 사용부문에서 물품을 사용한 후 그 사용물품명과 사용량을 컴퓨터에 입력함과 동시에 그 정보가 물품공급담당부서에 출력되는 경우 전기한 방법과 마찬가지로 폐해가 있다는 것과 컴퓨터에 드는 비용이 많아지며 진료수가 계산과의 정합성을 얻기 위한 복잡한 소프트웨어가 필요하게 되어 많은 경비를 필요로 하기 때문에 적당하지 못하다. 이러한 이유로 물품공급담당부서의 배송계원에 의한 사용량 조사가 가장 합리적이라 할 수 있다. 이 경우 사용량 조사와 공급 간에는 시간적인 틈이 생겨 물품의 부족이 발생할 우려가 있으나 정수를 조금 증가시키는 것으로서 해결된다. 이 방법의 장점으로는 ① 부문별 공급량, 공급액수의 파악이 가능하다, ② 사용부문의 재고관리가 정확하게 된다, ③ 전표처리가 불필요해 진다, ④ 중앙창고의 재고량을 적절히 유지하는 것이 가능하다, ⑤ 불량재고, 사장품의 발견을 감소시킬 수 있다, ⑥ 전문직의 인력이 각자 전문직능에 전념할 수 있다는 점 등을 들 수 있다.

단점으로서는 ① 시간적인 틈이 발생하는 문제, ② 배송계원은 사용량 조사를 위해 각 사용부문을 방문하여 조사해야 한다는 번거로움이 있다, ③ 시간적인 틈이 발생함으로 인해 카트교환방식에 비해서 관리의 엄격성이 떨어진다 등이다.

배송계원이 사용부문에서 행한 재고조사의 결과는 그대로 공급해야 할 수량으로 중앙창고로부터 불출된다. 기록용지에는 부서명, 품명, 규격, 정수 등의 정보가 바코드로 표시되어 여기에 보충수를 기록, 그대로 컴퓨터에 입력된다.

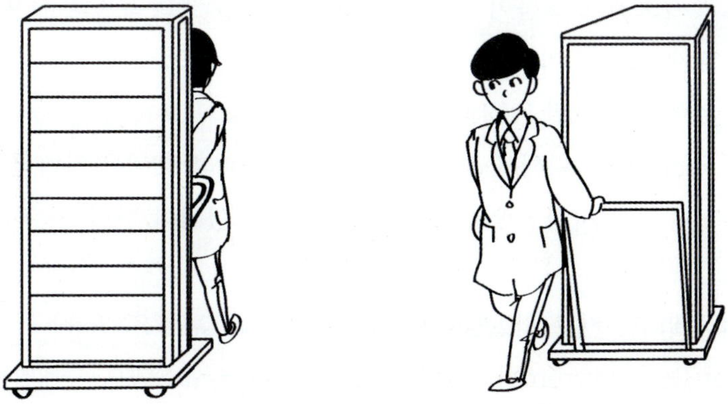

[그림 11-5] 물품차 교환방식

(3) 기타 공급방식

① 알리바이 가이드 시스템(Alibi Guide System)

이 방법은 장표류의 공급시스템에 적당하다. 즉 알리바이 가이드라고 하는 카드를 준비하여 일정량의 장표량을 사용한 시점에서 알리바이가 표면에 나타나도록 하여 그 카드를 반송계원이 회수한다. 이 알리바이 가이드에는 장표의 명칭, 보충정수, 부서명 등의 정보가 바코드기호와 함께 표시되어 있으므로 그 알리바이 가이드에 규정되어 있는 장표량을 각 사용부문의 소정위치에 보충하는 시스템이다. 이 방법을 도입하므로 해서 사용부문에서는 청구업무의 배제와 동시에 재고관리가 가능해 진다. 이 알리바이 가이드(카드)를 레벨카드라고도 한다.

② 유닛 도즈 시스템(Unit Dose System)

이 시스템은 주로 내복약, 외복약의 관리에 적당한 시스템이다. 적용부문은 환자에 대하여 미리 처방전을 발행하는 것이 가능한 병동부문에 한정되어 외래와 화상진단부문, 중앙진료부문 등에는 적당하지 않다. 구체적인 방법으로서는 병동에 있어서 환자별로 지시된 처방에 근거하여 약국에서 환자별 카세트에 처방내용에 상응하는 24시간분의 약제를 세트하여 병동에 공급, 처방변경 및 처방중지에 의해 불필하게 된 약재는 카세트를 그대로 회수하는 시스템이다. 이 시스템에 의해 병동에서의 업무량을 경감함과 동시에 투약 및 처방 미스 방지와 품질관리를 확실하게 할 수 있다. 또한 병동에 있어서 약품재고 감소에도 도움이 된다. 단 이 시스템을 효과적으로 응용하기 위해서는 다음과 같은 전제 조건이 마련되어야 한다.

㉠ 약국에 있어서 환자별 Packing Space를 확보할 필요가 있다.

㉡ 환자별 Packing을 위해서 필요한 약사를 약국에 확보해야 한다.

㉢ 처방변경 등의 임시적인 약재공급에 대응할 수 있어야 한다.

③ 마스타 메디케이션 카트 시스템(Master Medication Card System)

이것은 Unit Dose System의 결점을 보완하기 위한 시스템으로 개발된 것으로 병동에 대한 약품공급 스테이션으로서 역활을 가진 카트(1대에 300종류 정도에 약품을 세트해 둠으로써 전 처방에 약 95%에 대응 가능)를 준비하여 그것으로부터 병동별로 메디케이션 카트에 병동순회약사가 unit dose로서 세트하는 시스템이다. 따라서 처방의 발생으로부터 약품이 공급되기까지에 있어서의 시간차 발생방지와 처방변경에 의해서 임시 약품공급이 필요할 때의 대응이 가능해진다.

㉠ 처방변경 등 임시 약품공급의 필요성

㉡ 처방한 후 약품이 공급되기까지의 시간 차 발생에 의한 약품의 부족과 불안에 대응하기 위해 2간호 단위로부터 3간호 단위당 1대씩의 비율로 비치한다.

④ 자유선택상자 활용방법(Free Box Choice System)

㉠ 당직실에 멸균위생재료 자유선택 상자를 비치해 두고 필요량을 마음대로 가져가는 방법이다.

㉡ 이 방법은 창고를 24시간 개방하여야 함으로 중앙창고 담당자가 3교대 근무를 해야 하거나 중앙창고를 개방하지 않는 범위에서 자유선택상자(free box) 보관창고를 따로 정한 장소가 필요하다.

3. SPD에 의한 배송관리

SPD방식의 도입에 의해 병원건축이 바뀌고 있다. 주요한 변화는 병동부, 수술부, 공급부문 등에 걸쳐있다. 병동부에서는 간호업무의 거점을 분산함으로 보다 효율적인 베드 사이드 케어(Bed side care)가 가능하게 되었다. 병동 간호사실에 집중 배치되었던 물품류를 분산배치 함으로 해서 가능하게 된 것으로, 현재 신설병원 등에서 보이는 분산화의 방식에는 각 간호단위의 중심에 설치되어 있는 간호대기실에 의한 분산배치 방식이나 전 병실의 입구 쪽에 배치된 임시 공급공간에 간호물품을 비치하고 의약품 등을 부속시설에 배치하는 방식 등이 있다.

어떠한 경우에도 물품의 공급, 회수업무는 SPD방식에 의한 공급부문의 직원에 의해 물품이 공급, 회수되고 재고가 파악된다. 또한 수술부에서 사용되는 기자재류의 재생에 관하여 이제까지 병원에 있어서는 중앙공급실 이외에 수술실 전용 중앙공급실(Central Supply Room)을 두어 멸균업무를 수술실 전용의 공급실에 전담시키는 방식을 취하는 병원이 많아졌다. 이때 수술부문과 중앙공급실을 수직방향으로 겹치게 하고 양 부문을 연결하는 배송설비(엘리베이터, Dumb Waiter)가 도입되고 있다. 수술기구의 공급방법에도 변화가 와서 공급부문 측에 각 수술환자별로 필요한 수술세트, 1회용 물품, 위생재료 등을 탑재한 웨건(wagon, container)을 세트하여 수술스케줄에 맞추어 공급하는 등의 방법이 실현되었다. 수술기구 세트의 포장도 면포 등에 대신하여 멸균장치에 그대로 사용할 수도 있고 배송용기로도 사용할 수 있는 금속제의 멸균 컨테이너를 채용하기도 한다.

SPD 시스템이 병원건축에 끼친 가장 큰 영향은 부문구성의 변화이다. 이제까지 중앙진료시설에 포함되어 있던 약국, 혈액은행, 중앙공급실을 서비스부문에 포함되어 있던 급식, 세탁실, 중앙창고 등과 통합하여 공급부문으로서 부문분류상 위치시켰다는 점이다. 이에 의해 SPD 부문적 건축형태를 한 공급부문을 소유한 병원이 출현되게 되었다.

1) 공급부문에의 SPD화의 의의

병원의 물품공급방식에는 청구 및 공급방식과 정량공급방식이 있는데 정량공급방식이 주가 되어 병원에 있어서 공급부문을 구성하는 각 부를 건축적으로 통합하고 조직적으로 일원화하는 물품공급 방식을 SPD시스템이라고 한다. SPD시스템을 도입하는 주목적은 다음과 같다.

(1) 물품관리의 철저화

물품의 구입으로부터 사용에 이르기 까지 관리를 철저히 하고 재고량의 감소와 재료비의 청구누락을 없애 병원경영에 도움이 되고자 하는 것이다. 말단의 재고 관리나 품질관리까지 포함한 물품관리를 공급부문 측에서 일관되게 행하는 것이다.

(2) 배송의 체계화

원내 물류전체를 조직적으로 파악한 후에 물품의 정수화나 물품관리 시스템을 확립, 배송의 체계화를 꾀하고자 하는 것으로 배송의 체계화를 꾀하기 위해서는 물품의 관리 공급의 일원화가 유효함과 동시에 건축적으로도 공급부문을 집중화시키는 것이 가장 유효하다고 할 수 있다.

(3) 원내 동선의 정리

공급부문과 사용부문 사이의 동선(물류)을 종합적으로 정리함으로 해서 사람과 물건의 동선을 명확하게 구분, 원내전반의 동선계획을 정리하고자 하는 것이며 공급부문을 집중 배치한 건축형태는 원내동선의 정리를 용이하게 함과 동시에 물류의 청결, 오염관리의 일원화가 가능하다.

(4) 공급부문의 의식계획

공급부문의 확립에 동반하여 부문의 기능이나 물품의 관리 공급의 책임체제를 명확하게 함으로 해서 직원의 의식개혁이나 직장환경의 개선을 꾀할 수가 있다.

(5) 사용부문의 노력경감

물품의 관리 공급체제의 확립에 의해서 사용 부문 측의 재고관리나 물품청구 및 배송에 관한 업무를 경감시켜 각자 본래의 업무에 전념하도록 하는 것이다.

2) SPD도입의 직간접 효과

(1) 직접효과

① 사용부서의 물품관리 관련업무 경감
② 원가의식 향상
③ 재고관리업무철저
④ 물품의 흐름 원활화
⑤ 과잉재고 억제와 공간유효활용
⑥ 유효기간 지난 물품발생 억제
⑦ 실 사용실적 파악가능
⑧ 청구누락방지
⑨ 표준화 가능
⑩ 재료비 경감
⑪ 수지관리 데이터의 작성이 가능
⑫ 경영통계정보의 작성용이
⑬ 사장품의 감소

(2) 간접효과

① 진료부문과 사무부문의 협력체제 강화

② 간호업무 생산성 향상
③ 경영방침의 명확화
④ 물자관리에의 관심도 향상
⑤ 사용부서에서의 물품수납장소 정 위치화
⑥ 배송형태 간소화

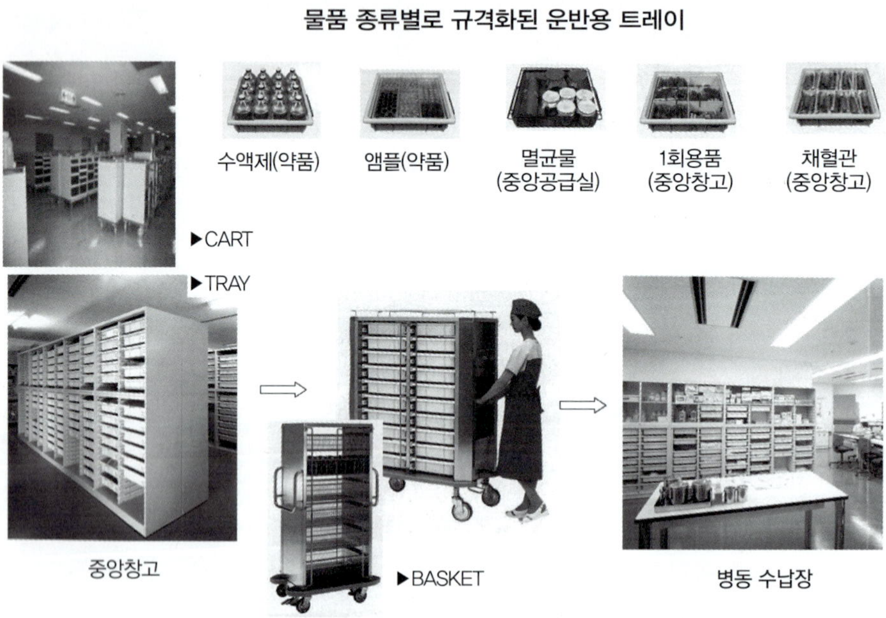

[그림 11-6] SPD공급방식에 의한 각종 운반용품들

실무 청구한 물품의 출고 업무처리

발주한 물품이 창고에 입고되었으면, 이제는 각 청구부서로 출고를 시켜야 한다. 구매대행업체에 물류를 위탁한 경우 물품의 출고는 병원이 재고를 관리하는 물품에 한하여 이루어지므로, 출고 업무가 대폭 감소된다.

그리고 병원의 규정에 의하여 청구부서 직원이 불출창고에 와서 청구한 물품을 수령해 가든지, 물류창고를 관리하는 직원이 배송할 물품을 준비하여 각 부서로 배송을 하게 된다.

출고를 준비하는 과정과 배송하는 과정은 모두 수작업으로 이루어지지만, 일부의 경우에서는 바코드 리더기를 이용하여 배송할 물품을 확인하기도 한다.

이 과정을 수행하기 위하여 검수 및 입고 보고서, 창고별 현재고, 물품청구서, 반납전표 등의 자료가 필요하다. 청구한 물품의 출고 업무처리 과정은 다음과 같이 4단계로 이루어져 있다.

[1] 출고할 내역을 조회하는 단계
[2] 배송 물품의 준비 및 출고 전 검수를 하는 단계
[3] 물품의 배송과 수령을 확인하는 단계
[4] 출고 물품을 등록하는 단계

이제 각 단계별로 하나씩 확인해 보자

[1] 출고할 내역을 조회한다.

1) 수작업으로 물품의 출고를 준비하는 경우 각 부서에서 제출한 물품청구서를 출고가 예정된 날짜(요일) 순서대로 정리해 놓아야 한다. 일부 부서에서는 긴급출고를 요청할 수도 있으므로 날짜(요일)별, 부서별 명칭 순서대로 정리하는 것이 좋다.

발주한 물품이 창고에 입고되어서 출고에 문제가 없는지 확인하여야 하며, 물품의 입고가 지연되는 경우에는 거래처 담당자가 발주를 제대로 받았는지, 언제 납품이 가능한 것인지, 담당자가 퇴사를 하여서 연결이 끊어진 것은 아닌지 등을 유선으로 확인하여야 한다. 소규모 거래처일수록 담당자의 이직이 많다.

2) 물류정보시스템을 이용하여 물품의 출고를 준비하는 경우, 병원의 전산 환경에 따라 준비해야 하는 사항이 다르다. 모바일 기기를 이용할 때에는 출력된 물품청구서가 필요 없지만, 병원에 따라서는 물품청구서를 출력하거나, 구매부서로 제출된 물품청구서를 이용하는 경우도 많이 있다.

발주한 물품의 도착사항이나 현재고의 조회도 전산 프로그램에서 동시에 조회가 가능하다. [물류재고관리] → [청구불출관리]에 들어가서 [불출입력] 프로그램을 실행시킨 다음 오른쪽 화면 중간에 있는 [불출품목]을 선택하면, 팝업창이 나타나며 청구부서별로 작성한 물품청구서와 구매요구서, 그리고 자동으로 생성한 처방청구 내용을 확인할 수 있다.

(1) 긴급하게 사용하여야 할 물품이 있을 경우 청구부서에서는 청구한 물품을 관리하

는 불출창고의 담당자에게 전화 등으로 출고요청을 하고 창고로 이동한다.

(2) 출고요청이 들어오면 청구내역을 화면으로 확인하거나, 제출된 청구명세서로 사용부서별 청구된 물품에 대한 출고예정정보를 확인한다.

(3) 출고요청을 받은 물품은 병원의 [불출부서]에서 관리하는 물품에 한하여 조회가 가능하며, 물류대행업체에서 출고시키는 물품은 제외된다.

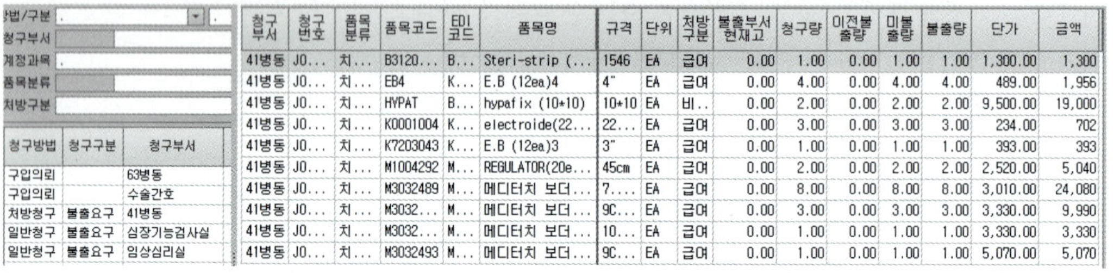

방법/구분
청구부서
계정과목
품목분류
처방구분

청구방법	청구구분	청구부서
구입의뢰		63병동
구입의뢰		수술간호
처방청구	불출요구	41병동
일반청구	불출요구	심장기능검사실
일반청구	불출요구	임상심리실

청구부서	청구번호	품목분류	품목코드	EDI코드	품목명	규격	단위	처방구분	불출부서현재고	청구량	이전불출량	미불출량	불출량	단가	금액
41병동	JO...	치...	B3120...	B...	Steri-strip (...	1546	EA	급여	0.00	1.00	0.00	1.00	1.00	1,300.00	1,300
41병동	JO...	치...	EB4	K...	E.B (12ea)4	4"	EA	급여	0.00	4.00	0.00	4.00	4.00	489.00	1,956
41병동	JO...	치...	HYPAT	B...	hypafix (10*10)	10*10	EA	비..	0.00	2.00	0.00	2.00	2.00	9,500.00	19,000
41병동	JO...	치...	K0001004	K...	electroide(22...	22...	EA	급여	0.00	3.00	0.00	3.00	3.00	234.00	702
41병동	JO...	치...	K7203043	K...	E.B (12ea)3	3"	EA	급여	0.00	1.00	0.00	1.00	1.00	393.00	393
41병동	JO...	치...	M1004292	M...	REGULATOR(20e...	45cm	EA	급여	0.00	2.00	0.00	2.00	2.00	2,520.00	5,040
41병동	JO...	치...	M3032489	M...	메디터치 보더...	7....	EA	급여	0.00	8.00	0.00	8.00	8.00	3,010.00	24,080
41병동	JO...	치...	M3032...	M...	메디터치 보더...	9C...	EA	급여	0.00	3.00	0.00	3.00	3.00	3,330.00	9,990
41병동	JO...	치...	M3032...	M...	메디터치 보더...	10...	EA	급여	0.00	1.00	0.00	1.00	1.00	3,330.00	3,330
41병동	JO...	치...	M3032493	M...	메디터치 보더...	9C...	EA	급여	0.00	1.00	0.00	1.00	1.00	5,070.00	5,070

[그림 11-7] 출고할 내역을 조회하는 화면

[2] 배송 물품의 준비 및 출고 전 검수를 한다.

1) 수작업을 이용한 배송 물품의 준비는 물품청구서를 가지고 물품이 적치되어 있는 장소로 이동하여 물품청구서에 기재되어 있는 물품을 하나씩 물품배송용 상자에 청구된 수량만큼 넣는 일이다. 물품청구서에는 물품이 저장되어 있는 위치가 기재되어 있지 않으므로 담당자가 물품의 위치를 모두 암기하고 있어야 배송 물품을 준비하는 시간을 줄일 수 있게 된다.

배송할 물품을 모두 상자에 담았다면, 물품청구서에 기재된 내용과 상자에 담긴 물품이 일치하는지 하나씩 검수를 하여야 물품의 선택 오류나 수량의 착오를 방지할 수 있다. 입고 검수와 같이 출고 검수 시에도 물품의 유효기간이 지나지 않았는지, 제품에 불량품이 없는지 확인한다. 발주한 물품이 도착하지 않아서 청구한 물품을 출고할 수 없는 경우에는 서류나 모바일 기기에 내용을 표기하였다가 물품이 도착하면 추가로 배송할 수 있도록 한다.

2) 물류정보시스템을 이용한 배송 물품의 준비도 수작업과 동일하게 이루어진다. 모바일 기기를 이용하는 경우에는 물품코드에 기재된 물품이 저장되어 있는 창고의 줄번호, 칸번호, 위치번호를 참고하여 빠르고 쉽게 배송할 물품을 준비할 수 있게 된다.

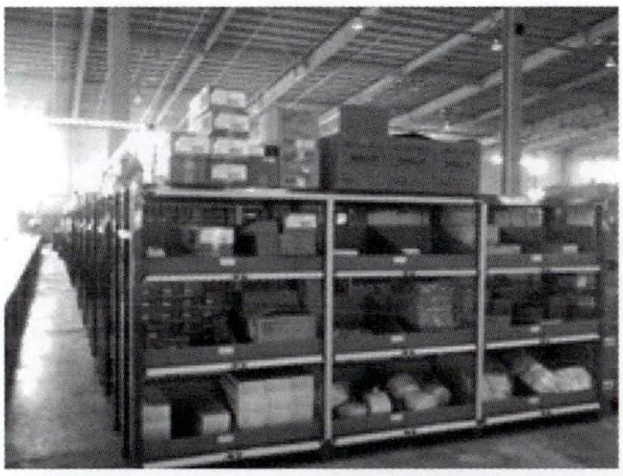
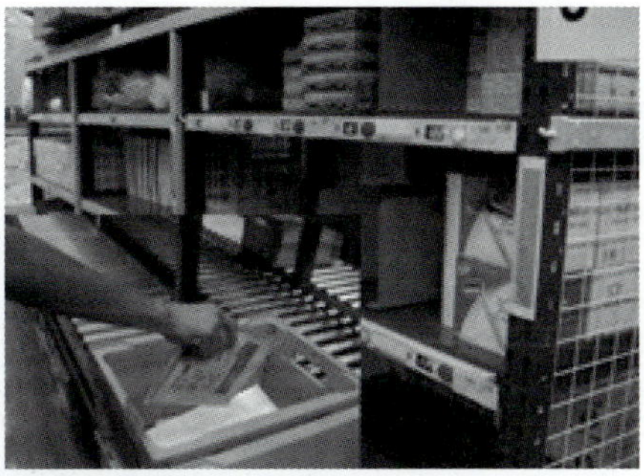

[그림 11-8] 청구물품 창고 내 확인 후 청구물품 박스에 골라담기

(1) 모바일 기기나 물품청구서를 들고 물품의 창고 내 위치정보를 확인하고 청구된 물품, 규격, 수량만큼 물품배송용 상자에 준비한다.
(2) 사용부서별 출고 준비된 배송용 상자에 물품, 규격, 수량 등을 물품청구서와 비교하여 올바른 물품이 준비되었는지 출고 전 검수(바코드 검수 포함)를 한다.
(3) 출고검수가 완료된 물품배송용 상자는 창고에서 사용부서로 직접 배송하거나 사용부서에서 창고로 물품을 가지러 오는 방법을 통해 물품을 출고시킨다.

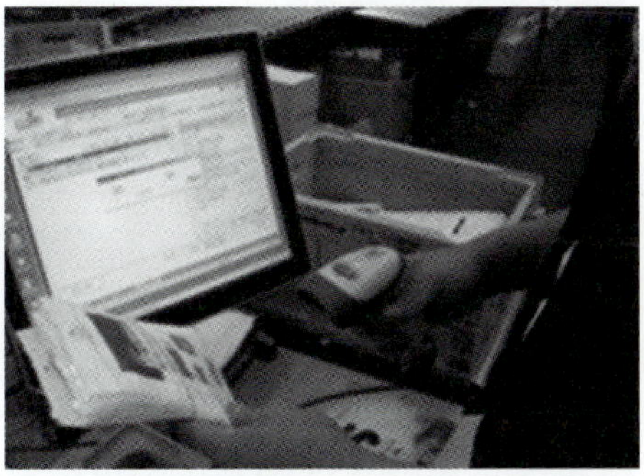

[그림 11-9] 출고 검수(바코드 검수)

[3] 물품의 배송과 수령을 확인한다.

1) 수작업을 이용한 물품의 배송은 물품배송용 상자를 이동카트에 올려서 물품을 청구한 부서로 배송하는 것이고, 해당 부서의 물품청구 담당자와 함께 청구한 물품이 정확히 도착하였는지 명칭, 규격, 수량을 확인하는 것이다.

이때에도 발주한 물품이 도착하지 않아서 배송을 하지 못한 물품을 제외하고 배송한 물품의 수령에 대한 청구 담당자의 1차 배송확인을 받아야 한다. 미배송 물품의 도착예정일과 배송예정일 등에 대한 정보를 제공해야 한다. 거래처의 배송 지연에 따라서 2차 또는 3차까지 배송이 지연되어 진료에 지장을 초래하지 않도록 해야 한다.

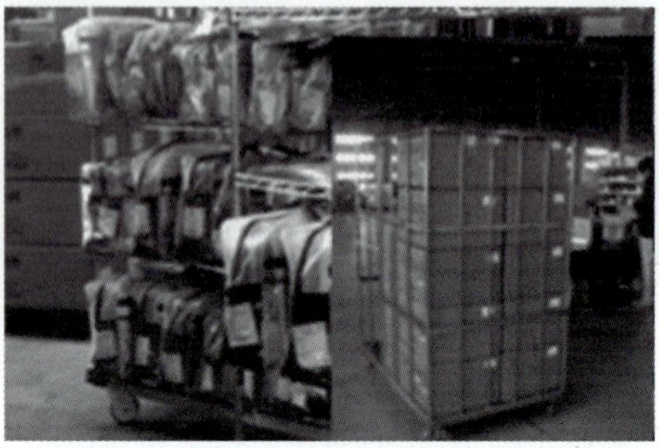

[그림 11-10] 출고(카트적치 및 출고진행)

출고확인증(일반청구)

물품구분 : 관리(진료재료) / 전체 품목

청구부서 : 112병동 　　　　불출일자 : 2013-01-03

청구일자 물품코드	품명 모델 / 규격	청구량 단위	불출량 단위	비고
20130102-0069 XDT40226	PLASTER, BAND 밴드골드 /38MM+38MM	2 PK	2 PK	

*출고처리된 항목에 대한 출고확인증 출력

1. (청구분 출고처리)를 통해 처리된 항목에 대해서만 출력가능<강제출고,기타출고 표시안됨>
2. 청구방법 : 일반청구(정수보충 포함) 와 처방집계만 사용
3. 품목구분 : 봉합사만(수술실), 그 외엔 전체로 지정
4. 정렬기준 : 항상 물품코드로 지정

[그림 11-11] 출고확인증

2) 물류정보시스템을 이용한 배송과 수령의 확인은 수작업과 내용이 동일하다, 병원의 전산 환경에 따라서 배송이 완료된 후 출력된 서류에 서명을 받거나 모바일 기기에 전자서명을 하는 것이 다를 뿐이다.

물품청구 및 수령증

불출부서 : 구매팀 　　불출번호 : JC20200819-0002 　　불 출 자 : 8223-허진

청구부서 : 93병동 　　청구번호 : J020200818-0021 　　불출일시 : 2020-08-19 16:35:19

순번	품목분류	품목코드	품목명	규격	단위	청구량	불출가능수량	불출량	메모
1	기타약품	D06-000011	성광포비딘액	1L	통	2.00	2.00	2.00	
2	수액(주사)	INS20	휴온스 NS 20ml	20ml*50Btl	AMP	500.00	500.00	500.00	
	[합 계]							502.00	

[그림 11-12] 물품청구 및 수령증

프로그램을 실행하면 불출번호에 대한 물품청구 및 수령증을 출력할 수 있는데, 청구 내역 중에서 해당 부서에 필요한 물품을 제공하고 물품청구서에 사용부서 담당자 서명을 받으며 배송과 수령을 확인하는 업무는 종료된다.

[4] 출고 물품을 등록한다.

1) 수작업을 이용한 물품의 출고 등록은 배송이 완료되면 각 부서로 출고한 물품을 서류에 정리한다. 창고부서에서는 출고로 등록을 하여야 하고, 물품을 수령한 부서에서는 입고로 등록을 해서 입 · 출고 장부에 물품코드별로 하나씩 정리한다.

청구부서별 출고된 물품에 대해 최종 단계를 마무리 하고 재고관리대장에 출고된 물품의 수량을 기록한 후 기존 재고 수량에서 출고된 수만큼 재고량이 감소하였는지 확인한다.

2) 물류정보시스템을 이용한 물품의 출고 등록은 해당 부서를 선택하고, 배송한 물품을 선택하여 저장하면 모든 전산 장부의 정리가 완료되며, 해당 부서에 배송된 물품의 수량, 금액까지 모두 간단하게 정리된다,

메모 10/07 불출완료

불출품목 행삭제(F8)

청구부서	청구번호	품목분류	품목코드	EDI 코드	품목명	위	처방구분	불출부서 현재고	청구량	불출가능 수량	불출량	단가	금액	메모
52병동	J020201005-0015	수액(...	ISCH	6...	대한생리식염주...		급여	-200.00	80.00	80.00	80.00	413.00	33,040	
61병동	J020201005-0024	수액(...	ISCH	6...	대한생리식염주...		급여	-200.00	800.00	800.00	800.00	413.00	330,400	
83병동	J020201006-0053	수액(...	ISCH	6...	대한생리식염주...		급여	-200.00	200.00	200.00	200.00	413.00	82,600	
51병동	J020201006-0064	기타약품	D06-000011		성광포비딘액		기타	18.00	2.00	2.00	2.00	7,250.00	14,500	
52병동	J020201005-0015	기타약품	D06-000011		성광포비딘액		기타	18.00	1.00	1.00	1.00	7,250.00	7,250	
93병동	J020201005-0018	기타약품	D06-000011		성광포비딘액		기타	18.00	2.00	2.00	2.00	7,250.00	14,500	
심뇌...	J020201005-0011	기타약품	D06-000011		성광포비딘액		기타	18.00	4.00	4.00	4.00	7,250.00	29,000	
응급센터	J020201006-0009	기타약품	D06-000011		성광포비딘액		기타	18.00	4.00	4.00	4.00	7,250.00	29,000	
63병동	J020200928-0071	기타약품	D06-000011		성광포비딘액		기타	18.00	2.00	2.00	2.00	7,250.00	14,500	

메모 10/14 불출완료

불출품목 행삭제(F8)

청구부서	청구번호	품목분류	품목코드	EDI 코드	품목명	위	처방구분	불출부서 현재고	청구량	불출가능 수량	불출량	단가	금액	메모
61병동	J020201012-0037	수액(...	ISCH	6...	대한생리식염주...		급여	-200.00	400.00	400.00	400.00	413.00	165,200	
63병동	J020201009-0002	수액(...	ISCH	6...	대한생리식염주...		급여	-200.00	80.00	80.00	80.00	413.00	33,040	
중환자실	J020201012-0069	수액(...	ISCH	6...	대한생리식염주...		급여	-200.00	800.00	800.00	800.00	413.00	330,400	
수술간호	J020201008-0041	기타약품	D06-0031		멸균바세린거즈		기타	115.00	10.00	10.00	10.00	500.00	5,000	
41병동	J020201012-0016	기타약품	D06-000011		성광포비딘액		기타	18.00	3.00	3.00	3.00	7,250.00	21,750	
52병동	J020201012-0044	기타약품	D06-000011		성광포비딘액		기타	18.00	1.00	1.00	1.00	7,250.00	7,250	
61병동	J020201012-0039	기타약품	D06-000011		성광포비딘액		기타	18.00	3.00	3.00	3.00	7,250.00	21,750	
62병동	J020201011-0007	기타약품	D06-000011		성광포비딘액		기타	18.00	1.00	1.00	1.00	7,250.00	7,250	
응급센터	J020201013-0003	기타약품	D06-000011		성광포비딘액		기타	18.00	3.00	3.00	3.00	7,250.00	21,750	
초음파실	J020201012-0080	기타약품	D06-000011		성광포비딘액		기타	18.00	1.00	1.00	1.00	7,250.00	7,250	

[그림 11-13] 불출입력을 통해 출고된 내용

[물류재고관리]의 [수불원장(원가)]에 있는 자료를 확인해 보자.

일자	적요	입고		출고		재고	
		수량	금액	수량	금액	수량	금액
	[기 초 재 고]	976.00	7,075,999	951.00	6,249,500	25.00	826,499
2020-10-07	불출-일반청구 #JC20201007-0001			2.00			
2020-10-07	불출-일반청구 #JC20201007-0001			1.00			
2020-10-07	불출-일반청구 #JC20201007-0001			2.00			
2020-10-07	불출-일반청구 #JC20201007-0001			4.00			
2020-10-07	불출-일반청구 #JC20201007-0001			4.00			
2020-10-07	불출-일반청구 #JC20201007-0001			2.00			
2020-10-07	입고-(의약)엠에스오팜 #PC20201007-6003	20.00	145,000			30.00	971,499
2020-10-14	불출-일반청구 #JC20201014-0004			3.00			
2020-10-14	불출-일반청구 #JC20201014-0004			1.00			
2020-10-14	불출-일반청구 #JC20201014-0004			3.00			
2020-10-14	불출-일반청구 #JC20201014-0004			1.00			
2020-10-14	불출-일반청구 #JC20201014-0004			3.00			
2020-10-14	불출-일반청구 #JC20201014-0004			1.00		18.00	971,499
	[2020-10 월계]	20.00	145,000	27.00	0		
	[2020-10 누계]	996.00	7,220,999	978.00	6,249,500	18.00	971,499

[그림 11-14] 출고내용이 정리된 구매팀의 수불원장(원가)

구매팀의 수불원장을 보니 입고에는 금액이 적혀 있는데, 출고에는 금액이 적혀 있지 않는 것을 볼 수 있는데, 출고에 금액이 들어가 있지 않는 이유는 아직 월 마감을 하지 않았기 때문이고, 월 마감을 하게 되면, 이전에 구입한 금액과 비교하고 원가정리를 마무리하여 금액이 들어가 있는 것을 보게 될 것이다.

일자	적요	입고		출고		재고	
		수량	금액	수량	금액	수량	금액
	[기 초 재 고]	148.00	0	112.00	0	36.00	0
2020-10-07	입고(불출)-일반청구 #JC20201007-0001	4.00				40.00	0
2020-10-14	입고(불출)-일반청구 #JC20201014-0004	3.00				43.00	0
	[2020-10 월계]	7.00	0	0.00	0		
	[2020-10 누계]	155.00	0	112.00	0	43.00	0

[그림 11-15] 출고내용이 정리된 응급센터의 수불원장(원가)

구매팀의 수불원장과 응급센터의 수불원장을 비교해서 간략하게 표로 정리하면 다음과 같다.

[표 11-1] 구매팀과 응급센터의 수불원장 비교표

품목명	성광 포비딘액 1리터							
불출부서	구매팀				청구부서	응급센터		
구분	입고	출고	재고		구분	입고	출고	재고
2020-09-30			+25		2020-09-30			+36
2020-10-07	+20	−15	+30		2020-10-07	+4		
2020-10-14		−12	+18		2020-10-14	+3		
(월말 재고+입고)		출고	재고		(월말 재고+입고)		출고	재고
2020-10-31	+45	−27	+18		2020-10-31	+43	0	+43

서류상으로 보면 응급센터의 2020-09월말 재고가 +36개 있기 때문에 청구를 하지 않아도 충분히 사용할 수 있지만, 10월에 +7개를 청구하고 출고를 하나도 하지 않은 것으로 보아, 한달에 한번씩 실시해야 하는 재고실사를 하여 재고량을 조정하지 않은 것으로 판단된다. 재고실사를 통하여 사용량을 출고로 정리하지 않으면, 부서의 재고량이 계속해서 증가하기 때문에 부서장들에게 재고실사를 정규적으로 하여서 재고량을 맞추어 놓도록 하여야 한다.

물품의 출고와 배송을 마치고 서명을 받은 자료를 보면서 [불출입고]를 등록해야 하는데, 청구부서별로 하나씩 정리할 수도 있고, 여러 부서를 하나의 불출번호로 동시에 정리할 수도 있다. 부서별로 출고한 자료들을 찾아서 선택된 자료는 불출량을 확인한 후에 출고 작업을 완료한다.

Tip

✔ 물품 관리 규정을 숙지한다.

학습문제

학습목표	1. 물품의 출고관리 과정을 이해하고 수행할 수 있다.

1. 청구 및 공급방식과 정량공급방식의 차이에 대해 아는 바를 기술하시오.
2. 물품 출납관리의 원칙을 기술하시오.
3. 청구한 물품의 출고처리 업무를 4단계로 나누어 설명하시오.

학습목표	2. 물품 배송관리의 현황과 문제점을 이해한다.

4. 물품공급 관리에 있어서 배송방법, 배송형태, 수납형태, 미관상의 문제점을 기술하시오.

1) 배송방법 :
2) 배송형태 :
3) 수납형태 :
4) 미관상의 문제점 :

학습목표	3. 형태별 물품 배송방법을 이해하고 운용할 수 있다.

※ 다음 보기를 보고 물음에 답하시오.

① 정량보충방식 ② 케이스 카트 교환 시스템(case cart system)
③ 트레이 교환 시스템(Exchange tray system) / 바스켓(Basket) 교환 시스템
④ 카트 교환 시스템(Exchange Cart System)
⑤ 알리바이 가이드 시스템(Alibi Guide System)
⑥ 유닛 도즈 시스템(Unit Dose System)
⑦ 마스타 메디케이션 카트 시스템(Master Medication Card System)
⑧ 자유선택 상자활용방법(free box choice system)

학습문제

5. 보기에서 주로 수술실에서 사용되는 배송방식은?

6. 물품차를 통째로 맞교환하는 방식은 어떤 것인가?

7. 약품의 배송과 관련되는 방식을 모두 쓰시오(2개).

8. 장표류의 배송과 관련되는 방식은?

9. 당직실에 비치해 두고 필요량을 마음대로 가져가는 방식은?

10. 정량공급 방식에 있어 일일 사용수를 정하는 공식을 쓰시오.

학습목표	4. SPD 방식의 의의와 직간접 효과를 이해한다.

11. SPD방식의 도입에 의해 병원에 어떠한 변화가 오고 있는지 기술하시오.

12. 수술부문과 중앙공급실을 수직방향으로 겹치게 하고 양 부문을 연결하는 배송 엘리베이터를 무엇이라고 하는가?

① Dumb Waiter ② Escalator ③ Track Car ④ Air Shooter

13. SPD방식에서는 물품의 공급, 회수업무와 재고 파악을 누가 하는가?

① 사용부서의 직원 ② 공급업체 직원
③ 중앙공급실 직원 ④ 공급부문의 직원

14. [학습과제] 병동에의 물품공급 및 수거체계에 대해 다음 사항을 조사해보시오.

1) 물품공급 시 운반형태
□ 바퀴가 달린 Cart에 의한 운송
□ 바구니, Tray 등을 이용한 운반
□ 수직이용 시설에 의한 직접운송(Dumb Waiter 등)
□ 기타 ____________________

학습문제

2) 병동에의 운반은 누가 하는가.
□ 간호사 □ 간호보조원 □ 기타 간호과 직원
□ 관리과 직원 □ 임시직 □ 기타 ________________

3) 물품청구 및 운송 시기
□ 주기적 □ 필요에 의해 수시로 □ 혼합 □ 기타 __________

4) 해당되는 답에 Check하시오.
① 현재의 물품공급체계를 전면적으로 재고할 필요가 있다고 보십니까?
□ 예 □ 아니오
② 간호사의 인력부족으로 애로를 겪고 있습니까?
□ 예 □ 아니오
③ 간호사의 물품청구 및 관리업무가 간호업무에 지장을 초래하고 있습니까?
□ 예 □ 아니오
④ 병동재고관리에 어려움을 겪고 있습니까?
□ 예 □ 아니오
⑤ 투자비용이 들더라도 좀 더 효율적인 물품공급 System을 도입할 용의가 있습니까?
□ 예 □ 아니오

5) 물자지급 및 관리방법?
□ 청구 및 공급방식 □ 정량보충방식 □ 물품차 교환방식 □ 표준량 공급방식

6) 앞으로의 도입계획이 있다면?
□ 청구 · 공급 □ 정량보충 □ 물품차 교환 □ 표준량 공급

7) 물자수거방법
□ 물품종류별 수거 □ 일시보관 후 수거 □ 부서별 수리 □ 기타

8) 운송에 대하여
① 운송방향 : □ 수직이동 □ 수평이동 □ 경사이동 □ 기타 ________
② 기계화정도 : □ 자동 □ 반자동 □ 수동
③ 운송시설
□ Air Shooter □ 자주차(Track Car) □ 콘베이어 □ Lift
□ Dumb Waiter □ 운송전용 엘리베이터 □ 기타 ________

객관식 문제 정답 5. ② 6. ④ 7. ⑥, ⑦ 8. ⑤ 9. ⑧ 12. ① 13. ④

제 12 장

매입확정과 월별마감

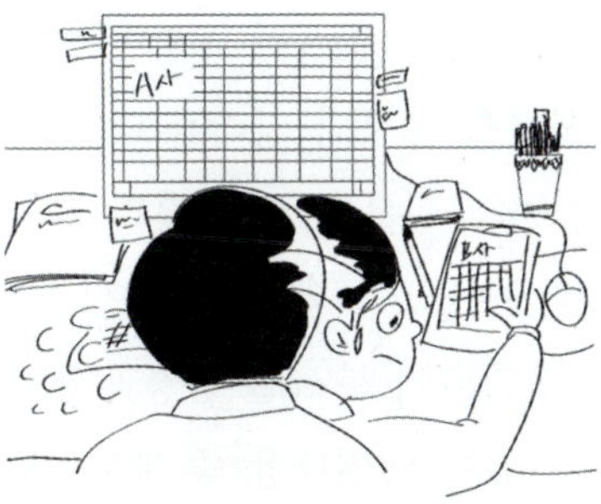

학습목표

1. 매입확정의 목적과 방법을 이해한다.
2. 월별 마감작업의 목적과 필요한 서류들에 대해 이해한다.
3. 매입확정과 월별마감에 대한 업무처리 과정을 수행할 수 있다.

- **매입확정** : 물건을 구매하는(사들이는) 일을 확실하고 틀림없이 결정하고, 신용구매로 구입한 비용에 대한 지출을 준비하는 일을 말한다.
- **마감작업** : 한 달 동안 구매한 물품의 비용과 창고부서로 입고되고, 각각의 청구부서로 출고된 물품에 대한 수량과 금액을 정리하여 통계작업을 하는 것을 말한다.

1. 매입확정과 마감작업

물품의 검수와 입고에서는 주로 거래명세서를 가지고 작업을 하고, 매입확정에서는 검수와 입고에서 확인하고 서명된 거래명세서 자료를 보관하였다가 전자세금계산서가 구매부서의 매입확정 담당자가 관리하는 병원의 인터넷 메일로 도착하면 전자세금계산서를 출력하여 각각의 거래명세서와 금액이 맞는지 확인한 후 날짜별로, 거래처 이름 순서대로 정리해 놓았다가 월별로 마감을 하게 된다.

매입확정은 병원에 따라서 차이가 있을 수 있지만, 일반적으로 매월 현금으로 구매한 전표, 신용카드로 구매한 전표, 신용거래로 구매한 전표를 정리하고 입력하여 전체 구입금액을 구하는 일련의 과정이며, 1달 동안 거래한 전체 거래명세서와 세금계산서의 금액이 일치하면 매입확정을 하는 것이다. 3만원 미만의 거래는 간이영수증을 이용하기도 한다.

월 마감은 구매부서에서 구입한 내역에 대해 매입이 확정된 전표를 정리하여 전산으로 마감작업을 하고, 구매 관련 서류를 재무와 경리를 담당하는 부서로 보내서 아직 미지급된 신용거래에 대한 비용을 병원의 재무 기준에 따라 지급하도록 하는 일이다. 또한 각 부서로 출고되고 사용된 물품의 수량과 금액을 전산으로 정리하고, 창고에 남아 있는 물품의 수량과 금액을 전산으로 정리하여 부서별 경영과 관련된 자료를 생성한다.

전표정리와 월 마감을 하는 이유는 매입내용 중 매입 세금계산서의 수취 및 누락 또는 중복된 것은 없는지, 물품 구입 내역과 영수증의 내역은 일치하는지, 신용카드로 구매한 금액은 얼마인지, 물품의 재고내역은 잘 맞는지를 확인하는 것이다.

물류정보시스템에 있는 월 마감 프로그램으로 생성된 자료는 거래처에서 구입하고 각 청구부서로 출고된 자료들이다. 이 자료와 처방전달시스템에 있는 환자에게 사용하여 비용이 발생한 매출 자료를 확인하여 비교하여, 실제사용은 하였으나 처방누락으로 비용을 청구하지 못한 물품이나 처방은 되었으나 공급과정에서 유실되어 환자에게 사용되지 못한 물품 등을 내부 감사나 보험청구 심사를 통해 밝혀내어 조처해야 한다.

2. 매입확정과 마감작업에 관련된 서류

물품의 입고 처리가 끝난 후 공급사가 가지고온 세금계산서 또는 거래명세서를 확인한다. 지금의 대부분의 회사에서 전자세금계산서를 발행하기 때문에 거래명세서만 가지고 오는 경우가 대부분이다. 물품을 납품할 때마다 거래명세서와 세금계산서를 발행하는 거래처도 있고, 거래명세서는 물품을 납품할 때마다 발행하지만 세금계산서는 월 1회만

발행하는 거래처도 있는 것을 알아야 한다.

지금은 인쇄된 용지에 손으로 직접 작성하는 수기 세금계산서를 발행하는 거래처는 거의 없으므로 전자세금계산서의 발행여부를 물어보거나 인터넷에 들어가 메일로 도착한 전자세금계산서의 발행 유무도 확인해 두어야 한다. 입고 담당자와 전표관리 담당자가 다를 경우에는 거래명세서를 전표관리 담당자에게 전달해야 한다.

1) 거래명세서

거래명세서는 도매상에서 2부를 해오면 입고 시 도매상에 1부를 주고 병원에서 1부를 보관한다. 해당 부서에 직접 납품할 경우에는 거래명세서 1부를 추가하여 해당부서에서 1부를 추가로 보관하게 한다.

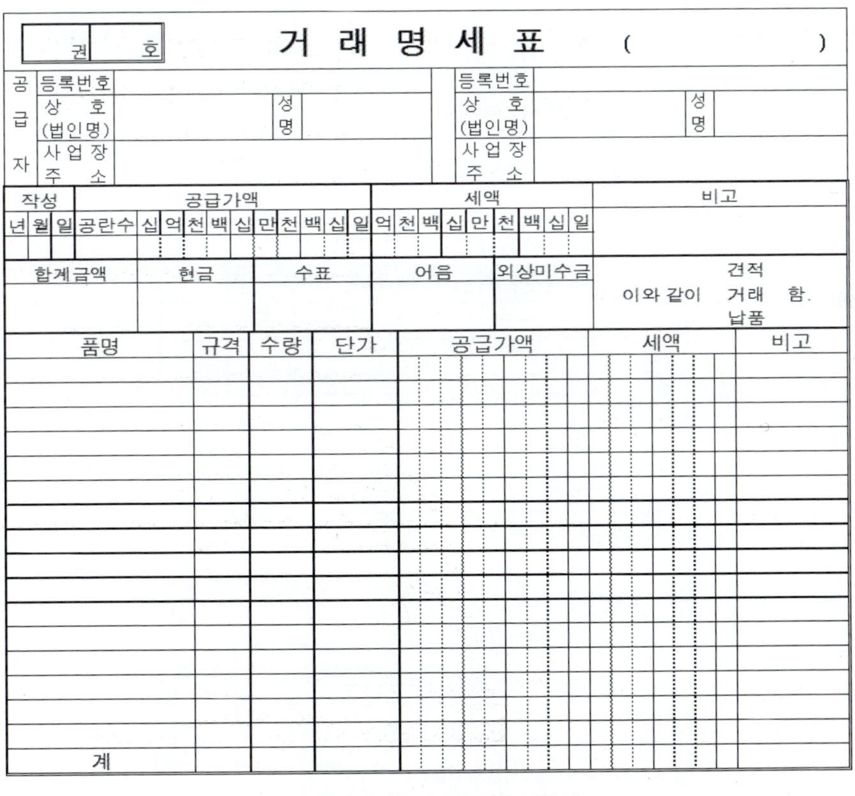
권 호 거 래 명 세 표 ( )

공급자: 등록번호 / 상호(법인명) / 성명 / 사업장 주소

등록번호 / 상호(법인명) / 성명 / 사업장 주소

작성			공급가액											세액									비고
년	월	일	공란수	십	억	천	백	십	만	천	백	십	일	억	천	백	십	만	천	백	십	일	

합계금액	현금	수표	어음	외상미수금	이와 같이 견적/거래/납품 함.

품명	규격	수량	단가	공급가액	세액	비고
계						

[그림 12-1] 거래명세서 서식

※ 출처 : 정기선 · 임배만, 병원경영학 개론, 일지사, 2008.

2) 세금계산서

세금계산서는 건별로 작성하는 업체와 해당 월에 납품한 횟수와 무관하게 월 1회 작성하는 업체가 있으므로 회사의 특성을 파악하여 세금계산서를 받아 보관해야 한다. 세금계산서는 수기 작성 세금계산서와 전자세금계산서를 사용한다.

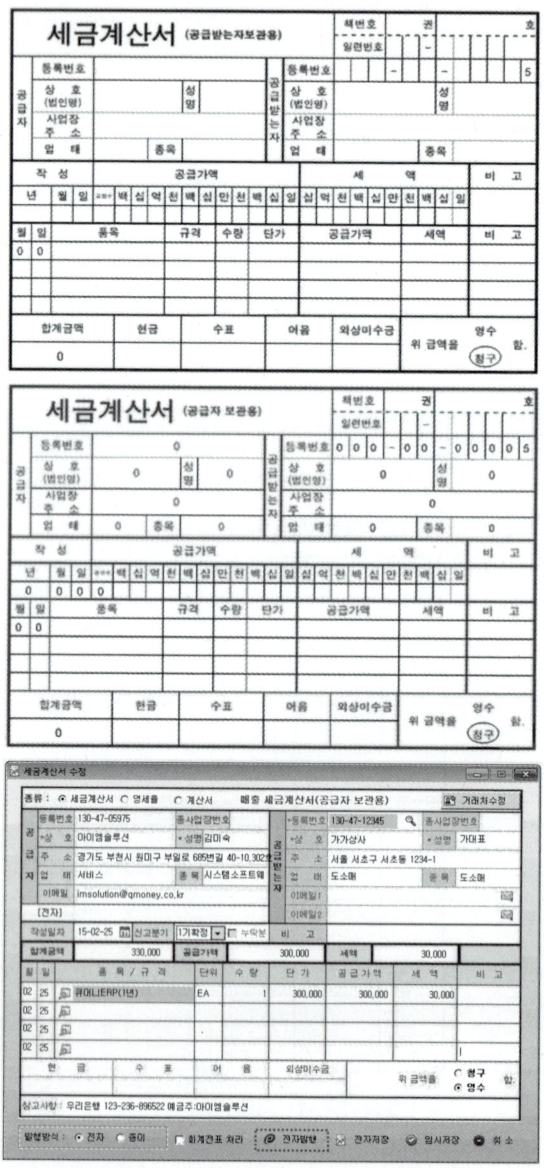

[그림 12-2] 전자 세금계산서와 수기 세금계산서의 서식

3) 간이영수증

매출액 4800만원 미만의 간이과세자는 세금계산서를 발급할 수 없기 때문에 간이영수증(3만원 이하), 신용카드매출전표, 현금영수증만을 발급할 수 있으므로 참고하기 바란다.

※ **간이과세자** : 부가가치세를 매길 때 여러 가지 세금 혜택을 주는 사업자, 개인사업자 중 연간 매출액이 4800만원이 되지 않는 사업자 중 지방이나 수도권 변두리 지역에서 영업을 하는 소매점, 음식점, 이 · 미용업소 등이 해당된다. 연 매출액이 4800만원을 넘지 않더라도 도시 중심가에서 영업을 하는 사업자나 업종이 제조업이나 부동산 매매업 등인 사업자는 제외된다.

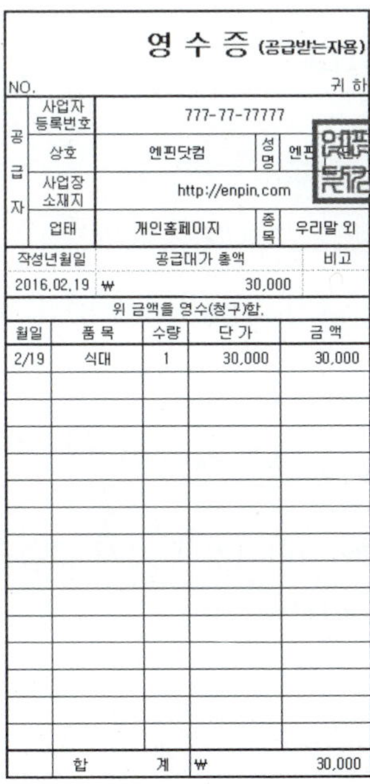

영 수 증 (공급받는자용)

NO. 귀 하

공급자	사업자 등록번호	777-77-77777		
	상호	엔핀닷컴	성명	엔핀
	사업장 소재지	http://enpin.com		
	업태	개인홈페이지	종목	우리말 외

작성년월일	공급대가 총액	비고
2016.02.19	₩ 30,000	

위 금액을 영수(청구)함.

월일	품목	수량	단가	금액
2/19	식대	1	30,000	30,000
합계		₩		30,000

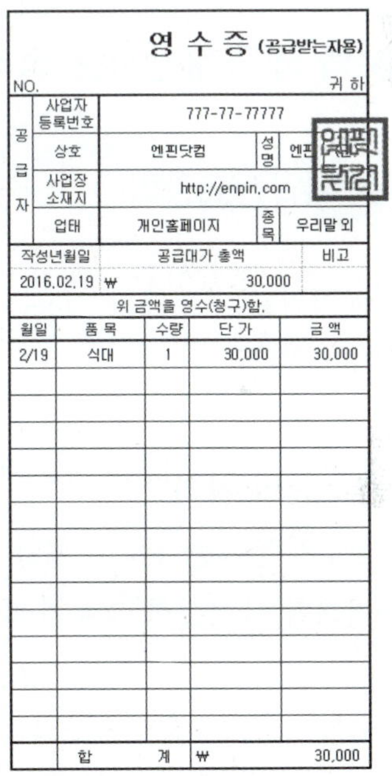

영 수 증 (공급받는자용)

NO. 귀 하

공급자	사업자 등록번호	777-77-77777		
	상호	엔핀닷컴	성명	엔핀
	사업장 소재지	http://enpin.com		
	업태	개인홈페이지	종목	우리말 외

작성년월일	공급대가 총액	비고
2016.02.19	₩ 30,000	

위 금액을 영수(청구)함.

월일	품목	수량	단가	금액
2/19	식대	1	30,000	30,000
합계		₩		30,000

[그림 12-3] 간이영수증 서식

실무 매입확정과 마감작업의 업무처리 과정

매입확정은 한 달 동안 구매한 자료들을 취합하여 통계를 내고, 거래처로 지불해야 하는 비용을 산출하는 과정이다. 이 과정에서 각 부서에서 사용한 물품의 입고와 출고에 대한 통계자료들이 산출되어 병원의 경영에 도움을 주는 지표로 활용되고, 각 부서에서도 부서별 경영을 통하여 예산을 절감하는데 도움을 주고 있다.

매입확정과 마감작업의 업무처리 과정은 다음과 같이 4단계로 이루어져 있다.

[1] 거래명세서와 세금계산서를 정리하는 단계
[2] 매입을 확정하는 단계
[3] 월별 마감작업을 하는 단계
[4] 마감작업에서 획득한 통계를 활용하는 단계

이제 각 단계별로 하나씩 확인해 보자

[1] 거래명세서와 세금계산서를 정리한다.

1) 수작업에 의한 매입전표관리

수작업에 의한 매입전표는 현금과 신용카드, 그리고 신용거래 전표 세 가지로 분류하여 관리되고 정리되어진다.

(1) 현금구매 영수증의 관리

① **식품의 현금구매 영수증 관리** : 매일 아침 새벽시장에 가서 식품을 구매하는 경우에는 신용거래가 불가능한 경우가 많기 때문에 현금으로 구매하고 거래명세서와 세금계산서를 받게 되며, 구매금액이 소액인 경우에는 간이영수증을 사용하는 경우도 발생한다.

현금으로 식품을 구매한 경우에는 식품구매 담당자가 병원에서 미리 지급받은 현금으로 비용을 지불한다. 식품을 구매한 내역에 대한 현금구매 전표를 정리하여 주 2-3회 정도 재무와 경리를 담당하는 부서에 식품 구입전표를 제출한다. 그리고 제출한 구매전표의 비용을 현금을 지급받아 다음 식품구매에 사용하게 된다.

② **소모품의 현금구매 영수증 관리** : 소모품을 구입하는 경우에는 대부분 정해진 업체에서 물품을 납품받기 때문에 현금을 지급하는 문제가 발생하지 않지만, 의료용 소모품이 아닌 시설이나 수리에 긴급하게 필요한 자재 등의 일반 소모품을 구

매하는 경우에는 신용카드를 사용하지 못하고 부득이하게 현금을 사용하게 되는 경우가 발생한다. 주차료, 고속도로-유료도로 이용료, 구매 관련 외출에서 사용한 식대(병원의 기준에 따라 처리하는 방법이 다름), 소액으로 구매하는 경우 등이 포함될 수 있다.

현금으로 소모품을 구매하는 일반구매 담당자가 병원에서 미리 지급받은 현금으로 비용을 지불하고 주차비, 통행료, 간이영수증 등을 받은 경우에는 당담자의 판단에 의하여 구입한 내역에 대한 전표를 정리하여 주 1회 또는 월 2회 정도 재무와 경리를 담당하는 부서에 전표를 제출하고, 현금을 지급받아 일반구매에 현금이 필요한 경우에 사용한다.

(2) 신용카드로 구매한 전표의 관리

신용카드로 구입한 영수증은 병원 원내에서 인터넷으로 필요한 소모품을 구입하는 경우와 구매 관련 외부 출장에서 신용카드로 물품을 구입하는 경우에 사용되는데, 매월 1일부터 말일까지 사용한 신용카드 전표만을 따로 모아서 날짜별로, 구입한 순서별로 1개월을 정리하여 재무와 경리를 담당하는 부서로 제출한다.

(3) 신용거래로 구매한 전표의 관리

병원에 물품을 납품하는 거래처와 물품공급 계약을 맺은 경우에는 계약서에 구매 비용의 지급에 대한 항목이 있으므로 신용거래를 하게 된다. 물품을 납품할 때 거래명세서를 먼저 받아 보관하고 있다가 월 1회 또는 물품의 납품시마다 발행하는 수기 세금계산서나 병원 구매담당자의 메일로 들어오는 전자 세금계산서를 출력하여 거래명세서와 맞춰보고 날짜별, 거래처 이름 순서대로 정리하여 재무와 경리를 담당하는 부서로 제출한다. 병원 내부 규정에 의하여 거래처에 지출할 비용을 쉽게 계산하기 위해 날짜의 순서는 무시하고 거래처 명칭의 순서대로 서류를 정리하는 곳도 있다.

식자재공급업체에서 식품을 납품받는 경우에는 신용거래로 구매하는 것이기 때문에 매일 납품되는 식품의 거래명세서와 월 1회 발생하는 세금계산서로 처리하면 된다.

2) 물류정보시스템을 이용한 전표 관리

발주한 물품의 입고를 확인할 때에는 거래명세서만 있으면 정리할 수 있지만, 매입을 확정할 때에는 추가로 세금계산서가 반드시 있어야 한다.

물류정보시스템을 이용하여 구매요구와 발주가 진행되고, 물품이 입고된 경우에는 거래명세서와 세금계산서 금액의 일치를 확인하여야 한다. 전산 프로그램에는 전표를 정리하여야 하는 내용들이 거래처 명칭의 순서대로 정리되어 있다. 세금계산서와 거래명세서가 1 : 1(일대일)이 아니라 1 : N(여러 개)일 경우가 많기 때문에 수기 세금계산서나 전자세금계산서를 출력하여 거래명세서들과 서류를 하나로 합치는 작업을 하여야 한다. 금액을 확인할 때에는 세금계산서 발행일, 합계금액, 공급금액, 부가세금액 등이 출력된 서류와 전산에 나타난 금액과 일치하는지 확인하여야 한다.

[2] 매입을 확정한다.

1) 수작업으로 매입확정을 하는 경우

계산기나 엑셀을 이용하여 구매한 내역을 정리해 놓은 세금계산서를 입력하고, 그 내용을 출력하여 합산을 한 다음에 보고서를 작성하여 구매와 경리를 담당하는 부서에 결재를 받아서 제출하는 것이다. 수작업으로 계산을 하는 경우에는 월말 보고서의 금액이 틀리지 않도록 신경을 써서 작업을 하여야 한다.

2) 물류정보시스템을 이용하는 경우

모든 자료들이 준비되어 있으니, 동일한 거래처에 대하여 계산서의 금액과 입고서류에 있는 금액의 일치를 확인하면 자료를 매입확정으로 가져와서 저장을 하면 정리되는 데 간단하게 설명하면 다음과 같다.

(1) 거래명세서와 세금계산서를 가지고 매입전표를 입력하면, 세금계산서를 발행한 날짜별로 매입전표가 정리된다.

(2) 미결 전표가 아직도 남아 있는지 확인하고, 거래명세서는 있지만 세금계산서가 발행되지 않은 전표가 발견된다면, 거래처에 전화를 하여 전자세금계산서의 발행을 요구한다.

(2) 서류상의 금액과 전산에 표시된 금액이 일치하는지 확인한다. 서류의 금액과 전산의 금액이 1원이 차이가 나서 한 달 동안 발행된 전표를 모두 다시 확인해야 하는

일도 가끔씩 발생한다.

발주한 물품을 입고할 때 받은 거래명세서와 구매팀에서 출력한 전자세금계산서를 확인하여 서류의 정리가 끝났으면, 이제는 [물류재고관리] → [구매입고관리]에 들어가서 [매입확정]을 하고 구매가 확정된 자료를 재무와 경리를 관리하는 부서로 제출하여야 한다. 이렇게 제출된 자료는 재무와 경리를 담당하는 부서에서 전표정리를 마치고 확정된 거래처별로 신용거래한 내용에 대하여 미지급금액을 병원이 정한 내부 규정에 의하여 현금이나 어음으로 구매비용을 지출하게 된다.

오래전에 물품을 납품하고 아직 세금계산서를 발부하지 않아서 미결상태에 있는 거래처도 있으므로 [입고일자]를 과거의 날짜로 정하여 조회한다. 오랜 기간 동안 세금계산서를 발부하지 않은 거래처에는 전화로 연락을 하여 세금계산서를 작성하도록 유도하여야 보험청구시 구입증빙자료가 없는 문제가 발생하지 않게 된다.

반품을 한 경우에는 빨간색으로 표시되며 금액은 (−)로 나타나며, [입고부서] 구매팀, 임상약제과, 총무팀에서 구매한 모든 내용이 거래처, 입고금액과 함께 보인다.

구매팀과 관련한 모든 업체의 입고금액을 합산하여 하나의 매입번호로 만들어 매입확정을 할 수도 있고, 거래처별로 따로따로 매입확정을 하여도 된다. 병원의 규정에 의하여 [입고부서]를 구분하지 않고 전제 부서를 통합하여 매입확정을 해도 된다면, 모든 입고부서를 통합하여 매입확정을 할 수도 있다.

[매입확정] 프로그램은 왼쪽 화면에는 매입확정에서 저장을 한 자료를 가지고 진행상태를 보여주고, 오른쪽 화면에서는 거래처별 구매내역을 불러와서 매입확정 저장을 하

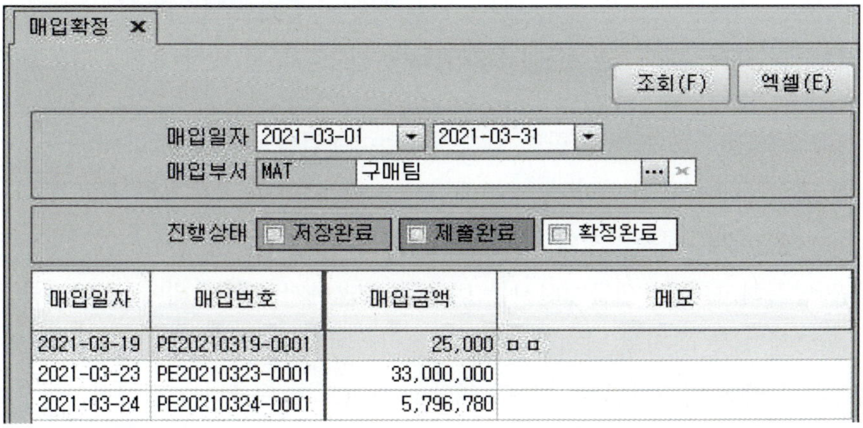

[그림 12-4] 매입확정 프로그램에서 매입일자와 매입부서의 입력화면

는 것으로 구분되어 있다. 월별 마감 작업은 1달을 기준으로 하기 때문에 [매입일자]의 시작일은 편의상 2021-03-01, 종료일은 2021-03-31로 정하고, [매입부서]는 구매팀, 총무팀, 임상약제 중에서 구매팀으로 정하여 [조회]한다.

[진행상태]는 색과 명칭으로 구분을 하는데 그 내용은 다음과 같다.

① 분홍색 [☑저장완료]는 구매부서에서 [매입품목] 접속하여 물품을 납품한 거래처와 세부 구매내역을 조회하고, 물품을 납품할 때 받은 거래명세서와 인터넷으로 출력한 전자세금계산서가 일치하는 경우 [매입확정]에서 [저장]을 누른 상태를 말한다.

② 파란색 [☑제출완료]는 구매부서에서 저장이 완료된 매입확정 자료들을 [제출하기] 버튼을 눌러서 재무와 경리를 주관하는 부서(메디인포에서는 예산팀)로 제출한 상태를 말한다.

③ 하얀색 [☑확정완료]는 [개인메뉴]에 있는 [제출확정관리]에서 [문서종류] 매입확정을 선택하고 [제출서류확인] 버튼을 눌러서 재무와 경리를 주관하는 부서에서 제출된 자료를 확인한 상태를 말한다.

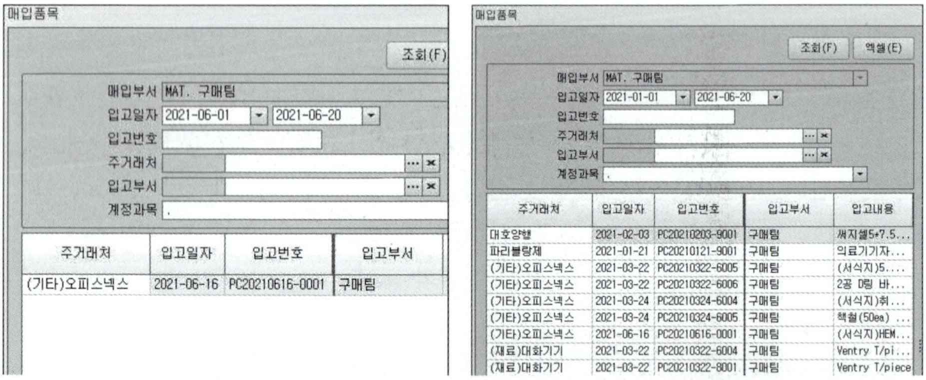

[그림 12-5] 매입품목 프로그램에서의 거래처와 입고일자, 입고번호 확인을 위한 화면

이제 오른쪽 화면으로 옮겨서 화면 중간에 있는 [매입품목]을 누르면 새로운 팝업창이 나타난다. 팝업창에 나타난 화면의 왼쪽에서는 오늘 날짜로 거래처의 자료가 나타나고, 오른쪽 화면에는 모든 불출부서의 [입고일자]와 [입고번호]가 보이게 된다. 다만, 오래전에 물품을 납품하고 아직 세금계산서를 발부하지 않아서 미결상태에 있는 거래처도 있으므로 [입고일자]를 과거의 날짜로 정하여 조회하여야 한다. 오랜 기간 동안 세금계산서를 발부하지 않은 거래처에는 전화로 연락을 하여 세금계산서를 작성하도록 유도하여야 보험청구시 구입증빙자료가 없는 문제가 발생하지 않게 된다.

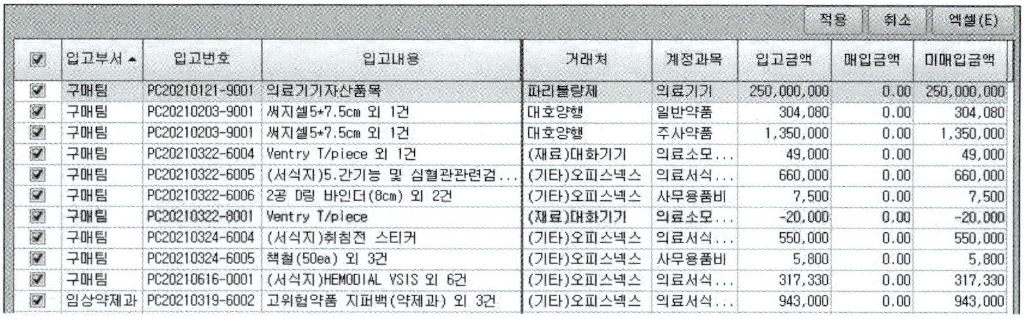

☑	입고부서	입고번호	입고내용	거래처	계정과목	입고금액	매입금액	미매입금액
☑	구매팀	PC20210121-9001	의료기기자산품목	파리블랑제	의료기기	250,000,000	0.00	250,000,000
☑	구매팀	PC20210203-9001	써지셀5*7.5cm 외 1건	대호양행	일반약품	304,080	0.00	304,080
☑	구매팀	PC20210203-9001	써지셀5*7.5cm 외 1건	대호양행	주사약품	1,350,000	0.00	1,350,000
☑	구매팀	PC20210322-6004	Ventry T/piece 외 1건	(재료)대화기기	의료소모...	49,000	0.00	49,000
☑	구매팀	PC20210322-6005	(서식지)5.간기능 및 심혈관관련검...	(기타)오피스넥스	의료서식...	660,000	0.00	660,000
☑	구매팀	PC20210322-6006	2공 D링 바인더(8cm) 외 2건	(기타)오피스넥스	사무용품비	7,500	0.00	7,500
☑	구매팀	PC20210322-8001	Ventry T/piece	(재료)대화기기	의료소모...	-20,000	0.00	-20,000
☑	구매팀	PC20210324-6004	(서식지)취침전 스티커	(기타)오피스넥스	의료서식...	550,000	0.00	550,000
☑	구매팀	PC20210324-6005	책철(50ea) 외 3건	(기타)오피스넥스	사무용품비	5,800	0.00	5,800
☑	구매팀	PC20210616-0001	(서식지)HEMODIAL YSIS 외 6건	(기타)오피스넥스	의료서식...	317,330	0.00	317,330
☑	임상약제과	PC20210319-6002	고위험약품 지퍼백(약제과) 외 3건	(기타)오피스넥스	의료서식...	943,000	0.00	943,000

[그림 12-6] 거래처별 구매내역을 확인하는 화면

오른쪽 화면에는 정상적인 구매는 검은색으로 표시되고 금액은 (+)로 보이게 된다. 반품을 한 경우에는 빨간색으로 표시되며 금액은 (−)로 나타나며, [입고부서] 구매팀, 임상약제과, 총무팀에서 구매한 모든 내용이 거래처, 입고금액과 함께 보인다.

구매팀과 관련한 모든 업체의 입고금액을 합산하여 하나의 매입번호로 만들어 매입확정을 할 수도 있고, 거래처별로 따로따로 매입확정을 하여도 된다. 병원의 규정에 의하여 [입고부서]를 구분하지 않고 전체 부서를 통합하여 매입확정을 해도 된다면, 모든 입고부서를 통합하여 매입확정을 할 수도 있다.

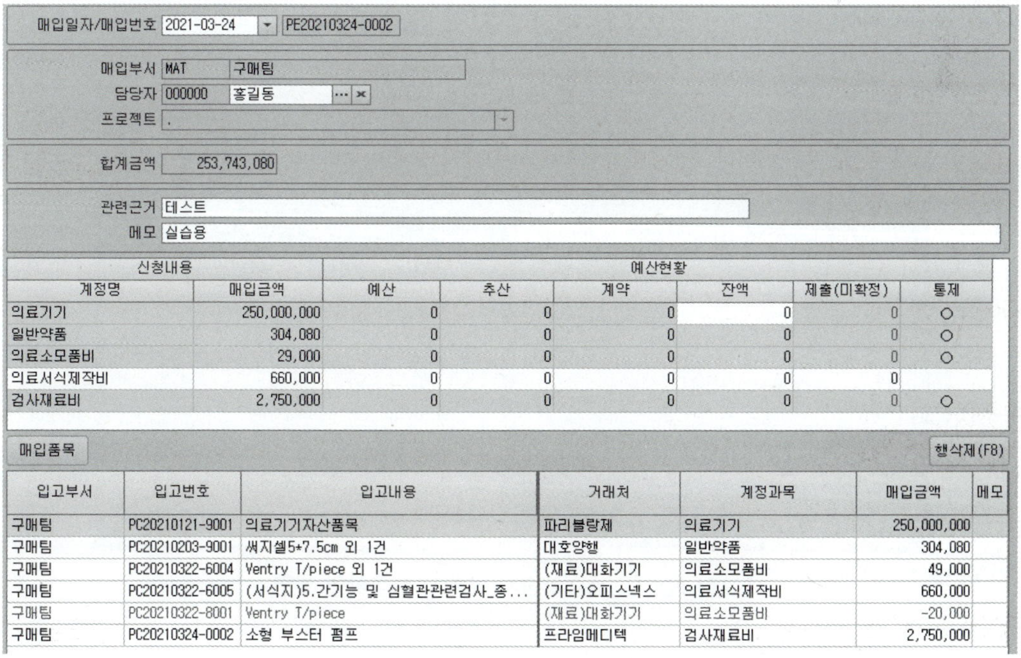

신청내용		예산현황					
계정명	매입금액	예산	추산	계약	잔액	제출(미확정)	통제
의료기기	250,000,000	0	0	0	0	0	○
일반약품	304,080	0	0	0	0	0	○
의료소모품비	29,000	0	0	0	0	0	○
의료서식제작비	660,000	0	0	0	0	0	
검사재료비	2,750,000	0	0	0	0	0	○

입고부서	입고번호	입고내용	거래처	계정과목	매입금액	메모
구매팀	PC20210121-9001	의료기기자산품목	파리블랑제	의료기기	250,000,000	
구매팀	PC20210203-9001	써지셀5*7.5cm 외 1건	대호양행	일반약품	304,080	
구매팀	PC20210322-6004	Ventry T/piece 외 1건	(재료)대화기기	의료소모품비	49,000	
구매팀	PC20210322-6005	(서식지)5.간기능 및 심혈관관련검사_종...	(기타)오피스넥스	의료서식제작비	660,000	
구매팀	PC20210322-8001	Ventry T/piece	(재료)대화기기	의료소모품비	-20,000	
구매팀	PC20210324-0002	소형 부스터 펌프	프라임메디텍	검사재료비	2,750,000	

[그림 12-7] 여러 거래처의 거래명세서와 세금계산서를 확인하여 동시에 매입확정을 하는 화면

거래처와 입고번호를 선택하여 [적용]을 누르면 선택된 자료는 [매입확정] 프로그램으로 이동된다.

① [매입일자]는 마감 작업을 하게 될 달의 날짜를 선택하여 사용하는데, 여러 입고일이 섞여 있는 경우에는 세금계산서의 최종입고일자로 입력하여 [저장]을 누르면 된다.

② [매입부서]가 화면 아래에 보이는 입고부서의 명칭과 같은지 확인해야 한다.

③ [합계금액]이 세금계산서에 기재되어 있는 금액과 일치하는지 확인해야 한다. 여러 거래처의 입고번호를 하나로 합산하여 매입확정을 하게 된다면, 계산서로 더한 금액과 전산화면에 나와 있는 금액과 일치하는지 확인한다.

④ 화면 중간에 있는 [신청내용]과 [예산현황]에는 [품목코드]에서 회계용 계정과목 [차변]에 입력된 비용과 [예산]과의 비교자료가 있어서 예산안 내에서 구매를 할 수 있도록 하고 있다.

⑤ [관련근거]에 "테스트", [메모]에 "실습용"이라고 입력하고 [저장]해 보면, 저장된 내용이 왼쪽 화면에서 분홍색으로 추가되어 나타날 것이다.

⑥ 저장된 내용을 다시 불러서 이제는 활성화된 [제출하기] 버튼을 눌러보자. 팝업창에 뜬 제출하기 화면에는 결재자를 선택하여 입력하거나, 아니면 결재자 없이 [제출확인]을 누를 수도 있는데, 결재자를 선택하지 않고 제출하는 경우에는 관리부서가 "예산팀"으로 지정되어 있으므로 해당 부서로 바로 제출하게 된다.

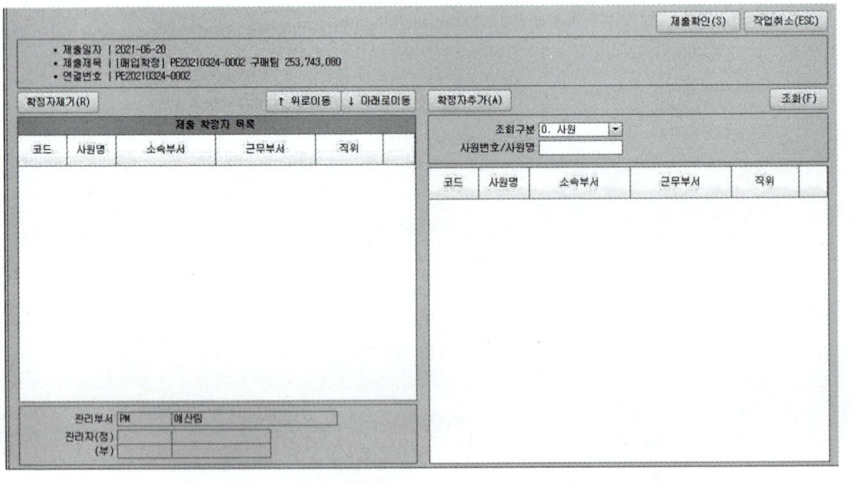

[그림 12-8] 제출확정자 목록과 제출확인 화면

⑦ 매입확정에서 [제출하기] 버튼을 누르고, 팝업창에서 [제출확인]이 된 자료는 [개인

메뉴]에 있는 제출확정관리로 이동하게 되며, [매입확정]에서는 분홍색 [저장완료] 상태가 파란색 [제출완료] 상태로 변경된다.

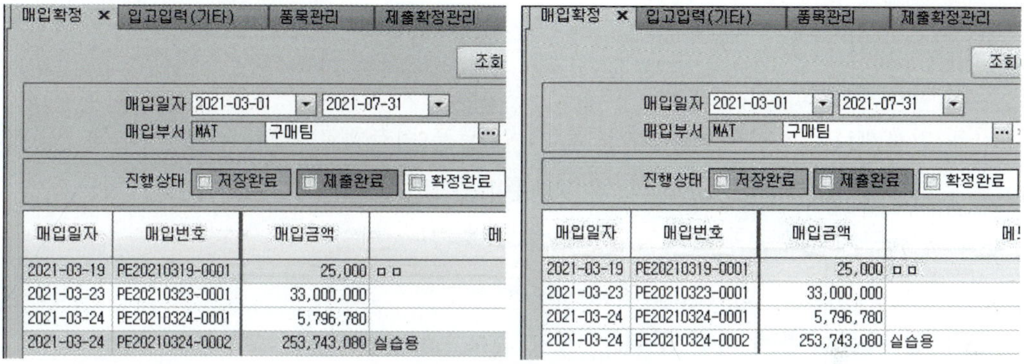

[그림 12-9] 매입확정 화면

⑧ 제출된 자료는 [개인메뉴]에 있는 [제출확정관리] 프로그램에서 [문서종료] "매입확정"과 [전체조회] ☑을 선택하고 [조회]하면 보이게 되는데, 이것을 선택하여 결재권자가 결재하고, 최종 관리부서로 입력된 사람이 조회하여 [제출서류확인]을 하게 되면 모든 자료는 [회계재무관리] 프로그램으로 넘어가게 되고, [매입확정]의 진행상태는 하얀색 [확정완료]로 변하게 된다.

⑨ 한 달 동안 입고된 모든 세금계산서의 매입확정이 완료되면 다음 단계인 마감작업으로 들어가게 된다.

[3] 월별 마감작업을 한다.

매입확정은 한 달 동안 물품을 구매한 거래명세서와 세금계산서를 가지고 구매 금액이 정확한지 정리하는 것이지만, 마감작업은 각각의 물품청구 부서로 출고된 물품의 비용까지 포함하여 정리하는 것이므로 전표정리보다 업무량이 매우 많고, 사람의 손으로 계산하기가 매우 어려운 작업이다.

1) 수작업에 의한 월별 마감작업

대부분 1개월간의 구매금액의 총액과 신용거래에 사용한 비용을 지급하기 위한 용도로 사용되어지므로 각 부서로 출고된 물품의 비용까지는 계산하지 않고, 다음과 같이 간단한 구분과 비용 지불방법에 따른 통계를 작성하게 된다.

(1) 영수증의 구분

① 약품구매 영수증

② 검사재료(수탁검사, 혈액대금 포함), 소모품(치료재료, 일반 소모품 포함) 및 장비구매 영수증(장비 수리비, 유지보수비용 포함)

③ 식품구매 영수증

(2) 비용 지불방법에 따른 구분

① 현금

② 신용카드

③ 신용거래(비용의 지급은 거래처별 구입금액에 따라서 병원이 정한 내규에 따른다.)

2) 물류정보시스템을 이용한 월별 마감 및 통계처리

(1) 서류상의 금액과 전산에 표시된 금액이 정확하게 일치하면 마감작업을 시작하게 되는데, 마감작업이 마무리되면 해당 월에는 입고와 출고 등의 입력, 수정, 삭제를 할 수 없게 된다.

(2) 마감작업은 구매 수량과 각 부서로 불출된 수량의 정리를 먼저하고 비용을 산정하게 되는데, 구입 시기에 따라 구매 비용이 다른 경우에는 구매평균값 등을 자동으로 계산하여 물품코드별로 통계를 처리하게 된다.

(3) 마감작업이 끝난 후에 수정할 내용이 발견된다면, 마감을 해제하고, 필요한 내용을 수정한 다음에 다시 마감작업을 하여야 한다.

[물류재고관리] → [기초관리]에 들어가서 [물류마감관리] 프로그램을 실행해야 한다. 마감작업을 해야하는 [월]을 선택하고 [입력마감]에 들어가서 [마감]을 누르면 모든 구매 자료 입고와 출고의 업무가 마무리된다.

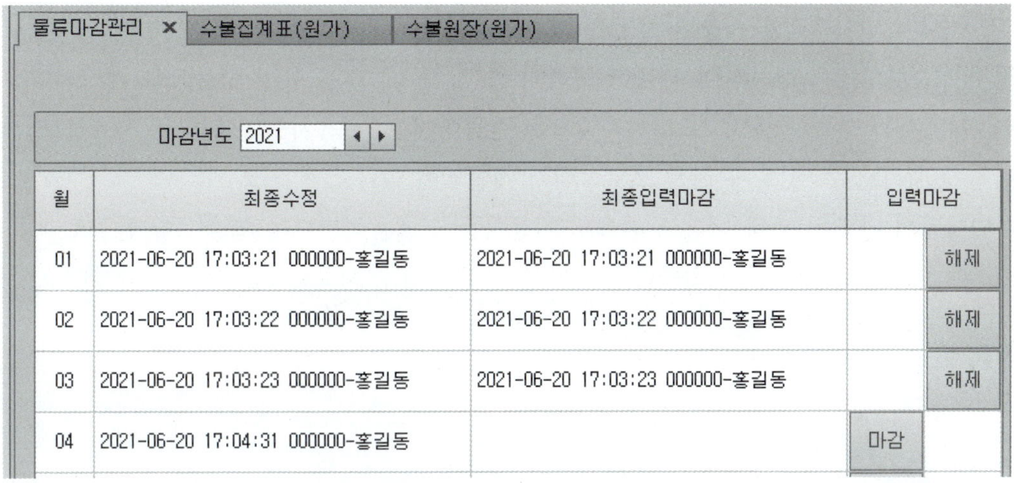

[그림 12-10] 월별 물류마감작업을 하는 화면

[4] 마감작업에서 획득한 통계를 활용한다.

1) 수작업에 의한 보고서는 대부분이 현금, 신용카드, 신용거래 등의 구매 형태와 약품, 소모품, 식품 등의 물류 대분류에 관한 보고서 정도로 마무리되기 때문에 병원경영에 필요한 세부 자료로는 활용되지 못하고, 대금지급을 위한 필수 자료로만 활용되고 있는 실정이다.

그 이유는 구매에 관한 통계를 작성하는 것으로도 업무가 벅차기 때문이며, 각 부서별로 출고한 물품의 종류, 수량, 비용을 통계 처리할 수 없기 때문이다. 다만, 재고자산 수불부는 기록해 놓아야 한다.

※ 재고자산 수불부 ; 전월이월 + 당월입고 − 당월출고 = 당월잔고

[서식 12-1] 재고자산 수불부

코드	재고 자산명	단위	전월이월		당월입고		당월불출		당월잔고	
			수량	금액	수량	금액	수량	금액	수량	금액
	합계									

2) 물류정보시스템을 이용한 통계는 마감작업이 완료되면, 부서별 경영에 필요한 자료들과 각 부서에서 청구하여 사용한 물품의 종류, 수량, 비용 등이 자동으로 계산되어진다. 재고자산 수불부 등의 자료는 자동으로 만들어지고, 사용자들이 원하는 자료들도 간단하게 처리될 수 있도록 전산 프로그램이 개발되어 있다.

월마감이 완료된 후에는 각 부서에서 사용하는 전체품목코드의 입출고가 한줄로 기록된 [수불집계표(원가)]를 조회한다.

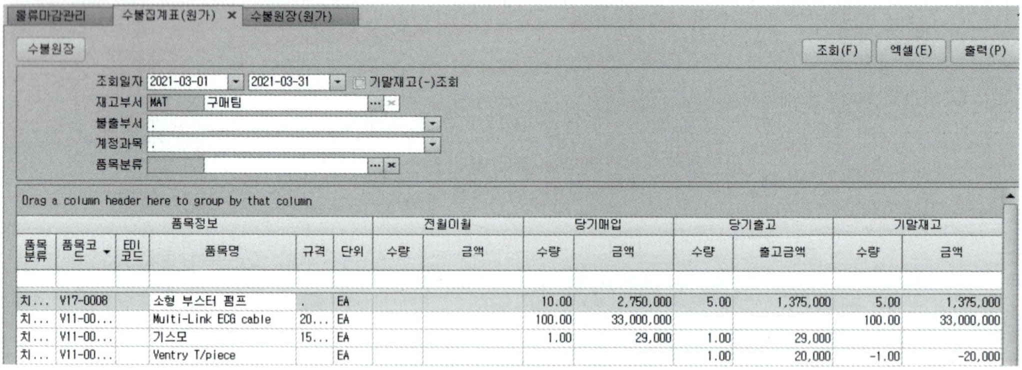

[그림 12-11] 월마감 이후의 수불집계표(원가)

[물류재고관리] → [재고장부]에 들어가서 각 부서에서 사용하는 전체 [품목코드]의 입고와 출고가 한 줄로 기록된 [수불집계표(원가)]를 조회해서 볼 수 있다. [조회일자]의 시작일을 2021-03-01로 하고, 종료일은 2021-03-31로, [재고부서]를 구매팀으로 입력한 다음에 [조회]를 누르면 [불출부서] 구매팀을 통하여 입고되고, 출고된 모든 물품의 수량과 금액을 볼 수 있게 된다.

① [전월이월]이 공란인 것은 2월에서 3월로 넘겨줄 재고가 하나도 없는 상태를 말한다.
② [당기매입]은 3월에 구매팀을 통하여 입고된 물품의 수량과 매입금액을 말한다.
③ [당기출고]는 3월에 구매팀을 통하여 출고된 물품의 수량과 출고금액을 말한다.
④ [기말재고]는 3월 말일(31)자로 입고와 출고를 다 정리한 후에 남아 있는 재고를 말한다.

[품목명] Ventry T/piece를 살펴보면 이월된 재고도 없고, 구매한 기록도 없는데, 출고 기록이 있는 것은 전월재고의 정리가 잘못 되었거나, 반품처리를 잘못 하였거나, 아직 구매한 물품에 대한 계산서가 정리되지 않은 까닭이다. 확인하고자 하는 물품의 [품

목명]을 누르면 화면 왼쪽 상단에 있는 [수불원장]이 자동으로 실행되어 [수불원장(원가)] 프로그램이 열린다.

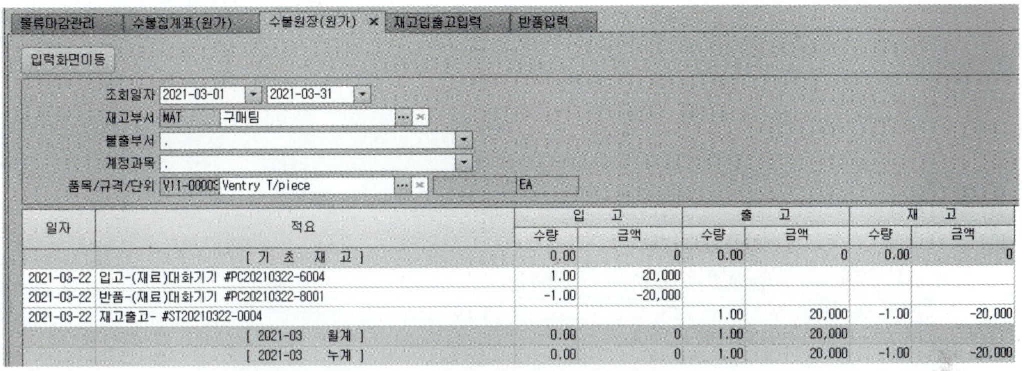

[그림 12-12] 반품처리를 잘못하여 발생하는 재고의 기록

[수불원장(원가)]를 열어보니 해당 품목은 3월 1달 동안 입고가 (+)1개, 반품이 (−)1개, 출고가 (+)1개 기록되어 있으므로 [재고]의 수량은 (−)1개가 되었다. 이것은 물품을 배송받은 부서에서 반품처리를 잘못하였기 때문에 발생된 것인데, "재고출고-#ST20210322-004"를 누르거나, 화면 왼쪽 상단에 있는 [입력화면이동]을 누르면, 우리가 재고파악에서 공부하였던 [재고입출고입력] 프로그램으로 연결된다.

[재고입출고입력]을 보니 2021-03-22일에 "구매팀"에서 "93병동"으로 Ventry T/piece가 [창고이관]을 통하여 재고가 이동되었는데, 구매팀에서 반품한 기록은 있는데, 93병동에서 반품입력을 한 기록을 찾아 볼 수 없었다.

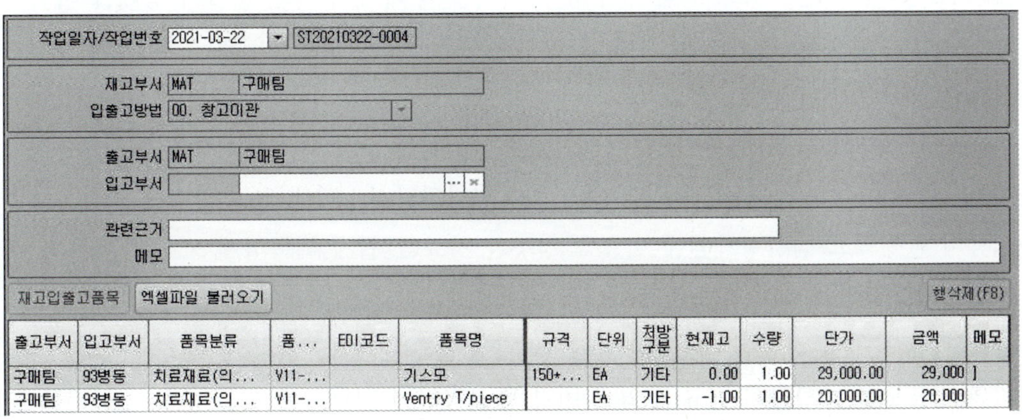

[그림 12-13] 재고 입출고 입력화면

① [93병동]에서는 [물류재고관리] → [구매입고관리]에 들어가서 [반품입력] 프로그램을 통하여 구매팀으로 반품입력을 하든지, [물류재고관리] → [재고관리]에 들어가서 구매팀과 동일한 방법으로 [재고입출고입력]을 통하여 창고이관을 시켰어야 하는데 이러한 전산입력 작업을 하지 않은 잘못이 있다.

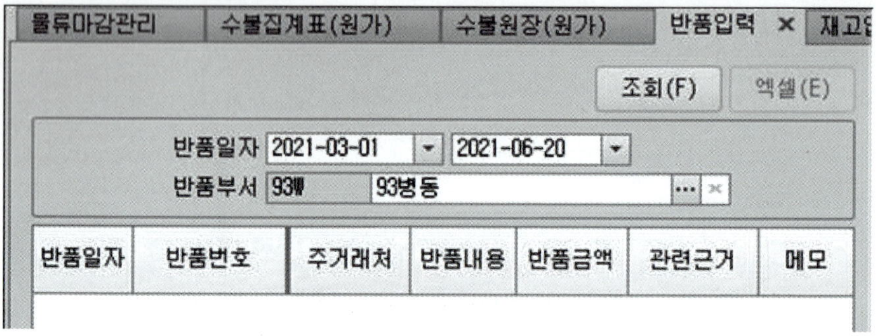

[그림 12-14] 반품입력화면

② [구매팀]에서도 물품을 반환받은 후에 93병동이 위에 기재한 방법으로 [반품입력]이나 [재고입출고입력]을 통하여 [창고이관] 입력을 하였는지 확인하지 않고, 해당 물품을 거래처로 반품하였기 때문에 나타난 현상으로 세밀하게 반품에 대한 확인 작업을 하지 못한 잘못이 있다.

마감작업은 병원이 한 달 동안 구입한 물품의 금액을 산출하여 거래처에 비용으로 얼마를 지출해야 하는지 파악하는 것이 가장 기본적인 목적이지만, 각 부서별로 입고된 물품의 수량과 금액, 출고된 물품의 수량과 금액을 통해서 부서별 재고의 상태를 파악하고, 부서가 필요이상의 재고를 가지고 있지 않도록 하는 등의 부서별 운영과 관련된 자료를 제공하고 있다.

특별히 고가의 치료재료나 약제에 대한 심평원의 현지실사가 있을 경우에도 물류정보시스템에 있는 해당 물품의 구입 증빙자료와 처방전달시스템에 있는 환자에게 사용하여 비용이 발생되고 심사평가원에 비용을 청구한 자료를 쉽게 획득하게 조사에 빠르게 대처할 수 있게 된다.

또한 신규 구입 장비에 사용된 소모품을 파악하여 원가계산에 도움을 줄 수 있고, 장비의 이용도를 조사하여 신규 구입 장비가 병원경영에 얼마나 도움을 주고 있는지도 확인할 수 있게 된다.

학습문제

학습목표	1. 매입확정의 목적과 방법을 이해한다.

1. 한달간의 구매내역에 대한 매입확정의 과정을 설명하시오.
2. 물품의 검수와 입고과정에서 주로 사용하는 서류는?

   ① 전자계산서　② 거래명세서　③ 구매요구서　④ 입출고대장

3. 영수증을 발행할 경우 몇만원 미만일 경우 간이영수증을 발행하는가?

   ① 1 만원　② 2 만원　③ 3 만원　④ 4 만원

4. 매입확정에 필요한 서류들을 열거하시오.
5. 전표정리와 월 마감을 하는 이유를 기술하시오.

학습목표	2. 월별 마감작업의 목적과 필요한 서류들에 대해 이해한다.

6. 구매요구와 발주가 진행되고, 물품이 입고된 경우에 금액이 일치되어야 하는 서류는?

   ① 거래명세서　② 세금계산서　③ 견적서　④ 사업자등록증

7. 마감작업에 필요한 서류들을 열거하시오.
8. 마감작업을 통해 각 부서별로 생성되는 자료와 마감작업을 하는 목적을 기술하시오.
9. 다음 중 세금계산서를 발급할 수 있는 사업자는?

   ① 연매출이 4000만원인 지방 소매업자
   ② 연매출이 5000원 이상인 도시중심가에서 영업하는 사업자

학습문제

③ 연매출이 3000만원인 제조업자
④ 연매출 5000만원인 부동산 매매업자

학습목표	3. 매입확정과 월별마감에 대한 업무처리 과정을 이해하고 수행할 수 있다.

10. 매입확정과 월별마감에 있어 업무처리 절차를 4단계로 나누어 설명하시오.

11. 다음 중 재고자산 수불부의 당월잔고를 계산하는 식으로 올바른 것은?

① 전월이월 － 당월입고 ＋ 당월출고 = 당월잔고
② 전월이월 ＋ 당월입고 ＋ 당월출고 = 당월잔고
③ 전월이월 － 당월입고 － 당월출고 = 당월잔고
④ 전월이월 ＋ 당월입고 － 당월출고 = 당월잔고

객관식 문제 정답 2. ② 3. ③ 6. ①, ② 9. ② 11. ④

참고문헌

1) 강진숙, 「병원에서의 약품재고 관리 실태 및 개선방안에 관한 연구」, 숙명여자대학교 임상약학대학원 사회약학전공 석사학위논문, 2011.
2) 고흥석, 「종합병원 의약품 재고관리 사례연구」, 성균관대학교 경영대학원, 1985.
3) 권오순, 「VMI환경하에서 재고보충 및 차량 경로 계획을 위한 유전 알고리즘의 개발」, 경희대학교 산업공학 석사학위논문, 2008.
4) 권순창·김영수, "Y의료원의 물류공급체계중앙화 관리에 관한 연구", 병원경영학회지 1999;4(1):1-20.
5) 권혁진, 「종합병원 구매 및 재고관리 시스템 설계 및 구현」, 건국대학교산업대학원 석사학위논문, 1994.
6) 김신희, 「우리나라 종합병원의 의약품 구매관리실태에 관한 연구」, 연세대학교보건대학원 보건정책 및 관리학과 보건학 석사학위논문, 2003.
7) 김정훈, "병원의 공급망관리 혁신", 연수교재, 2013.
8) 남상요, 「물자관리과정」, 유한대 보건의료행정과, 2003.
9) 남상요, "물품관리 효율화를 위한 SPD방식의 도입", 한국병원경영학회 추계학술대회연제집, 2000.
10) 남상요, "병원에서의 새로운 물품공급시스템 SPD", 대한병원협회지 제24권 9호(통권 227호), 1995. 9.
11) 남상요, "SPD 도입과 VAN의 활용에 의한 병원종합물류관리시스템", 대한의료정보학회 제9차 추계학술심포지움, 1995.
12) 남상요, "일본의 병원물류 관리시스템", 한국의료복지시설학회지, 1997;3(5):129-134.
13) 남상요, "일본의 의료제도와 병원경영(Ⅶ), -일본의 병원물류관리시스템 현황-", 대한병원협회지 제26권 1·2호(통권241호), 1997, 1·2.
14) 남상요, "일본의 의료제도와 병원경영 - 의료기관을 대상으로 한 의료관련 비즈니스 (2)", 대한병원협회지, 제26권 11호, 1997.
15) 남상요, "종합병원의 의료소모품 공동구매에 관한 연구", 유한전문대학논문집, 1996.
16) 남상요, "종합병원의 재고자산관리 현황에 관한 연구", 보건정보관리학회지, Vol.1 No 1, 1997.
17) 남상요, 「신설종합병원의 의료장비기획 및 운용현황」, 연세대학교 보건대학원 석사학위논문, 1985.
18) 남상요·남재일, 「병원구매관리(NCS학습모듈)」, 한국직업능력개발원(www.ncs.go.kr)·교육부, 2014.
19) 남신우, 「병원재고자산의 효율적인 관리방안」, 한양대학교 행정대학원 석사학위논문, 1987.

20) 남재일, “병원 물자관리 실무”, 연세의료원, 2012.
21) 남재일, “종합병원의 물류 정보 시스템 구축 및 효율화 방안에 관한 연구”, 대한병원협회, 내부 자료, 2002.
22) 민원기·지현숙·배직현, “서울중앙병원 임상병리과 정보관리시스템–바코드를 이용한 검체접수 전산 시스템”, 임상병리와 정도관리, 1989.
23) 민원기, “국내임상병리과 전산화의 현황 및 전망”, 「대한의료정보학회 제7차 학술대회 논문집」, 1993.
24) 「병원물자관리」, 한국보건의료관리연구원 연수교재, 1996.
25) 서영근·유승흠·이해종·박은철, “종합병원 자산관리 정도 및 요인분석”, 병원경영학회, 1996;1(1):21–36.
26) 손명세, “한 종합병원 약품재고관리를 위한 수요예측”, 연세대학교 보건대학원, 1983.
27) 송영천·정수원·한혜원·이은영·윤수원·신혜영, “서울아산병원 약품관리 업무의 ERPsystem 도입의 적용사례 연구”, 병원약사회지, Vol.22 No.4, 2005.
28) 양성민·김명관, “인터넷기반형 물류관리시스템”, 공학기술연구지, 1998;5(1):1–10.
29) 양일모, “효율적인 물류관리를 위한 정보시스템 구축 방안”, 건국대학교대학원 논문집 제40집, 1995.
30) 연세대학교의료원 업무매뉴얼(관재팀, 물품관리팀, 약무국), 2008.
31) 오호근, 「바코드기술 및 응용」, 성안당, 1997.
32) 유승흠, 「병원경영이론과 실제」, 수문사, 1998.
33) 유승흠, 「병원행정강의」, 수문사, 1990.
34) 유승흠, 「병원경영」, 계축문화사, 2006.
35) 유옥수, “통합물류시스템 구축을 통한 물류혁신”, 병원물품 분류체계화를 통한 국제화 시대 병원경영 선진화 방안에 관한 세미나 연제집, 2011.
36) 유외진, 「병원 의료장비 관리실태 연구」, 연세대학교 보건대학원 석사학위논문, 1987.
37) 윤금희, 「약제부서내 ERP System의 구축 필요성에 영향을 미치는 병원 약품 관리 업무의 현황에 관한 연구」, 중앙대학교 의약식품대학원 석사학위논문, 2007.
38) 이기순, 「중앙공급실의 의료소모품 관리실태에 관한 연구」, 한양대학교 행정대학원 석사학위논문, 1990.
39) 이용복, 「종합병원 의료품의 재고관리 합리화에 관한 고찰」, 경희대학교대학원 석사학위논문, 1982.
40) 이용균, “최근 병원의 구매관리 동향과 기법”, 연수교재, 2013.
41) 이의경, 「의약품 유통거래 투명화 및 물류 선진화 방안 연구보고서」, 보건복지부, 2007.
42) 이평원, “서울시내 종합병원의 물자구매관리 실태”, 연세대학교 보건대학원, 석사학위논문, 1991.
43) 이철근, 「재고관리를 포함한 최신 구매관리」, 갑진출판사, 1999.
44) 일본보건의료복지연구회, 「일본물류연수자료」, 유한대학의무행정과, 2000.

45) 임환열·지영호 공저, 「병원 물류와 구매」, 두남, 2013.
46) 장보현, 「바코드를 이용한 약품재고관리」, 경북대학교 보건대학원 석사학위논문, 1995.
47) 전웅기, 「재고관리측면에서의 RFID 효과분석」, 단국대학교 산업공학 석사학위논문, 2006.
48) 정기선, 「현대병원시스템관리론」, 문휘출판, 1995.
49) 정기선, 「병원시스템 관리론」, 정우서적, 1998.
50) 정기선, 「현대병원회계」, 문휘출판, 1993.
51) 정기선, 임배만, 「병원경영학개론」, 일지사, 2008.
52) 주홍순, "진료재료대의 효율적 관리, E-business와 병원물류관리", 대한병원행정관리자 협회 교재, 1999.
53) 지영호·김충일·이병섭 공저, 「EBS 물류관리사 물류관리론」, 신지원, 2008.
54) 최단희·유수정·김선아·이광자·김향숙, "서울대학교 시립 보라매병원에서 약품재고 Zero를 향한 노력 선납제도를 중심으로", 2009.
55) 최만규·문옥륜·황인경, "병원의 재무구조에 영향을 미치는 요인", 보건행정학회지, 2002; 12(2):43-75.
56) 최원호, 「병원 전자구매조달시스템의 경제성 분석」, 연세대학교 석사학위논문, 2002.
57) 최원호, "병원전자구매조달 현황과 경제성분석", 이화여자대학교 의료원, 2003.
58) 최시영, 「종합병원의 구매관리제도에 관한 연구」, 한양대학교 행정대학원 석사학위논문, 1992.
59) 황유성, "임상병리과에 바코드시스템도입", 『대한의료정보학회 제7차 학술대회 논문집』, 1993.
60) 한국보건산업진흥원, 「병원경영분석」, 2000.
61) 한국은행, 「기업경영분석」, 2000.
62) 한상원, 「물류! 물류! 물류! 지금은 물류시대」, 한국경제신문사, 1996.

[일본 서적]

63) 「EAN-128ガイド」, 財團法人流通システム開發センター流通コードセンター, 1999, pp.7-11.
64) 『医療材料の一元管理目指す横兵勞災病院の物流システム』 ITEC資料, 1991.
65) 苦瀬博仁, 「病院のロジスティクスー物流の効率化と患者サービスの向上」, 白桃書房, 2008.
66) 內藤 均, 『病院物品管理の基礎』, 日本醫療企劃, 1995.
67) 小西惠三外, "VANを活用した病院綜合物流システム", 日立評論 Vol.73 No.11 1991.11.
68) 中野明, "ストクカらフローへ", 病院51巻9号, pp.782-787, 1992年.
69) 2次元コード時代QRコード, 株式會社デンソー新事業推進部, 1997, pp.26-33.
70) 「2次元バーコードガイド」, 財團法人流通システム開發センター·流通コードセンター, 1999, pp.7-11.
71) 三田村, 清幸, "綜合的な院內物品管理とそのシステム化の課題", 病院51巻9号, pp.788-793, 1992年.
72) 『横兵勞災病院で進む多彩な委託業務の一元管理化』, 日經ヘルスピジネス 1991.10.

[영문 서적]

73) Akira nakano, "The planning of supply department from the view point of material management system", Journual of The Japan Institute of Hospital Architecture. No.93 pp.2–5, 1991 Autumn.
74) Gaucher EJ, Coffey RJ, 「Transforming healthcare organizations」, Jossey–Bass Publisher, 1990.
75) Griffith JR. 「The well manage community hospital」. Health Administration Press, 1993.
76) Charlesn E. Housley, 「Hospital Material Management」, Aspen, 1978.

[관련 사이트]

1) 국가직무능력표준 : www.ncs.go.kr
2) 나라장터 : www.g2b.go.kr
3) 대한의료기기판매협회 : www.komedia.or.kr
4) 대한의사협회 의사장터 : www.kmamall.co.kr
5) 법제처 : www.moleg.go.kr
6) 병원물류연구회 : http://cafe.naver.com/spdscm
7) 병원협회 : www.kha.or.kr
8) 보건복지부 의약품소비량 및 판매액 통계조사 : http://pharm.mw.go.kr
9) 서울대학교병원 : www.snuh.org
10) 건강보험심사평가원 : www.hira.or.kr
11) 연세대학교 의료원 : www.yuhs.or.kr
12) 유통물류진흥센터 : www.gs1kr.org
13) 이지메디컴 : www.ezmedicom.com
14) 중소병원용 ERP 솔루션 : www.jdinscorp.com
15) 케어캠프 : www.carecamp.com
16) 한국의약품 도매협회 : www.kpwa.kr
17) (주)소프트넷 : www.softnet.com/kr

찾아보기

저자소개

남상요

학력

1985년 연세대학교 보건대학원(보건학 석사)
1993년 일본 동경대학교 대학원 의학계 연구과(보건학 박사)

약력

동경대학교 보건관리학교실 객원연구원, 동경대학 부속병원 의료정보부 객원연구원을 거쳐 1994년부터 2020년까지 유한대학교 보건의료행정과 교수 겸 보건의료복지 연구소장으로 재직후 퇴임후 현재는 혜원의료재단 세종경영연구소장 겸 부천시립노인전문병원 공공의료사업단장으로 근무하며 인하대학교 정책대학원 노인학과 주임교수로 출강중임. 한국병원경영학회 부회장, 보건의료행정학회장, 연세대학교 보건대학원 외래부교수, 일본국제의료복지대학 객원교수, 사회복지법인 성재원 상임이사, 노인요양병원협회 자문위원, 병원로지스틱스 연구회, 병원물류연구회 회장 등을 역임하였음. 일본 동경대학교 의과대학 부속병원에서 SPD에 의한 병원 물류 시스템을 경험하였으며 한국과 일본의 선진 병원물류에 대해 다년간의 조사연구와 방문견학을 수행하였음.

윤기섭

학력

1988년 고려대학교 일반대학원(석사) 졸업

약력

1985년 삼육서울병원에 입사하여 원무, 보험, 물류정보부장을 거쳐 2021년 퇴사하였다. 병원에 재직 중 대한병원협회 보험심사 전문위원과 보험심사간호사회 학술이사로 활동하였고, 삼육보건대학교 겸임교수로 출강하였다.
보험심사진료지침서, 심사관리총론, NCS 건강보험 청구실무 등의 저술활동을 하였으며 2003년에는 대한병원협회 보험심사 전문위원으로 활동하며 보건복지부장관상을 수상하였다.
병원에서 물류정보부장으로 지내면서 물류정보시스템 개발에 참여하였으며, Florida Hospital(Advent Health Orlando)와 Adventist HealthCare Shady Grove Medical Center에서 병원물류시스템을 경험하였다.

■ 본 교재를 구매한 사람은 병원물류 카페 https://cafe.naver.com/hoslogi에서 병원물류 서식과 병원 물류현황 조사표, 종류별 물품목록 등 수업에 필요한 자료를 다운받을 수 있음. 구매정보 시스템에 의한 실습을 원하는 경우 ㈜ 소프트넷(www.softnetkr.com/kor)에 연락하면 교육용 병원구매정보관리 실습 시스템을 구매하여 설치한 후 관련 매뉴얼에 의한 실습이 가능함

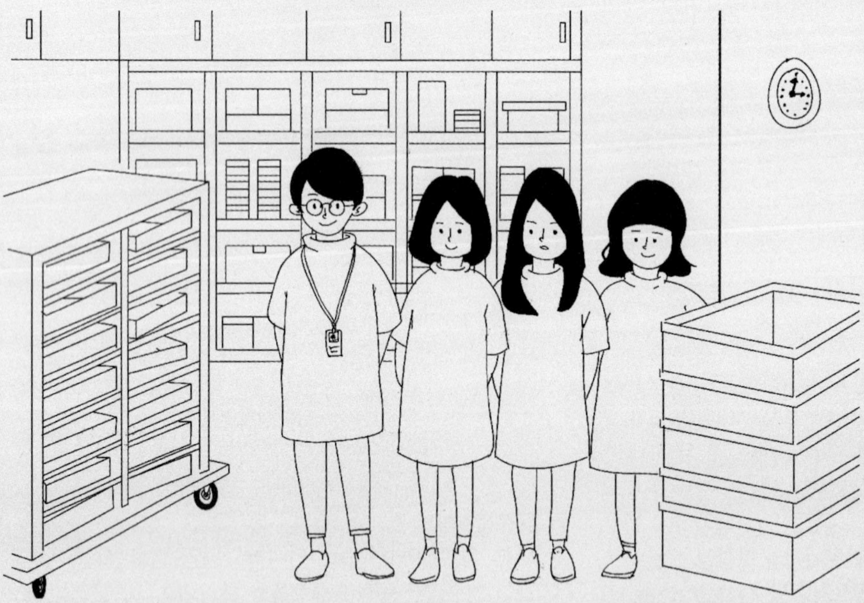

병원구매관리

값 25,000원

2021년 8월 30일 제1판 1쇄 발행
2022년 8월 20일 제1판 2쇄 발행

공 저 자 : 남 상 요 · 윤 기 섭
표지디자인 : 남 상 요

발 행 인 : 주 영 일
발 행 처 : **계 축 문 화 사**

서울특별시 종로구 통일로12길 16-17
우편번호 : 03029
TEL : 735-2257 · 738-9746
FAX : 723-9025
E-mail : gyechuk@hanmail.net
홈페이지 : http://gyechuk.co.kr
1973. 10. 31 등록번호 제300-1973-8호
ISBN 978-89-5629-653-1 93510

판권소유

* 저자와의 협의하에 인지는 생략합니다.